Michaela Baake

Gesunde Zähne

für dein Kind

Michaela Baake

Gesunde Zähne für dein Kind

Kinderzähne richtig pflegen, stärken und schützen – vom ersten bis zum letzten Milchzahn

riva

Bibliografische Information der Deutschen Nationalbibliothek
Die Deutsche Nationalbibliothek verzeichnet diese Publikation in der Deutschen Nationalbibliografie. Detaillierte bibliografische Daten sind im Internet über http://d-nb.de abrufbar.

Für Fragen und Anregungen
info@m-vg.de

Wichtiger Hinweis
Dieses Buch ist für Lernzwecke gedacht. Es stellt keinen Ersatz für eine individuelle medizinische Beratung dar und sollte auch nicht als solcher benutzt werden. Wenn Sie medizinischen Rat einholen wollen, konsultieren Sie bitte einen qualifizierten Arzt. Der Verlag und die Autorin haften für keine nachteiligen Auswirkungen, die in einem direkten oder indirekten Zusammenhang mit den Informationen stehen, die in diesem Buch enthalten sind.

Originalausgabe
1. Auflage 2024

Türkenstraße 89
80799 München
Tel.: 089 651285-0

Redaktion: Ulrike Reinen
Umschlaggestaltung: Sabrina Pronold
Umschlagabbildung: Shutterstock/Prostock-studio, Alexander_Safonov, Rawpixel.com (Fotos v. l. n. r.), Daniela Barreto (Illustrationen)
Alle Abbildungen im Innenteil: Michaela Baake, außer Seite 131: Aktion Zahnfreundlich e.V.
Layout und Satz: inpunkt[w]o, Wilnsdorf (www.inpunktwo.de)
Druck: Florjancic Tisk d.o.o., Slowenien
Printed in the EU

ISBN Print 978-3-7423-2549-5
ISBN E-Book (PDF) 978-3-7453-2322-1
ISBN E-Book (EPUB, Mobi) 978-3-7453-2323-8

Weitere Informationen zum Verlag finden Sie unter

www.rivaverlag.de

Beachten Sie auch unsere weiteren Verlage unter www.m-vg.de

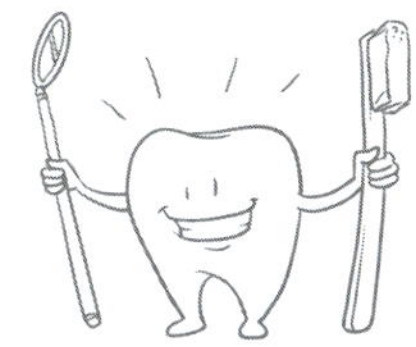

Für meinen Mann und meine wundervollen kleinen Monster.
Ihr treibt mich in den Wahnsinn – vor Glück!

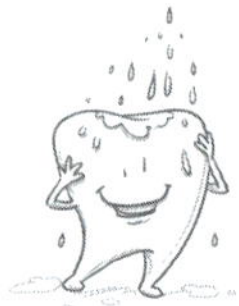

Inhalt

Kapitel 3

Kapitel 4

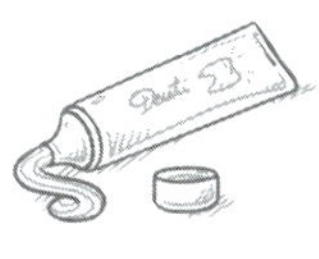

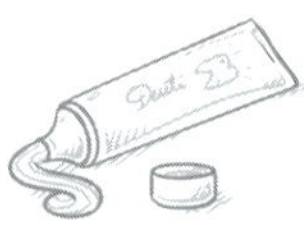

Anhang

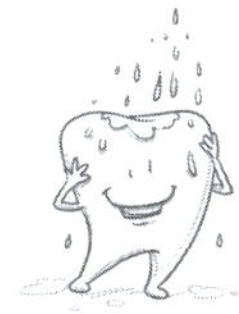

Vorwort

In den ersten Lebensjahren ist das Wachstum eines Menschen am stärksten. Kein Abschnitt in der Entwicklung verläuft so rasant wie die ersten sechs Jahre deines Kindes. Fast alle lebensnotwendigen Fertig- und Fähigkeiten erlernt es in dieser Zeitspanne. Das Körperwachstum, die Entwicklung des Gesichtsschädels und des Gehirns ist enorm. Damit verbunden sind die alltäglichen Herausforderungen und Unsicherheiten von uns Eltern. Unbestreitbar sind Eltern in der heutigen Zeit so gut informiert und aufgeklärt wie nie zuvor. Doch in einer Welt, vollgepackt mit gut gemeinten Ratschlägen von Großeltern, Freunden und Bekannten, ist es schwierig, zwischen Mythen, Halbwissen, Irrtürmern und medizinischem Wissen zu unterscheiden. Und auch Dr. Google und Social Media tragen dazu bei, dass sich Eltern zunehmend verunsichert und überfordert fühlen. Kinder benötigen aber auf ihrem Weg ins Erwachsenenleben selbstbewusste und starke Eltern, die Halt vermitteln und ihnen als Stütze dienen. Genau aus diesem Grund habe ich damals meinen Instagram-Account @kinder.zaehne eröffnet und informiere seitdem Eltern, Großeltern und auch zahnärztliche Kolleg*innen. Ich musste – und muss noch immer – feststellen, dass gefährliches Halb- und Nichtwissen ungefiltert nach außen getragen wird und für sehr viel Verunsicherungen sorgt. Aus meiner alltäglichen Arbeit in der Praxis und auf Social Media entstand die Idee, einen Ratgeber für Eltern zu schreiben. Um aufzuklären, Vorurteile aus dem Weg zu räumen und Ängste und Unsicherheiten zu nehmen. Ohne erhobenen, wertenden Zeigefinger und ohne realitätsfremde Empfehlungen.

Dieses Buch begleitet dich auf dem Weg vom ersten Milchzahn bis zum ersten bleibenden Zahn. Du wirst es also bis zu sieben Jahre lang nutzen können. Die Kapitel sind chronologisch aufgebaut, sodass du immer wieder bei Bedarf auf den jeweiligen Abschnitt zurückgreifen kannst. Du bekommst evidenzbasierte Informationen, die dem aktuellen Stand der Wissenschaft entsprechen. Dabei betrachte ich die Dinge aus Sicht einer Mama – keine Fortbildung ist effektiver als die der Elternschaft – und begegne Eltern und Kindern auf Augenhöhe. Ich gebe dir wertvolle Tipps und Tricks an die Hand und erkläre dir, wie du beziehungs- und bedürfnisorientiert handeln kannst. Ich habe versucht, mein Wissen verständlich zu formulieren, damit keine Frage unbeantwortet bleibt.

Natürlich ersetzt dieser Ratgeber keinen Besuch in der zahnärztlichen Praxis, aber er kann dir als Leitfaden dienen und dir dabei helfen, wenn du dich mit deinen Fragen allein gelassen fühlst. Er kann dich bereits während der Schwangerschaft begleiten, ist aber auch ein ideales und sinnvolles Geschenk zur Geburt.

Ich bin Michaela, fortgebildete und zertifizierte Zahnärztin auf dem Gebiet der Kinderzahnmedizin und Mama von drei Kindern. Nach meinem Studium habe ich sechs Jahre in einer Universitätsklinik gearbeitet und bin seitdem angestellte Kinderzahnärztin in einer großen Praxis in Niedersachsen. Kinder sind mehr als nur kleine Erwachsene, deshalb ist Kinderzahnmedizin Herzenssache für mich. Hier muss zugehört, ernst genommen, getröstet, gespielt und gezaubert werden. In diesem Bereich der Zahnmedizin liegt eine große Verantwortung. Denn in der Kindheit wird der Grundstein für eine gute Zahngesundheit und für die gesunde Entwicklung der Kinder gelegt.

Ich hoffe, dass dir dieses Buch für die nächsten Jahre als Informationsquelle und Stütze dient und dir dabei hilft, diese wundervollen und magischen Jahre mit deinem Kind zu genießen!

Alles Liebe

Michaela

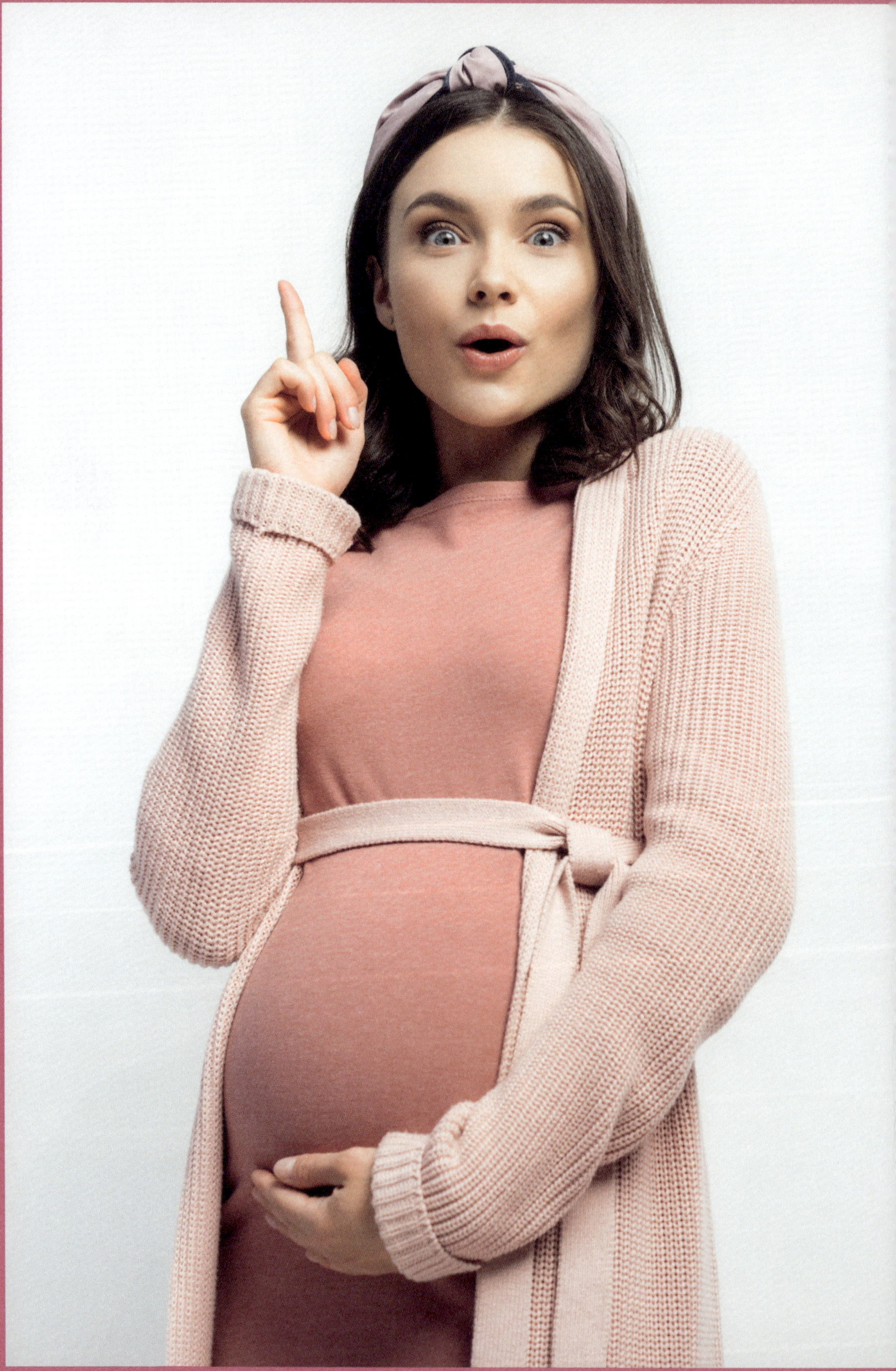

KAPITEL 1

Zahngesundheit beginnt schon *vor der Geburt*

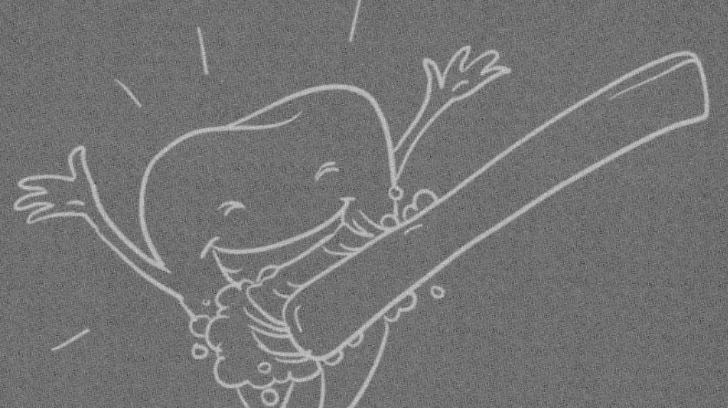

Die richtige Behandlung und Prophylaxe während der Schwangerschaft

Vorbeugen ist besser als behandeln! Vielen Schwangeren ist die Wichtigkeit der Mundgesundheit während ihrer Schwangerschaft nicht bewusst. Und bei einer Vielzahl an Frauen liegt der letzte Termin in der Zahnarztpraxis über ein Jahr zurück. Mit deiner Schwangerschaft gehen in deinem Körper zahlreiche Veränderungen einher. Auch deine Zahn- und Mundgesundheit ist davon betroffen. Dieser hormonelle Wandel beeinflusst aber nicht nur deine Zähne, sondern umgekehrt kann sich deine Mundgesundheit auch negativ auf deinen Schwangerschaftsverlauf auswirken. Chronische Zahnfleischentzündungen *(Parodontitis)* können nachweislich für frühe Fehlgeburten verantwortlich sein.

Idealerweise sollte deshalb bereits bei konkretem Kinderwunsch ein Kontrolltermin in der Zahnarztpraxis erfolgen. Deine Zahnärztin oder dein Zahnarzt überprüft deine Zähne und dein Zahnfleisch und kann gegebenenfalls zeitnah eine notwendige Therapie beginnen. Denn wenn bereits eine Schwangerschaft besteht, können einige Zahnbehandlungen nicht mehr durchgeführt werden, und da dein Körper bereits durch die hormonellen Veränderungen sehr beansprucht wird, gilt es, jeglichen Stress im Voraus zu vermeiden.

Wenn du gerade erfahren hast, dass du schwanger bist, vereinbare zeitnah zwei Vorsorgetermine in der Zahnarztpraxis: direkt zu Beginn der Schwangerschaft und am Ende des zweiten Trimesters. Diese Termine dienen dem Erkennen von Risikofaktoren, der Aufklärung zur richtigen Zahnpflege sowie der Ernährungsberatung. Bewiesenermaßen haben Kinder von in der Schwangerschaft aufgeklärten Müttern ein niedrigeres Kariesrisiko. Viele gesetzliche Krankenkassen bieten spezielle Programme während der Schwangerschaft an und auch die Kosten von Zahnreinigungen werden oftmals übernommen. Eine Übersicht entsprechender Krankenkassen findest du im Infokasten.

GUT ZU WISSEN

Auch bei erst kurz bestehender Schwangerschaft informiere immer direkt vor der Behandlung deine Zahnärztin oder deinen Zahnarzt darüber, dass du schwanger bist.

Krankenkasse-Überblick

Diese Krankenkassen unterstützen Schwangere mit besonderen Leistungen (Stand Mai 2023)

- AOK
- BAHN BKK
- Barmer
- Bergische Krankenkasse
- BKK Akzo Nobel Bayern
- BKK EUREGIO
- BKK exklusiv
- BKK Freudenberg
- BKK HERKULES
- BKK Linde
- bkk melitta hmr
- BKK SBH
- BKK VDN
- BKK VerbundPlus
- BKK Wirtschaft und Finanzen
- BKK ZF & Partner
- BKK24
- Bosch BKK
- DAK Gesundheit
- energie-BKK
- HEK Hanseatische Krankenkasse
- IKK – Die Inovationskrankenkasse
- IKK Brandenburg und Berlin
- IKK classic
- IKK gesund plus
- IKK Südwest
- KKH Kaufmännische Krankenkasse
- mhplus Krankenkasse
- NOVITAS BKK
- SECURVITA Krankenkasse
- SKD BKK
- Techniker Krankenkasse (TK)
- VIACTIV Krankenkasse
- vivida bkk
- WMF BKK

Warum Zahnfleischentzündungen die Entwicklung des Kindes stören

Die Zunahme von Zahnfleischentzündungen während der Schwangerschaft ist die meistbeschriebene Veränderung im Mund der werdenden Mutter. Entzündungen und Infektionen wiederum sind die häufigsten Ursachen von ungünstigen Schwangerschaftsverläufen. Welche Auswirkungen chronische Zahnfleischerkrankungen auf die Schwangerschaft haben können, beschäftigt die zahnmedizinische Forschung seit vielen Jahren. So haben Schwangere mit Parodontitis ein erhöhtes Risiko für eine Frühgeburt, einem geringeren Geburtsgewicht, einer *Präeklampsie* (Schwangerschaftsbluthochdruck) bis hin zur Fehlgeburt oder Totgeburt. Wissenschaftlich bestätigt ist der Zusammenhang zwischen Parodontitis und dem Risiko eines geringen Geburtsgewichtes sowie einer Frühgeburt. Diskutiert werden direkte und indirekte Wege einer oralen Infektion. Beim direkten Weg gelangen aggressive Bakterien und Mikroorganismen aus der Mundhöhle über die Zahnfleischtasche in das Blut und bahnen sich ihren Weg Richtung Embryo. Beim indirekten Weg gelangen Bakterien und Entzündungsmediatoren – körpereigene Stoffe, die eine Entzündungsreaktion im Körper einleiten beziehungsweise aufrechterhalten – zur Leber und bewirken dort die Produktion von weiteren Entzündungsmediatoren. Diese gelangen über die Blutbahn zum ungeborenen Kind. Es wird vermutet, dass durch die Entzündungsreaktionen die Plazenta geschädigt und deren Blutversorgung beeinträchtigt wird. Die Unterentwicklung des ungeborenen Kindes und vorzeitige Wehen sind die Folge.

Zahnärztliche Behandlungen in der Schwangerschaft

Zahnärztliche Maßnahmen und Behandlungen sollten Bestandteil deiner verantwortungsvollen Schwangerschaftsvorsorge sein. Eine interdisziplinäre Zusammenarbeit zwischen Zahnärzt*innen, Hebammen und Gynäkolog*innen ist dabei wünschenswert. Viele Behandlungen sind während deiner Schwangerschaft generell möglich und sollten nicht bis nach der Geburt aufgeschoben werden. Und auch die Einnahme von Medikamenten ist für zahlreiche Indikationen ausreichend erprobt und gilt als sicher. Die Schwangerschaft ist ein normaler physiologischer Zustand, zahnärztliche und medikamentöse Therapien sollten dir deshalb nicht vorenthalten werden. Dennoch verursacht das Thema Unsicherheit und Unbehagen.

Was du bei Beschwerden während der Schwangerschaft beachten solltest

Schmerzen

Zahnschmerzen gehören zu den unangenehmsten Schmerzen des Menschen und sind ein Warnsignal des Körpers, dass irgendetwas nicht stimmt. Die möglichen Ursachen sind dabei vielfältig und sollten immer ärztlich abgeklärt werden. Unbehandelte Schmerzen können negative Auswirkungen auf dein ungeborenes Kind haben, da die vermehrte Adrenalinausschüttung zur Verengung von sauerstoffversorgenden Blutgefäßen deines Kindes führt. Deshalb sollten Schmerzen nicht über längere Zeit ausgehalten werden und größere Zahnbehandlungen nicht ohne lokale Betäubung durchgeführt werden.

Hausmittel, die während der Schwangerschaft bei Zahnschmerzen eingesetzt werden können und die Zeit bis zum Termin in der Praxis überbrücken können:

- **Kochsalzlösung:** antibakteriell und antiseptisch
- **Kälte:** abschwellend, schmerzlindernd
- **Kamillentee:** entzündungshemmend, aktiviert die Wundheilung

Medikamente

Jede Medikamenteneinnahme in deiner Schwangerschaft sollte einer strengen Indikation unterliegen; Nutzen und Risiko sollten genau miteinander abgewogen werden. Du kannst davon ausgehen, dass fast alle Medikamente über die Plazenta auch dein ungeborenes Kind erreichen. Sei dir bewusst, dass die Fehlbildungsrate in Europa bei circa 2,6 Prozent liegt, aber nur ein kleiner Teil (2,0 bis 4,0 Prozent von den 2,6 Prozent an Fehlbildungen) eindeutig der Einnahme von Medikamenten zugeordnet werden kann. Die Empfindlichkeit auf Arzneimittel ist abhängig vom Entwicklungsstand deines Kindes und besonders groß im ersten Schwangerschaftsdrittel.

Die Tabelle auf der nächsten Seite gibt dir einen Überblick wichtiger zahnmedizinischer Medikamente und deren Risiko. Weitere Auskünfte erhältst du bei Gynäkolog*innen, Zahnärzt*innen und in der Apotheke. Auch unter Embryotox *www.embryotox.de* findest du Informationen.

Wirkstoff	1. Trimester	2. Trimester	3. Trimester	Stillzeit
Aciclovir (äußerlich)	✓	✓	✓	✓
Adrenalin	✓ (Verdünnung max. 1:200 000)	✓	✓	✓
Articain	✓	✓	✓	✓
Cephalosporin	✓	✓	✓	✓
Fluorid	✓	✓	✓	✓
Ibuprofen	✓	✓	✗	✓
Kamille	✓	✓	✓	✓
Makrolide	✓	✓	✓	✓
Noradrenalin	✗	✗	✗	✗
Nystatin	✓	✓	✓	✓
Oktapressin	✗	✗	✗	✗
Paracetamol	✓	✓	✓	✓
Penicillin	✓	✓	✓	✓
Prilocain	✗	✗	✗	✗
Tetracyclin	✗	✗	✗	✗

Füllungen

Manchmal kann es passieren, dass du während deiner Schwangerschaft auf eine Füllungstherapie angewiesen bist. Seit dem 1. Juli 2018 besteht in Deutschland ein Amalgam-Verbot für Schwangere und Stillende. Gesetzlich versicherte Frauen haben deshalb Anspruch auf eine kostenlose zahnfarbene Kunststofffüllung auch im Seitenzahnbereich. Hintergrund ist das globale Übereinkommen von Minamata, welches die Emission und Freisetzung von Quecksilber eindämmen und die menschliche Gesundheit schützen soll. Was viele Schwangere aber nicht wissen: Auch Kunststoffe sind ein Kompromiss am menschlichen Körper, bei dem Nutzen und Risiko ganz genau abgewogen werden sollten. Auch hier gilt: Prävention sollte immer an erster Stelle stehen, damit es während der Schwangerschaft erst gar nicht zu einer Füllungstherapie kommt.

Wissenschaftlich betrachtet gibt es weltweit keine aussagekräftigen Studien, welche das Risiko von Amalgam oder Kunststoff im Zusammenhang mit einer Schwangerschaft nachweisen. Dieses hat ethische Hintergründe, denn welche werdende Mutter möchte freiwillig ihr ungeborenes Kind diesem potenziellen Risiko aussetzen? Allerdings gibt es für beide Stoffgruppen Hinweise, die eine Anwendung in diesem Bereich nicht empfehlen. Die Diskussionen um Kunststoff drehen sich größtenteils um die Weichmacherproblematik. Bisphenol A (BPA) hat hormonwirksame Eigenschaften und stand lange in Verdacht, MIH (*Molaren-Inzisiven-Hypomineralisation*), die sogenannten Kreidezähne, zu erzeugen. Zusätzlich werden immer neuere Kunststoffe im zahnmedizinischen Bereich entwickelt – Langzeitstudien sind dementsprechend kaum bis gar nicht vorhanden.

Biomedizinisch und toxikologisch sinnvoller wäre die Nutzung von sogenannten Glasionomerfüllungen. Die Halbwertzeit dieser Füllungen ist allerdings im Vergleich zum Amalgam und Kunststoff relativ kurz – sie zählen deshalb nur als Provisorium. Sobald diese nicht mehr funktionsfähig sind, müssen sie wieder ausgetauscht werden.

Tipp: Frage in deiner zahnärztlichen Praxis ganz genau nach, welche Materialien verwendet werden und ob dir risikoarme Alternativen angeboten werden können.

Zahnpflege und Zahnerkrankungen bei werdenden Müttern

Viele Mütter kennen den Spruch »Für jedes Kind ein Zahn«. Hinter dieser Volksweisheit steckt viel Wahrheit, einiges ist aber tatsächlich auch Mythos.

Die schlechte Nachricht vorweg: Frauen sind während der Schwangerschaft besonders anfällig für Karies und Zahnfleischentzündungen. Bei bis zu 80 Prozent aller Schwangeren treten während der Schwangerschaft Zahnfleischerkrankungen oder Zahnfleischbluten auf. Grund dafür sind die hormonellen Veränderungen des Körpers, die Vergrößerung des Blutvolumens, die eingeschränkte Immunabwehr sowie das vermehrte Auftreten von Übelkeit und Erbrechen.

Die gute Nachricht lautet aber, dass du mithilfe optimaler Zahnpflege und Prävention, durch regelmäßige Kontrolluntersuchungen, deine Zähne und Mundgesundheit schützen kannst!

Zahnpflege und Pflegemittel

Genieße deine Schwangerschaft und achte in dieser Zeit besonders gut auf dich! Ein Bereich, den du dabei nicht vergessen solltest, sind deine Zähne.

1. Putze dir die Zähne regelmäßig. Klingt zunächst ganz einfach, aber gerade zu Beginn der Schwangerschaft, wenn Schwangere besonders unter Müdigkeit oder Übelkeit leiden, fällt es schwer, mindestens zweimal am Tag die Zähne zu putzen.
2. Nutze dazu eine Zahnbürste mit besonders weichen Borsten. Sie schont dein empfindliches Zahnfleisch und putzt dabei genauso effektiv wie eine herkömmliche Zahnbürste.
3. Achte unbedingt auf fluoridhaltige Zahncreme mit mindestens 1400 ppm (*parts per million*, auf Deutsch »Teile pro Million«) Fluorid. Die Fluoridanwendung ist, nach heutigem wissenschaftlichem Kenntnisstand, die einzige Möglichkeit, deinen Zahnschmelz zu stärken und vor Karies zu schützen. Zusätzlich kannst du einmal wöchentlich Fluoridgelees nutzen. Das Kariesrisiko wird damit um bis zu 40 Prozent reduziert. Achte darauf, dass du das Gelee nicht schluckst. Zahnärztliche Fluoridierungsmaßnahmen während der Schwangerschaft sind sicher, du musst dir des-

halb keine Gedanken um dein ungeborenes Kind machen. Durch Hinweise im Beipackzettel sichern sich die Firmen lediglich rechtlich ab.

4. Zahnseide oder Zahnzwischenraumbürstchen sollten täglich zum Einsatz kommen, am besten vor dem Schlafengehen. Denn egal wie gründlich du dir die Zähne putzt, in den Bereich zwischen den Zähnen kommt keine Zahnbürste dieser Welt. Besonders, wenn du bereits an Zahnfleischbluten leidest, solltest du der Zwischenraumpflege große Aufmerksamkeit schenken. Denn die Blutung ist immer ein Anzeichen dafür, dass die Bakterienlast im Mund stark erhöht ist.
5. Gesunde Erwachsene und Kinder benötigen keine extra Zahnpflege und dementsprechend auch keine Mundspüllösungen. Da das Kariesrisiko allerdings während deiner Schwangerschaft erhöht ist, können, zusätzlich zum Zähneputzen, Produkte dieser Art sinnvoll sein. Auch bei besonders schwerer Schwangerschaftsübelkeit, die ein Zähneputzen unmöglich macht, kann die Anwendung kurzzeitig zweckmäßig sein. Achte bitte auf alkoholfreie Lösungen, und wenn du gerade besonders geschmackssensibel bist, nutze am besten zusätzlich mentholfreie Präparate.
6. Übelkeit macht besonders im ersten Schwangerschaftsdrittel vielen Frauen zu schaffen. Manchmal wird bereits mit der Zahnbürste beim Zähneputzen ein Brechreiz ausgelöst. Trotz alledem ist die Zahnpflege unerlässlich. Vielleicht hilft dir ein Wechsel auf einen kleineren Bürstenkopf oder auf eine Kinderzahnbürste. Falls bei dir der Geschmack der Zahnpasta Unwohlsein auslöst, nutze mentholfreie Präparate.
7. Nach dem Erbrechen solltest du deinen Mund zunächst mit Wasser ausspülen und, falls möglich, die Zähne putzen. Wichtig: Warte bitte 30 Minuten mit dem Zähneputzen. Der pH-Wert im Mund ist durch die Magensäure sehr niedrig und durch das frühzeitige Putzen besteht die Gefahr, deinen Zahnschmelz zu beschädigen. Falls keine Zahnpflege möglich ist, verwende am besten Mundspüllösungen (wie unter Punkt 5 erklärt).
8. Professionelle Zahnreinigungen sind in der Schwangerschaft erlaubt und auch empfohlen. Du kannst diese im ersten Schwangerschaftsdrittel und am Anfang des letzten Drittels durchführen lassen. Auch die professionelle Anwendung von Fluoridlacken in der Praxis gilt als sicher. Genieße diese Auszeit und betrachte die Zahnreinigung als kleine Wellness-Anwendung.
9. Zahnpflegekaugummis ohne Zucker regen die Speichelproduktion an und verlagern den pH-Wert im Mund in einen zahnfreundlicheren Bereich.
10. Achte auf eine ausreichende Zufuhr von Mineralien wie Kalzium, Magnesium und Phosphor. Zusätzlich stärken die Vitamine D, K und B_{12} deine Zähne. Ich empfehle dabei immer die direkte Aufnahme über die Ernährung und nicht über Nahrungsergänzungsmittel.

Zahnerkrankungen während der Schwangerschaft

Studien zeigen, dass sich Schwangerschaften auf die Mundgesundheit der werdenden Mütter auswirken. Dabei wird allerdings nicht geklärt, warum sich das Risiko von Zahnverlust erhöht.

Fakt ist: Mütter mit drei Kindern hatten im Durchschnitt vier Zähne weniger als Mütter mit zwei Kindern. Diese Erkenntnis soll bitte keinen Einfluss auf deinen Kinderwunsch haben, dir aber zeigen, wie wichtig die Zahnpflege ist. Typische Zahnerkrankungen und ihre Symptome werden in diesem Abschnitt kurz erläutert.

Zahnfleischbluten

Schwangere Frauen leiden signifikant häufiger an Zahnfleischbluten. Durch den Anstieg von Progesteron ist die Durchblutung des Zahnfleisches stark erhöht, die Haut im Mundbereich wird weicher und schwillt schnell an. Durch die Vermehrung von Bakterien entzündet sich das Zahnfleisch und Zahnfleischblutungen, besonders nach dem Zähneputzen, treten vermehrt auf. Progesteron reguliert zusätzlich die Immunabwehr deines Körpers, um dein ungeborenes Kind vor dem mütterlichen Immunsystem zu schützen. Dadurch können sich aber auch Bakterien im Mundbereich schneller vermehren und Zahnfleischentzündungen, die sogenannte Schwangerschaftsgingivitis, begünstigen. Östrogen sorgt zusätzlich für Schwellungen im Mundbereich und insbesondere zwischen den Zähnen. Umso wichtiger ist das frühzeitige Erkennen der Symptome und die rasche Therapie von Zahnfleischerkrankungen, damit sich aus der Schwangerschaftsgingivitis keine Parodontitis entwickelt. Hierbei handelt es sich um den Abbau des Zahnhalteapparats, durch den vertiefte Zahnfleischtaschen entstehen, den Zahn lockern und im schlimmsten Fall Zähne verloren gehen.

Anzeichen einer möglichen Parodontitis:

- Zahnfleischbluten beim Zähneputzen, aber auch spontan
- Geschwollenes und gerötetes Zahnfleisch
- Dauerhafter Mundgeruch
- Unangenehmer Geschmack im Mund
- Zahnfleischrückgang
- Empfindliche Zähne
- Zahnwanderung
- Zahnlockerung

Erosionen

Während der Schwangerschaft ändert sich nicht nur die Morphologie des Zahnfleisches, sondern auch die Zusammensetzung deines Speichels. Normalerweise neutralisiert Speichel Kariessäuren und remineralisiert deine Zahnhartsubstanz. Im Laufe der Schwangerschaft verschiebt sich dein Speichel-pH-Wert in den leicht sauren Bereich und der Gehalt an Phosphat und Kalzium verringert sich. Dadurch ist das Risiko von Erosionen erhöht. Erosionen sind Schädigungen der Zahnhartsubstanz, verursacht durch direkte Einwirkung von Säuren. Du erkennst sie an Dellen, Mulden und Stufen im Zahnschmelz und Zahnbein. Zunächst sind sie fein glänzend und kaum sichtbar, im späteren Stadium dann matt und gut feststellbar. Deine Zähne reagieren empfindlicher auf Temperaturunterscheide, können sich verfärben oder auch an Länge verlieren.

Leidest du nun zusätzlich unter Schwangerschaftsübelkeit mit Erbrechen oder an Sodbrennen, steigt dein Erosionsrisiko exponentiell stark an. Die Magensäure verschiebt deinen Speichel-pH weiter in den sauren Bereich und ist nicht mehr in der Lage, die Säureeinwirkung zu neutralisieren.

Erhöhte Kariesgefahr

Durch die Veränderung deines Speichels und den damit verbundenen Eigenschaften erhöht sich zusätzlich auch das Risiko für die Entstehung von Karies. Denn auch Kariesbakterien produzieren Säuren, die nun nicht mehr effektiv abgepuffert werden können. Erschwerend kommt hinzu, dass Schwangere häufig unter Heißhungerattacken leiden und oftmals frequentiert raffinierten Zucker konsumieren. Die Kombination aus Zucker, Stärke und Kohlenhydraten ist der ideale Nährboden für Bakterien, um weitere Säuren zu produzieren und sich zu vermehren. Achte deshalb auf eine ausgewogene Ernährung mit viel frischem Obst und Gemüse und langkettigen Kohlenhydraten. Zwischenmahlzeiten sollten möglichst zuckerfrei gewählt werden. Am besten hast du immer einen gesunden Snack in deiner Tasche für unterwegs dabei, damit du erst gar nicht in Versuchung kommst, auf Ungesundes zurückgreifen zu müssen.

Die Ernährung hat zudem Einfluss auf die Zahnentwicklung deines Kindes, denn diese beginnt bereits in der sechsten bis achten Schwangerschaftswoche. Alles, was dein Kind an Mineralien für die Zähne benötigt, holt es sich aus deinem Essen und Trinken.

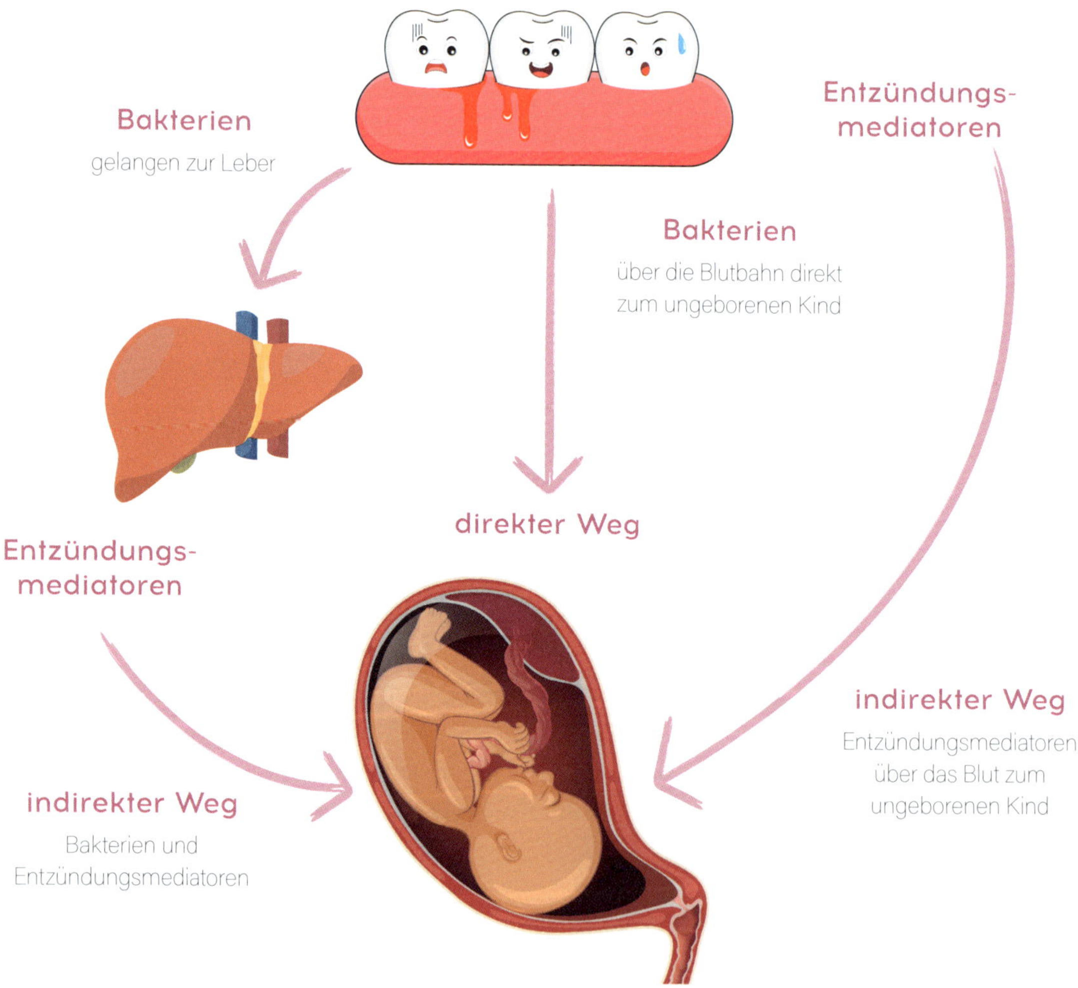

Bei der Parodontitis gelangen Bakterien oder Entzündungsmediatoren von den Zähnen über die Leber oder direkt übers Blut zum ungeborenen Kind.

Bakterientests

Karies wird von verschiedenen Bakterien in deinem Speichel verursacht. Mithilfe eines Bakterientests ist es möglich, die Menge der verursachenden Bakterien zu bestimmen. Auf dem deutschen Markt gibt es spezielle Speicheltests, welche dein Risiko (an Karies zu erkranken) anzeigen können. Dazu werden in der zahnärztlichen Praxis Speichelproben aus deiner Mundhöhle entnommen und ins Labor geschickt.

Da Karies aber eine multifaktorielle Erkrankung ist, ist es zur Einschätzung des individuellen Risikos sinnvoll, verschiedene Parameter zu bestimmen. Erst damit liefert der Test wertvolle Anhaltspunkte für ein eventuell vorliegendes erhöhtes Kariesrisiko.

Diese Tests können das eigene Kariesrisiko, aber auch das Übertragungspotenzial von Schwangeren auf ihr Kind abschätzen. Die Kosten werden in der Regel nicht von den gesetzlichen Krankenkassen übernommen.

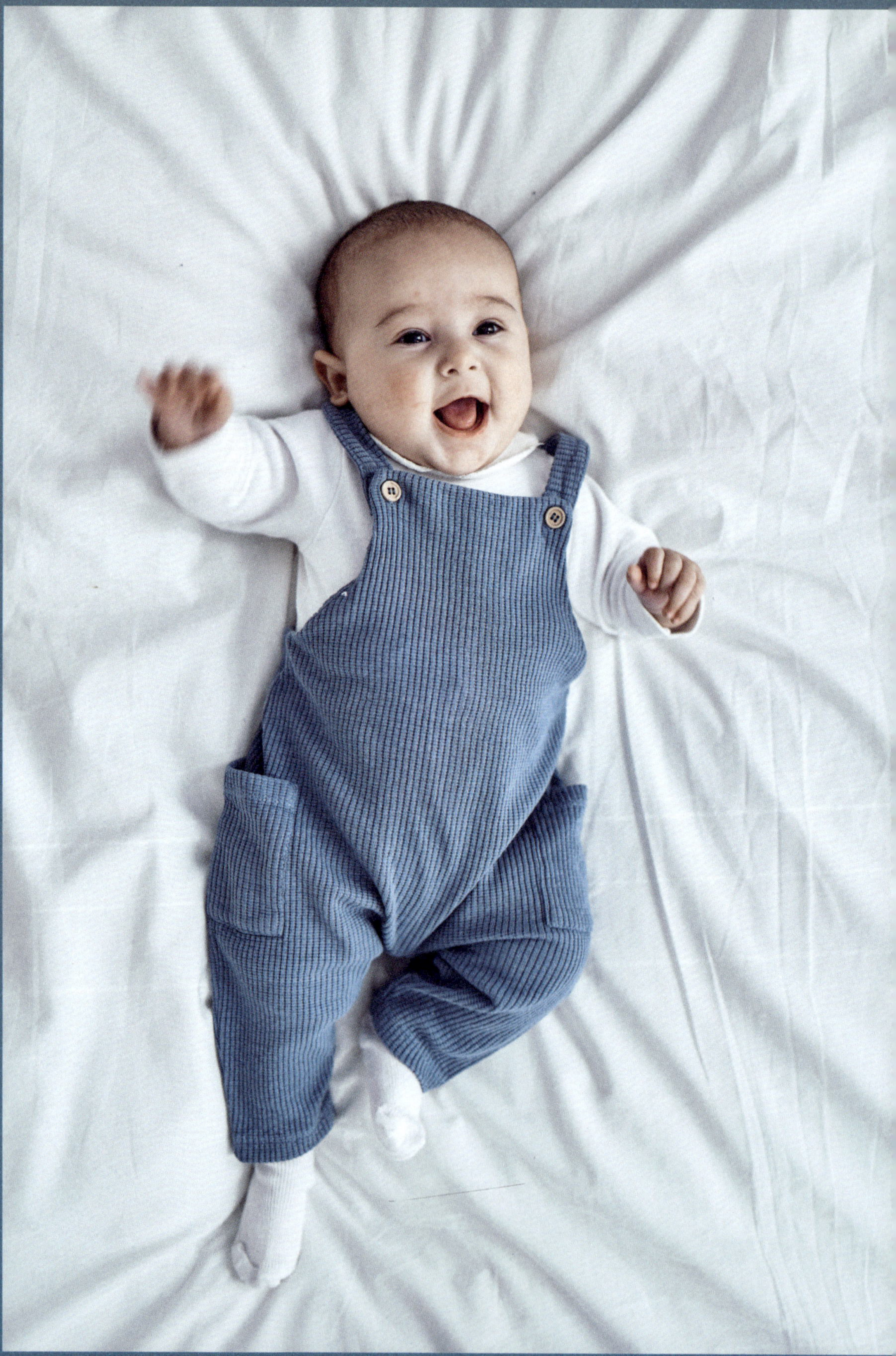

KAPITEL 2

Stillen und Vorbereitung auf *den ersten Zahn*

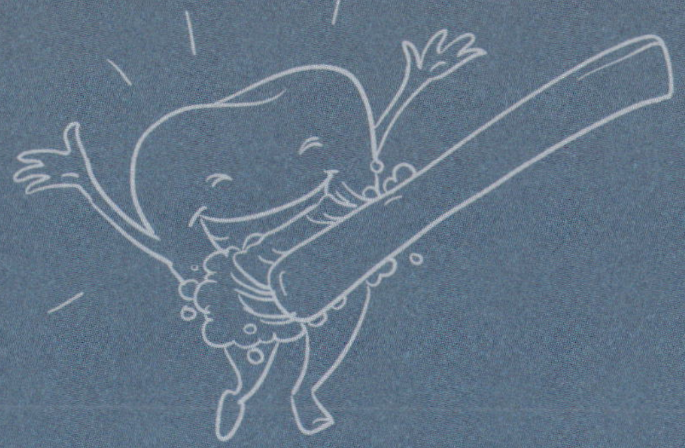

Die Wichtigkeit des Stillens für eine normale Zahn- und Kieferentwicklung

Stillen ist die natürlichste Versorgung deines Babys mit Nahrung und bietet ihm die optimale Unterstützung in den ersten Lebensmonaten. Muttermilch enthält alle wichtigen Nährstoffe, ist leicht verdaulich, passt sich dem Bedarf deines Kindes an, besitzt besondere Abwehrstoffe und ist immer und überall verfügbar. Zusätzlich schenkst du deinem Kind intensive Nähe und stärkst eure Bindung.

Vorteile für den Mund- und Gesichtsbereich

Die meisten Vorteile des Stillens werden der Zusammensetzung der Muttermilch zugesprochen, aber auch der Akt des Stillens selbst wirkt sich positiv auf die Zahn- und Kieferentwicklung deines Kindes aus. Stillen ist die erste kieferorthopädische Therapie für dein Kind! Der Stillvorgang erfordert die Koordination vieler verschiedener Muskelgruppen wie zum Beispiel der Zunge, der Kaumuskulatur, der Lippen und der Wangen. Das Kind muss nicht nur in der Lage sein zu saugen, sondern vielmehr auch, die Brust zu »melken«. Stillen ist somit Training für den Mund deines Kindes. Und dieses Training wirkt sich positiv auf die Zahn- und Kieferentwicklung aus. Während des Saugens passt sich dein Brustgewebe an die Gaumenform deines Kindes an und unterstützt die Ausformung des Oberkiefers. Der Unterkiefer deines Babys positioniert sich weiter nach vorn. Zusätzlich werden beim Stillen die Nasenatmung und ein kompetenter Lippenschluss bei deinem Kind geschult. Wissenschaftliche Studien zeigen außerdem, dass gestillte, gesunde und reife Kinder weniger auf einen Schnuller angewiesen sind. Stillen bedeutet also weitaus mehr als nur Nahrungsaufnahme. Vergleicht man gestillte Kinder mit Flaschenkindern, ist das Kariesrisiko für flaschenernährte Kinder, bei sonst gleichen Ausgangsbedingungen, höher.

Weshalb die Zungenruhelage nicht vernachlässigt werden sollte

Die vorher genannten Aspekte sind perfekte Voraussetzungen für eine korrekte Zungenruhelage: Das vordere Drittel der Zunge liegt knapp hinter dem Bereich der oberen Schneidezähne (bei zahnlosen Babys gilt als Orientierung die Schneidezahnpapille) am Gaumen. Dabei werden die Zähne nicht berührt. Die Lippen sind locker geschlossen. Die Zunge wird durch Schluck-, Mund- und Kieferanatomie bestimmt und formt den noch sehr weichen Gaumen. Der Mundraum wird fast komplett durch die Zunge ausgefüllt und idealerweise kommt sie tagsüber und auch nachts am Gaumen zu liegen. Dadurch wird das Breitenwachstum des Oberkiefers unterstützt. Der Oberkiefer stellt zudem den Boden der Kieferhöhle dar – ein breiter und halbrund geformter Oberkiefer schafft Platz für die Nasenwege und unterstützt somit die Atmung. Gleichzeitig gilt der Oberkiefer als Leitschiene für den Unterkiefer.

Der Unterkiefer befindet sich im Baby- und Kleinkindalter in der Rücklage, liegt also weit hinter dem Oberkiefer. Wie der Fuß in den Pantoffel schiebt sich der Unterkiefer bis zum Zahnwechsel am Oberkiefer entlang. Der Pantoffel (Oberkiefer) muss dabei groß und breit genug sein, damit der Fuß (Unterkiefer) hineinpasst. Kommt die Zunge nicht am Gaumen zu liegen, kann der Oberkiefer nicht korrekt in Form und Größe ausgeformt werden. Die Folge ist ein zu schmaler und spitzer Oberkiefer. Durchbrechende Zähne finden im Zahnbogen nicht genügend Platz und Zahnfehlstellungen sind zu erwarten. Die Nasenwege werden eingeengt und auch der Unterkiefer verbleibt in Rücklage.

Tipp: Wie du die korrekte Zungenruhelage bei deinem Kind kontrollieren kannst: Warte auf den Moment, wenn dein Kind schläft. Ziehe dann vorsichtig das Kinn nach unten und schaue dir die Zunge an. Liegt sie oben am Gaumen, ist das die richtige Position. Falls sie unten am Mundboden liegt, schließe den Mund wieder ganz sanft und halte ihn fünf Sekunden geschlossen. Probiere es so oft, wie es deine Kapazitäten zulassen. Ziel ist die Lage oben am Gaumen!

Wenn das Stillen nicht funktioniert

Medizinische Fachbereiche streiten sich um den Titel des stärksten Muskels unseres Körpers. Kaumuskulatur, Po und Herz leisten sich ein Kopf-an-Kopf-Rennen. Gewinnerin des Titels Flexibilität, Beweglichkeit und Ausdauer ist aber eindeutig die Zunge. Sie ist perfekt angepasst an alle überlebenswichtigen Aufgaben unseres Lebens.

Nur etwa 5 Prozent der Frauen können nicht oder nur eingeschränkt stillen. Bei ersten auftretenden Problemen solltest du Kontakt zu einer ausgebildeten und zertifizierten Stillberaterin suchen. Dazu zählen zum Beispiel wunde Brustwarzen, Saugprobleme bei deinem Kind, Anlegeprobleme, Schmerzen beim Stillen, Gewichtsverlust deines Kindes oder aber auch Milchstau und Brustentzündung.

Deine Hebamme oder deine Frauenärztin können dir natürlich auch weiterhelfen, sind aber meist nicht speziell auf dem Gebiet fort- beziehungsweise ausgebildet und stoßen bei komplexen Problemen an ihre Grenzen.

Ursache: orale Restriktionen

Du weißt nun, dass die Zunge eine Vielzahl an Funktionen übernimmt und das Stillen eine Kombination verschiedener Muskelgruppen erfordert. Sie ist essenziell bei der Koordination von Saug-, Schluck- und Atembewegungen. Sie steuert den Unterdruck zur Entleerung deiner Brust, indem im mittleren und hinteren Teil wellenförmige Bewegungsmuster durchgeführt werden.

Unter der Zunge liegt das sogenannte Zungenband. Du kannst es sehen, wenn du deine Zungenspitze in Richtung Gaumen anhebst. Es ist im eigentlichen Sinn ein »Überrest« aus der Embryonalentwicklung und bildet sich circa zwischen der siebten und zwölften Schwangerschaftswoche. Im eigentlichen Sinn handelt es sich nicht um ein »Band«, sondern vielmehr um eine »Falte« der Mundschleimhaut. Idealerweise behindert es nicht die Funktion der Zunge.

Manchmal kann es allerdings vorkommen, dass das Zungenband verkürzt ist oder zu weit vorn an der Zungenspitze ansetzt und somit auch die Zungenbeweglichkeit einschränkt. Diese Einschränkung führt dann zu verschiedenen Symptomen, welche die Stillbeziehung zwischen dir und deinem Kind gefährden können. Die häufigsten findest du auf Seite 33 aufgelistet. Wichtig! Ein einziges Symptom ist kein hinreichend gesicherter Hinweis auf ein verkürztes Zungenband. Eine Diagnostik kann nur durch die Beurteilung der Gesamtsituation und mithilfe einer interdisziplinären Zusammenarbeit verschiedenster Fachleute (Stillberatung, Körpertherapie, Logopädie, Kinderheilkunde, Zahnheilkunde) erfolgen. Expert*innen findest du unter anderem bei der DEFAGOR – der Deutschen Fachgesellschaft oraler Restriktionen: *www.defagor.de*

Sollte ein zu kurzes Zungenband bei deinem Kind festgestellt worden sein, wird meist zu einer Trennung oder *Frenotomie* geraten. Ziel sollte dennoch primär die Gesundheit von Mutter und Kind sein und ein Eingriff nur, bei nicht lösbaren Stillproblemen, nach erfolgter Stillberatung stattfinden. Von großer Bedeutung ist die korrekte und kontinuierliche Vor- und Nachbereitung durch fortgebildetes Fachpersonal, da es ansonsten zum Wiederanwachsen der vorherigen Strukturen kommen kann.

Manchmal kommt es vor, dass auch das Lippenband behandlungsbedürftig erscheint und dein Baby beim Stillen einschränken kann. Aus wissenschaftlicher Sicht gibt es dafür jedoch keine Belege. Meine klinische Erfahrung hat allerdings gezeigt, dass eine Trennung sinnvoll sein kann, wenn die Funktion tatsächlich eingeschränkt ist. Auch hier sollten Nutzen und Risiko ganz genau abgewogen werden.

Worauf bei der Flaschenfütterung geachtet werden sollte

Wenn du dein Kind nicht stillen kannst oder möchtest, ergibt sich für dich die Frage, welche Flasche und welchen Sauger du verwenden kannst. Das natürliche Saugverhalten an der Flasche nachzubilden ist leider nicht möglich – auch wenn dir die Werbung etwas anderes verspricht. Das Saugen an der Flasche führt zu einem konstanten Milchfluss, anders als beim Stillen, bei dem dein Kind das Saugverhalten selbstständig reguliert und immer wieder kleinere Pausen einlegt. Ein achtsames und bindungsorientiertes Füttern nach Bedarf sollte deshalb zielführend sein. Dabei werden immer wieder kleinere Ruhezeiten beim Flaschenfüttern eingehalten und stets nach Hungerbedarf gefüttert. Du hältst die Flasche stets mit engem Körper- und Hautkontakt und suchst den Augenkontakt, wenn dein Kind sich dir zuwendet. Dein Kind liegt in aufrechter Position. Achte darauf, wann dein Kind eine Pause benötigt, und nimm dir, wenn möglich, viel Zeit für die Fütterung. Nach der Hälfte der Mahlzeit wechsle die Armseite. Verwende die kleinste Saugergröße, damit die Milch nicht einfach nur in den Rachen deines Kindes fließt, sondern es aktiv saugen muss. Überlasse die Flasche nicht eigenständig deinem Kind. Hier kann die Verwendung von Glasflaschen hilfreich sein, um die Bindung zum Baby zu gewährleisten und einer Überfütterung entgegenzuwirken. Studien konnten zudem zeigen, dass nicht-transparente Flaschen und das Beachten von Anzeichen einer Trinkpause vor Überfütterung schützen. Flaschensauger sollten außerdem weich und flexibel sein, symmetrisch, lang und eine breite Lippenauflage bieten. Ob du dich für Silikon oder Naturkautschuk entscheidest, ist dir überlassen.

Formula-Nahrung sollte der Muttermilch in ihrer Zusammensetzung ähneln. Verwende deshalb nur Pre-Nahrung (Anfangsnahrung) beziehungsweise hypoallergene Anfangsnahrung. Folgemilch wird dein Baby nicht viel mehr sättigen, erhöht aber sein Kariesrisiko.

Welche Flaschensauger wie oft?

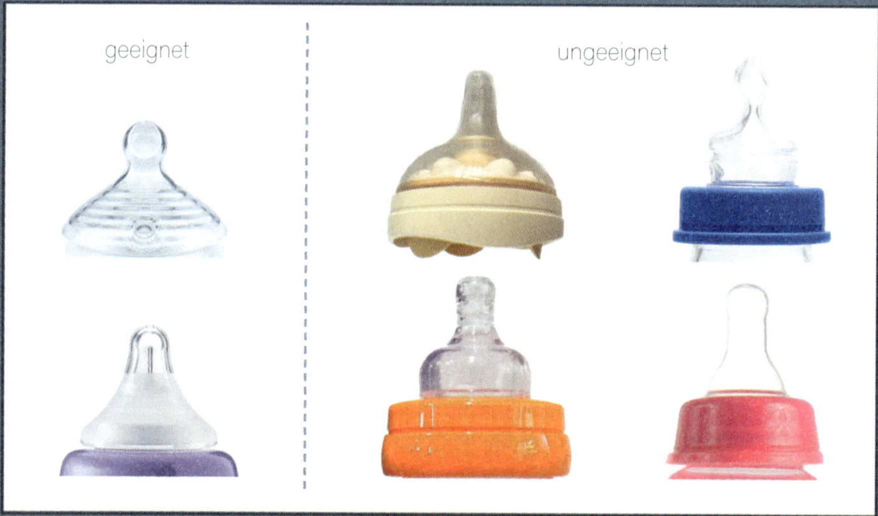

Der optimale Flaschensauger ist weich und lang und hat eine breite Lippenauflage.

Größe: Die Größe der Brustwarze wächst nicht mit, deshalb sind im Laufe des ersten Halbjahres auch keine Sauger mit zwei oder drei Löchern notwendig!
Häufigkeit: Viele kleinere Mahlzeiten sind sinnvoll (mindestens acht in 24 Stunden), kleinere Flaschen mit maximal 160 Milliliter ausreichend.

Häufige, mögliche Symptome eines zu kurzen Zungenbandes:

- Extrem häufiges oder extrem seltenes Stillen
- Schwierigkeiten beim Erfassen der Brust
- Unruhe, Ran-Weg-Verhalten, Frustration
- Vakuum kann nicht gehalten werden
- Schnalz- und Klickgeräusche
- Eingeschränkte Mundöffnung
- Schlechter Milchtransfer
- Ermüdung
- Anhaltende Schmerzen an der Brust
- Verletzungen an der Brustwarze
- Verformte und zerquetschte Brustwarzen
- *Vasospasmus* (stechender Schmerz, weißlich-blau verfärbte Brustwarze)
- Wiederholende Milchstaus, Brustentzündungen, Abszesse
- Anhaltendes Saugbläschen an der Oberlippe
- Gewichtsverlauf nicht parallel, starke Gewichtsabnahme oder -zunahme
- Unkonzentriertes Trinken an der Flasche
- Schnuller kann nicht gehalten werden
- Schwierigkeiten bei der Beikosteinführung
- Ess-, Schluck- und Sprachstörungen
- Zahnfehlstellungen

Zahnen: der nächste Entwicklungsschritt

Der erste Zahn ist für mich persönlich einer der schönsten Meilensteine, denn damit fällt der Startschuss in eine weitere Etappe der kindlichen Entwicklung. Wenn Babys zahnen, kann das aber für die ganze Familie aufreibend und kräftezehrend sein. Dein Baby wirkt unausgeglichen, quengelig und untröstlich. Dabei unterscheiden sich die Symptome und deren Intensität individuell. Auch der Zeitpunkt des Zahndurchbruches hängt spezifisch vom Kind ab und ist genetisch bedingt.

Symptome und deren Ursachen

Die Liste an Symptomen, welche mit dem Zahnen in Verbindung gebracht wird, ist lang und vielfältig. Da Eltern gerne die Ursache für eine »schwierige Phase« benannt haben möchten, und Babys sich noch nicht sprachlich mitteilen können, werden fälschlicherweise viele Anzeichen dem Zahnen zugeordnet. Eindeutig lassen sich jedoch folgende Symptome mit dem Durchbruch neuer Zähne erklären:

Schmerzen

Der einzige Weg für die Zähne führt durch das Zahnfleisch. Das beansprucht die sensible Schleimhaut besonders. Noch bevor ein Zahn durchbricht, kommt es zusätzlich zu einem unangenehmen Druckgefühl im Kiefer. Jedes Kind reagiert dabei aber anders: Manche verspüren kaum bis gar keinen Schmerz, andere wiederum leiden außergewöhnlich stark. Auch bei uns Erwachsenen ist das Schmerzempfinden individuell und unterschiedlich ausgebildet. Zahnschmerzen können aber auch wir »Großen« nur schwer ertragen.

Zahnfleischreiben

Die Zahnanlagen werden als sogenannte Milchzahnknospen in der Schwangerschaft gebildet. Diese müssen sich, noch bevor der Zahn durchbricht, durch den Kiefer schieben. Umgangssprachlich wird der Prozess als »Einschießen« bezeichnet. Der Druck auf den Kiefer steigt und Kinder versuchen durch das Reiben auf dem Zahnfleisch die Zahnleiste zu entlasten.

Starkes Speicheln

Das Speicheln ist eine normale Reaktion des Körpers deines Babys auf den Prozess des Zahndurchbruchs. Der Kiefer wird vermehrt stimuliert und die Speicheldrüsen produzieren mehr Speichel als gewöhnlich. Zusätzlich bereitet sich der Körper auf den Abbau von Stärke vor, damit dein Baby nun auch andere Nahrung als Muttermilch verdauen kann. Denn im Speichel ist ein Enzym namens Alpha-Amylase enthalten, dieses kann Kohlenhydrate spalten.

Erhöhte Erregbarkeit und Unruhe

Das Zahnen ist für dein Baby ein sehr unangenehmer Prozess, da der Druck, der beim Durchbruch entsteht, Schmerzen und Juckreiz verursachen kann. Dadurch wirkt dein Kind unausgeglichen und unruhig, weint vermehrt oder ist quengelig. Auch das starke Speicheln kann bei deinem Baby zu einer erhöhten Erregbarkeit führen.

Häufiges Aufwachen

In der Nacht treffen viele Faktoren zusammen, die das Zahnen erschweren. Zum einen ändert sich die Durchblutung im Liegen, auf die Blutgefäße und Nerven wird mehr Druck ausgeübt. Nachts sind Kinder außerdem weniger abgelenkt und nehmen den Schmerz stärker wahr. Zusätzlich sinkt der Cortisolspiegel in der ersten Nachthälfte und verstärkt den Schmerz.

Vermehrtes Saug- und Stillbedürfnis

Durch das Saugen an der Brust oder am Schnuller versucht sich dein Baby ganz natürlich zu regulieren. Zusätzlich wird Oxytocin ausgeschüttet, welches schmerzlindernd wirkt.

Gerötete Wangen und gereizte Haut

Die Durchblutung im Gesichtsbereich ist während des Zahnens erhöht, damit Prozesse im Körper deines Babys aktiviert werden, um den Zahndurchbruch zu erleichtern. Gleichzeitig werden Abbauprodukte schneller vom Ort des Geschehens wegtransportiert und sichern eine optimale Blut-, Sauerstoff- und Nährstoffkonzentration im Bereich der Zahnleisten und des Kiefers. Wenn Körperstellen vermehrt durchblutet werden, erscheinen sie besonders rot.

Die Haut kann zusätzlich, durch den vermehrten Speichelfluss, im Bereich der Wangen, des Kinns, des Nackens und der Brust gereizt und trocken wirken.

Verminderter Appetit auf feste Nahrung

Wer Schmerzen hat, hat in der Regel auch keinen wirklichen Appetit auf feste Nahrung. Genau so geht es auch deinem Baby, wenn es beim Zahnen leidet. Außerdem ist die Schleimhaut geschwollen, gerötet und schmerzhaft bei jeglicher Berührung. Treffen nun Lebensmittel auf den Kiefer, können diese mechanisch (durch Druck), physikalisch (durch Wärme) und chemisch (scharf, sauer) die Schmerzen verschlimmern.

Leichtes Fieber

Die normale Körpertemperatur kann beim Zahnen leicht erhöht sein. Eine Erhöhung um bis zu 0,5 Grad Celsius ist dabei möglich. Diese ist notwendig, um Stoffwechselvorgänge im Körper deines Babys zu aktivieren und den Durchbruch des Zahnes zu erleichtern.

Beißen und Herumkauen

Das Kauen und Beißen auf Gegenständen ist eine natürliche Reaktion deines Babys beim Zahnen. Durch das Kauen massiert das Kind das Zahnfleisch und lindern Schmerzen und Juckreiz. Zusätzlich werden dadurch Stoffwechselprozesse im Körper aktiviert und der Durchtritt des Zahnes in die Mundhöhle erleichtert.

Reiben von Ohren oder Nase

Der Kiefer und die Zähne deines Babys werden von speziellen Nerven durchzogen. Diese haben ihren Ursprung im Gehirn und führen auf dem Weg zum Zahn auch am Ohr, am Kiefergelenk und an der Nase vorbei. Schmerzen strahlen deshalb bis in diese Regionen aus und dein Baby versucht, durch das Reiben die Spannung zu reduzieren.

Sonderfall Durchbruchszyste

Die sogenannte Durchbruchszyste ist eine bläulich und prall gefüllte Blase im Bereich des durchbrechenden Zahnes auf dem Kieferkamm. Normalerweise ist diese Zyste harmlos und platzt durch Herumkauen auf Gegenständen von ganz allein auf. Nur in seltenen Fällen muss deine Zahnärztin oder dein Zahnarzt nachhelfen und die Blase eröffnen.

Hilfsmittel, die beim Zahnen unterstützen

Der Prozess des Zahnens kann anstrengend für Eltern und Kind sein und verlangt allen Beteiligten viel Durchhaltevermögen ab. Es gibt jedoch verschiedene Möglichkeiten, um deinem Baby beim Zahnen zu helfen. Bitte beachte, dass jedes Kind anders auf Schmerzen reagiert. Was bei einem Kind gut funktioniert, funktioniert möglicherweise nicht bei einem anderen Kind. Probiere unterschiedliche Dinge aus und beobachte dein Baby dabei, was ihm guttut und was eher nicht. Leider gibt es unzählige Ratschläge von außen oder auch im Internet. Bitte lass dich davon nicht verunsichern. Hier findest du Tipps und Tricks nach aktuellen wissenschaftlichen Empfehlungen.

Hilfe bei Schmerzen

Es gibt verschiedene Hausmittel, mit denen du die Schmerzen deines Kindes ganz natürlich lindern kannst. Manche der vorgestellten Maßnahmen lassen sich auch kombinieren. Probiere aus, was deinem Kind am besten tut.

Kälte

Bei Entzündungen bewährt sich medizinisch die Anwendung von Kälte. Die Blutgefäße verengen sich, der Blutfluss in die betroffene Region wird verringert und Schwellungen und Schmerzen klingen ab. Gleichzeitig werden Entzündungsmediatoren wie Histamin und Prostaglandin minimiert. Darüber hinaus trägt die Kühlung dazu bei, Reizungen im Gewebe zu stoppen und die Wundheilung zu fördern.

Du kannst dazu einen Waschlappen oder ein Mulltuch mit Wasser oder Muttermilch tränken und für circa zwei Stunden im Kühlschrank lagern. Im Anschluss kann dein Baby daran saugen. Auch außen an den Wangen wirkt ein aufgelegtes Tuch mit kaltem Wasser unterstützend.

Gegenstände aus Metall wie kalte Löffel können schmerzlindernd wirken. Zusätzlich sind sie für kleine Kinder sehr spannend, weil sie glänzen, reflektieren und sich interessant im Mund anfühlen. Bitte biete diese Gegenstände aber immer unter Aufsicht an und achte darauf, dass sie nicht scharfkantig sind, um Verletzungen der Schleimhaut zu vermeiden.

Mein Geheimtipp: Eis aus Muttermilch. Es wird von fast allen Kindern gerne angenommen. Fülle dazu die abgepumpte Milch in Eisförmchen und stecke einen kleinen Holzstiel hinein. Es gibt aber auch bereits fertige kleine Eisförmchen im Handel zu kaufen. Danach frierst du die Milch im Gefrierschrank für etwa zwei Stunden ein. Diese Eisvariante ist für Kinder ab circa 18 Monaten zu empfehlen – genau zu dieser Zeit brechen auch die Eckzähne und zweiten Backenzähne durch. Für kleinere Babys solltest du unbedingt gefrorene Dinge meiden. Die Schleimhaut ist noch sehr sensibel, das Reaktionsvermögen noch nicht voll ausgebildet und die Gefahr von lokalen Erfrierungen ist sehr groß! Möchtest du trotzdem in diesem Alter das Eis anbieten, packe es in ein Mulltuch und knote das Tuch zusammen. Dadurch hat dein Baby keinen direkten Kontakt zum Eis.

Zahnungsöl

Natürliche Hilfe beim Zahnen bieten Zahnungsöle, welche außen auf den Wangen deines Babys einmassiert werden. Bitte achte darauf, dass das Öl nicht in die Augen und in den Mund gelangt. Die enthaltenen ätherischen Öle (zum Beispiel Kamille oder Lavendel) beruhigen dein Kind und durch die Massage wird die Durchblutung der Haut angeregt. Schmerzen können somit gelindert werden. Du solltest aber dabei auf die genaue

Zusammensetzung achten, da viele ätherische Öle noch nicht für Babys zugelassen sind. Besonders im empfindlichen Gesichtsbereich sollten keine Öle bei Babys unter sechs Monaten angewendet werden. Lass dich am besten in einer Apotheke ganz genau beraten. Wende das Öl bis zu dreimal täglich an, besonders zur Nacht unterstützt es dein Baby dabei, besser in den Schlaf zu finden.

Achtung, folgende ätherische Öle solltest du unbedingt vermeiden:

- Menthol
- Eukalyptus
- Pfefferminze
- Nelke
- Campher
- Rosmarin

Kräuterpads

Ähnlich wie ätherische Öle können auch Kräuterpads dein Baby beruhigen. Die Pads werden körpernah getragen und durch die Körperwärme deines Kindes aktiviert. Über die Atemwege nimmt dein Kind den Duft auf und die enthaltenen Kräuter entfalten ihre Wirkung. Achte hier auf die genauen Anwendungshinweise. Auch hier gibt es Kräuterzusammensetzungen, die noch nicht für kleine Babys geeignet sind. Zudem sollte die angegebene Tragedauer nicht überschritten werden.

Obst- und Gemüsesticks

Wenn dein Kind bereits Beikost erhält oder schon älter ist, kannst du Obst und Gemüse (je nach Alter) aus dem Kühlschrank anbieten. Kalte Gurke und kalte Wassermelone eignen sich besonders gut für kleinere Babys. Bitte immer unter Aufsicht! Karotten sind ungeeignet.

Stillen und Nähe

Auch Muttermilch kann dein Baby beim Zahnen unterstützen. Die Zusammensetzung der Milch wirkt schmerzlindernd und antientzündlich, zusätzlich versorgst du dein Kind mit wichtigen Nährstoffen, wenn es gerade weniger Appetit auf Beikost hat. Durch viel Nähe, Tragen und Stillen schüttet der Körper deines Babys Hormone aus, unter anderem das Oxytocin. Es wirkt erwiesenermaßen schmerzlindernd. Wenn du Haut an Haut mit deinem Kind kuschelst, wirkt es besonders stark. Du kannst die Muttermilch auch abpumpen und Eis daraus herstellen (siehe Seite 37).

Massage

Wahrscheinlich hast du es bereits selbst gemerkt, dass dein Baby vermehrt Gegenstände in den Mund nimmt und darauf herumkaut. Dadurch versucht es instinktiv, den Druck zu lindern. Du kannst dein Kind dabei unterstützen, indem du mit einer Fingerzahnbürste oder einem Fingerwaschlappen sanft auf der Kauleiste entlangfährst. Wiederhole es so oft am Tag, wie es dein Baby und deine Kapazitäten zulassen. Die Massage bereitet gleichzeitig auf die erste Zahnpflege vor und desensibilisiert dein Baby im Mundbereich.

Beißhilfen

Dein Kind macht es wahrscheinlich bereits intuitiv und kaut auf allem herum, was es in die Finger bekommt. Dadurch lindert das Kind auf ganz natürliche Weise den Zahnungsschmerz. Durch den Druck und die Massage wird der Durchbruch der Zähne durch das Zahnfleisch erleichtert. Gleichzeitig werden Wachstumsfaktoren ausgeschüttet und aktiviert, welche den Durchbruch beschleunigen. Aber Beißhilfen können sehr viel mehr als »nur« beim Zahnen zu unterstützen. Zusätzlich bereitest du dein Baby auf feste Nahrung vor, reduzierst ganz sanft einen möglichen Würgereiz oder Lebensmittelaversionen, unterstützt die motorische und sensorische Entwicklung im Mund- und Gesichtsbereich und hilfst deinem Kind beim Spracherwerb. Auch Kindergarten- und Schulkinder profitieren davon, indem das Kauen bei der Selbstregulation und in Stresssituationen hilft. Biete am besten verschiedene Beißhilfen an, gerne angepasst an das jeweilige Alter deines Kindes. Beißhilfen mit Kühlfunktion und mit unterschiedlichen Oberflächentexturen sind empfehlenswert. Variiere gerne und oft, aber so, wie es deine Kapazitäten zulassen.

Du kannst bereits mit circa drei Monaten deinem Kind eine Beißhilfe anbieten und mit circa sechs Monaten immer öfter gegen den Schnuller, falls dein Kind einen benutzt, austauschen. Denn je älter dein Kind wird, umso mehr wird aus dem Saugbedürfnis ein sogenanntes Kaubedürfnis.

Tipp: Sollte dein Kind damit beginnen, Schnuller oder Saugerflasche zu zerbeißen, kannst du vermehrt Beißhilfen in deinen Alltag integrieren. Dein Kind zeigt dir damit, dass sich das Saugbedürfnis reduziert hat.

GUT ZU WISSEN

Bitte Babys unter 18 Monaten keine gefrorenen Dinge pur anbieten! Dazu zählen auch gefrorene Schnuller, Saugerflaschen und dergleichen. Wie bei Muttermilcheis kann es zu lokalen Erfrierungen kommen. Besser geeignet ist die Veilchenwurzel: ein altes und natürliches Hausmittel mit betäubendem Wirkstoff bei Zahnungschmerz. Hierbei handelt es sich botanisch um den Wurzelstock einer Schwertlilie. Das Baby beißt auf die Wurzel und mithilfe des Speichels werden ätherische Öle freigesetzt. Allerdings bietet diese Beißhilfe den idealen Nährboden für Bakterien und Keime. Ein Auskochen reduziert zwar die Keimlast, sorgt aber für Brüchigkeit der Wurzel – was zu Verschluckungsgefahr und Gefahr der Einatmung führt – und verringert die schmerzlindernde Wirkung. Du solltest dein Kind nur unter Aufsicht darauf kauen lassen und stets die Wurzel an einer Kordel oder Schnullerkette – bitte Länge beachten, Gefahr der Strangulation! – befestigen. Aufgrund der genannten Risiken rate ich vom Gebrauch ab.

Vorsicht bei Zahnungsgelen

In den vergangenen 35 Jahren lagen der US-Arzneimittelbehörde FDA über 22 Fälle mit schweren Nebenwirkungen bis hin zu Todesfällen durch Überdosierungen oder versehentliches Verschlucken von Zahnungsgelen mit dem Inhaltsstoff Lidocain vor. Auch in Deutschland gibt es vergleichbare Produkte mit gleicher Lidocain-Dosierung, allerdings nicht als flüssige Lösung, sondern als Cremetextur. Zwischenfälle sind aus Deutschland zwar nicht bekannt, die FDA rät jedoch generell von Zahnungsgelen mit Schmerzmitteln zum Auftragen auf die Kauleiste ab. Sie sind nicht sinnvoll und waschen sich innerhalb weniger Minuten aus dem Mund deines Babys durch den Speichel aus. Zudem wirken sie nur an der Oberfläche und erreichen nicht den Bereich unterhalb des Zahnfleisches. Hinzu kommt, dass Eltern die Produkte in der Regel überdosieren und sich nicht an die korrekten Dosierungsempfehlungen halten.

Aber auch Zahnungsgele ohne das Betäubungsmittel Lidocain sind nicht empfehlenswert. Auf dem deutschen Markt gibt es Dutzende Produkte verschiedenster Inhaltsstoffe, die nicht wünschenswert für kleine Babys sind. Achte unbedingt darauf, dass weder Alkohol noch Zucker enthalten sind. Einen groben Überblick weiterer bedenklicher Inhaltsstoffe gibt die folgende Liste.

Was im Zahnungsgel nicht enthalten sein sollte:

- Lidocain
- Alkohol (Ethanol)
- Propylenglycol
- Benzalkoniumchlorid
- Zucker
- Fruktose
- PEGs
- Minzaroma, Pfefferminze
- Honig bei Kindern unter 1 Jahr
- Campher
- Allergieauslösende Duftstoffe wie Limonene, Eugenol, Geraniol

Greife lieber auf andere Zahnungshilfen zurück, denn der Nutzen von Zahnungsgelen mit natürlichen Inhaltsstoffen ist in keiner wissenschaftlichen Studie bisher eindeutig bewiesen worden. Zahnungsgele mit Lidocain helfen zwar kurzzeitig, allerdings nur an der Oberfläche und können zudem gefährlich für dein Baby sein. Wenn der Zahnungsschmerz zu groß wird, unterstütze dein Baby mit schmerzlindernden Medikamenten.

Medikamente für die Nacht

Jede*r von uns kennt es: Zahnschmerzen können sehr unangenehm und quälend sein. Das Gebiet um den Mund, das Gesicht und der Kopf sind mit vielen Sinnesnervenzellen ausgestattet und Schmerzen werden deshalb sehr viel intensiver wahrgenommen. Auch wenn das Zahnen ein natürlicher Vorgang ist, kannst du bei besonders großem Zahnungsschmerz und nach Rücksprache mit eurer Kinderärztin oder eurem Zahnarzt auf Schmerzmedikamente wie Paracetamol oder Ibuprofen zurückgreifen. Du kannst die Schmerzmittel in Saft- oder Zäpfchenform verabreichen und solltest die genaue alters- und gewichtsgerechte Dosierung beachten. Die Wirkung ist wissenschaftlich belegt und hält bis zu sechs Stunden an. Deshalb ist die Anwendung besonders sinnvoll, um Zahnungsbeschwerden in der Nacht zu lindern und für einen angenehmeren Schlaf zu sorgen. Wichtig! Bitte nutze Schmerzmedikamente immer nur kurzfristig.

Mythen rund um die ersten Zähne

Früher wurden fast alle Krankheiten bei Babys auf das Zahnen oder auf Würmer zurückgeführt. Aber: Zahnen macht nicht krank! Zahnen ist ein natürlicher Vorgang, der zur ganz normalen Kinderentwicklung gehört. Wissenschaftliche Studien zeigen klar, dass die Ursache schwerwiegender Krankheitsanzeichen nicht mit dem Durchbruch neuer Zähne in Verbindung gebracht werden kann. Da der erste Zahn um den sechsten Lebensmonat durchbricht, überschneidet sich dieses Ereignis zeitlich mit dem Nachlassen des sogenannten Nestschutzes und dem vermehrten Auftreten von Infektionen. Kinder beginnen mit dem Krabbeln und dem Erkunden von Gegenständen durch den Mund. Dadurch steigt die Keimbelastung für das kindliche Immunsystem und das Baby wird häufiger krank. Ein zeitlicher Zusammenhang, kein ursächlicher! Fieber, Durchfall, Mittelohrentzündungen und andere Infektionskrankheiten können also nicht direkt auf das Zahnen zurückgeführt werden.

Auch die Behandlung von Zahnungsbeschwerden steht noch heute unter dem Einfluss von Aberglaube und Mythen. Beispielsweise wird Bernstein ein bedeutendes Heilvermögen zugesprochen. Früher glaubte man, er schütze die Träger*innen vor Hexerei und schlechten Wünschen. Heute soll es Babys beim Zahnen unterstützen. Wissenschaftliche Beweise gibt es dazu nicht, wohl aber für die Gefährlichkeit des Schmuckes. Beim Tragen während des Schlafes oder des Spielens besteht Verletzungs- und Strangulationsgefahr.

GUT ZU WISSEN

Du solltest unbedingt deine Kinderärztin oder deinen Kinderarzt aufsuchen, wenn dein Baby folgende Symptome neben dem Zahnen aufweist:

- Fieber über 38,8 Grad Celsius
- Trinkverweigerung
- Atemnot, schnelle Atmung
- Nackensteifigkeit
- Durchfall
- Schlechter Allgemeinzustand
- Schläfrigkeit

In den USA stellen derartige Unfälle die häufigste Todesursache bei Kindern unter einem Jahr dar. Und auch wenn die Kette oder das Armband reißt, besteht die Gefahr von Verschlucken oder Einatmen der kleinen Perlen. Auch Verletzungen der sensiblen Mundschleimhaut durch Herumkauen auf dem Schmuck sind möglich. Außerdem wird durch das Kauen die sogenannte Bernsteinsäure freigesetzt. Welche konkrete Auswirkung dieses auf den kindlichen Organismus hat, ist noch nicht eindeutig untersucht worden.

Ein anderer und weitverbreiteter Irrglaube ist die Aufforderung zum Abstillen und der Beginn zur Beikost, sobald die ersten Zähne durchgebrochen sind. Aber: Der Zahndurchbruch gehört nicht zu den Reifezeichen für den Beikostbeginn! Zwar ist Muttermilch theoretisch kariogen (Karies verursachend), mit der richtigen Zahnpflege ist dies jedoch vermeidbar. Mutter und Kind entscheiden, wann der richtige Zeitpunkt zum Beenden der Stillbeziehung ist. Auf der anderen Seite benötigt dein Kind keine Zähne, um mit der Beikost zu beginnen. Die Muskulatur und die Kauleiste deines Babys sind so stark, dass es ohne Probleme feste Nahrung mithilfe von Speichel zermahlen kann.

Schnuller und Daumenlutschen

Das Saugen am Schnuller und Daumen befriedigt das natürliche Saugbedürfnis deines Babys. Nicht umsonst werden Kinder im ersten Lebensjahr Säugling genannt, denn dieser Saugreflex ist angeboren und bereits im Mutterleib beginnt dein Kind circa ab dem fünften Schwangerschaftsmonat mit dem Saugen am Daumen. Dadurch bereitet sich das ungeborene Baby auf das Trinken an der Brust vor.

Neben der Nahrungsaufnahme (nutritives Saugen) beruhigen sich gestillte Kinder häufig auch an der Brust (non-nutritives Saugen) und wissenschaftliche Studien zeigen, dass nach Bedarf gestillte Kinder oft gar keinen Schnuller benötigen. Da sich aber jedes Kind individuell entwickelt, nuckeln einige Kinder mehr, andere weniger, um sich selbst zu regulieren. Manchmal lassen es vielleicht deine Kapazitäten nicht zu, dein Baby 24 Stunden am Tag mit Nahrung und Nähe zu versorgen. Das ist völlig in Ordnung! Einige

Mütter wollen oder können nicht stillen. Auch das ist okay! Dann kann der Schnuller als Hilfsmittel dienen und zur Beruhigung eingesetzt werden.

Historisch gesehen tauchen dem Schnuller ähnliche Gegenstände bereits 900 Jahre vor Christus auf. In Europa sind Schnuller mindestens seit dem Mittelalter bekannt: Sogenannte Lutschbeutel waren weit verbreitet, dienten als Beschäftigung und Ablenkung von Kleinkindern und waren häufig mit Brot, Zwieback, Mohn, Honig oder Branntwein gefüllt. Der moderne Gummischnuller wurde im 19. Jahrhundert entwickelt, Vorlage dafür war ein einziges Mutter-Kind-Paar, das beim Stillen beobachtet wurde.

Ein Schnuller ist wie folgt aufgebaut: Lippenschild, Saugteil, Saugerschaft. Er besteht entweder aus Naturkautschuk (Latex) oder Silikon.

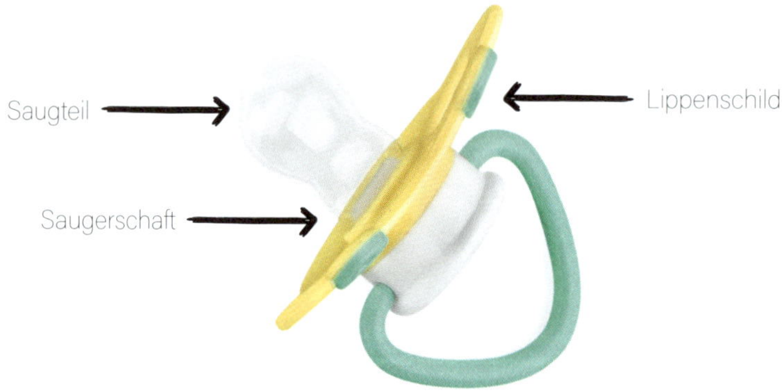

Ein Schnuller kann zeitweise als Hilfsmittel eingesetzt werden, wenn du nicht stillst.

Vorteile und Nachteile des Schnullers

Der Schnuller – Fluch und Segen zugleich! Jede Familie ist individuell und hat ihre eigenen Bedürfnisse. Wie so oft weichen Idealwelt und Realität voneinander ab. Vor- und Nachteile des Schnullergebrauches sind deshalb subjektiv zu betrachten. Auch die Datenlage ist nicht eindeutig und wenn, dann nur wenig differenziert.

Als relativ sicher gelten folgende Vorteile:

- Therapeutischer Einsatz bei Frühchen (unterstützende Regulierung, wenn Eltern nicht anwesend sind; Training des Saug-Schluck-Reflexes)
- Protektiver Schutz gegen SIDS (*Sudden Infant Death Syndrome*, plötzlicher Kindstod) bei nicht gestillten Kindern und bei Kindern, deren Schlafumgebung nicht optimal ist
- Entlastung von Familien, wenn das Saugbedürfnis stark ausgeprägt ist
- Regulierung flaschenernährter Kinder
- Beruhigungsfunktion
- Einschlafhilfe
- Ausschüttung von Serotonin (»Glückshormon«)
- Schmerzlindernde Wirkung
- Vorbeugung anderer Lutschgewohnheiten wie Daumen- oder Fingerlutschen

Mögliche Nachteile können sein:

- Verlust des natürlichen Schluckverhaltens, Änderung des Schluckmusters
- Reduzierte Stimulation der Brust und Milchbildung
- Verschärfung von Stillproblemen, wenn bereits Probleme bestehen
- Schlaffe Lippenmuskulatur, schmale Nasenbasis, schmaler Gaumen, verkürzter Unterkiefer
- Fehlender Mundschluss, Mundatmung
- Erhöhtes Risiko für Mittelohrentzündung, Mandelentzündungen, Erkältungen
- Tagesmüdigkeit, Schnarchen
- Erhöhtes Kariesrisiko
- Risiko von Zahnfehlstellungen: offener Biss bis zu 97,3 Prozent; Kreuzbiss bis zu 88,9 Prozent
- Fehlerhafte Aussprache, Sprechauffälligkeiten
- Gestörte Nahrungsaufnahme (abbeißen ist erschwert)

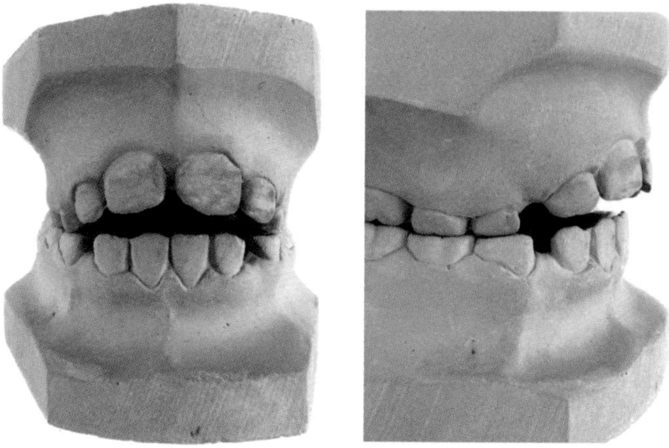

Ein offener Biss von vorn und von der Seite betrachtet: Die Verwendung eines Schnullers begünstigt Zahnfehlstellungen.

Wie lange darf der Schnuller eingesetzt werden?

Bevor du dich dazu entscheidest, den Schnuller bei deinem Baby einzusetzen, solltest du eine gut funktionierende Stillbeziehung etabliert haben – vorausgesetzt, du stillst dein Kind. Viele Hebammen und Stillberaterinnen empfehlen deshalb, in den ersten vier bis sechs Wochen nach der Geburt auf den Schnuller zu verzichten. Denn dein Baby muss zunächst das korrekte Saugen an der Brust erlernen. Der Einsatz sollte nach dem Prinzip »So wenig wie möglich, so viel wie nötig« erfolgen. Auch der Spruch »wie ein Medikament betrachten« hat sich im Umgang mit Schnullern bewährt. Wenn dein Kind saugen möchte, gilt die Empfehlung der ersten Wahl, dein Baby zu stillen.

Wenn du dich für den Gebrauch eines Schnullers entscheidest, ist ein gezieltes und bewusstes Einsetzen sinnvoll. Dazu solltest du dich Folgendes fragen:

1. Ist in der jetzigen Situation der Schnuller das geeignete Mittel?
2. Gibt es zunächst andere Strategien zur Beruhigung?
3. Sind alle anderen Bedürfnisse erfüllt (Hunger, Nähe, Müdigkeit)?

Wenn du den Sauger anbietest, überlasse dein Baby nicht sich selbst, schenke ihm Körperkontakt und Nähe und zwänge ihm nie gegen seinen Willen den Schnuller auf.

Damit so wenig Schaden wie möglich für Kiefer, Zähne, Muskulatur und Sprache durch den Schnuller angerichtet wird, empfiehlt sich die frühzeitige Abgewöhnung. Spätestens wenn alle Milchzähne durchgebrochen sind, sollte sich dein Kind vom Schnuller getrennt haben. Immer mehr Zahnärzt*innen sowie Logopäd*innen empfehlen die Entwöhnung mit zwölf Monaten. Das Saugbedürfnis wird in dieser Zeit auf natürliche Weise weniger und gegen ein Kaubedürfnis getauscht. Mir ist bewusst, dass dies nicht von heute auf morgen geschieht. Es ist vielmehr ein Prozess, der liebevoll begleitet werden sollte.

GUT ZU WISSEN

- Beim Einsatz zum Einschlafen entferne den Schnuller, sobald dein Baby schläft.
- Lasse den Mund, wenn immer möglich, frei. Dein waches Baby benötigt ihn, um die Umwelt mit allen Sinnen begreifen zu können, sprechen zu lernen und interessiert die Umgebung wahrnehmen zu können.
- Setze liebevoll Grenzen bei Kleinkindern. Stelle Regeln auf, wo und wann der Schnuller zum Einsatz kommen darf.
- Begleite dein weinendes Baby liebevoll. Das ist der Grundstein zur emotionalen Entwicklung zu einem selbstständigen Erwachsenen.

Zahnfreundliche Schnullerformen und -größen

Ganz sicher standest du bereits vor dem Schnuller-Regal und warst mit der Auswahl an Formen, Größen und Materialen überfordert. Egal, was die Werbung auch verspricht: Einen wirklich kiefergerechten oder brustähnlichen Schnuller gibt es nicht! Tatsächlich gilt nur das Stillen als absolut kiefergerecht. Denn die Zunge liegt beim Gebrauch des Schnullers nicht in korrekter Position, hat wenig Platz im Mundraum und führt unphysiologische, unnatürliche Bewegungsmuster aus. Der Unterkiefer unterstützt dabei die Bewegungen der Zunge und es kommt zu einer ungleichmäßigen Druckverteilung auf Ober- und Unterkiefer. Als Mutter und Zahnärztin weiß ich, dass es wenig Sinn macht, Dinge per se abzuwerten. Denn wenn man Kinder hat, weichen Theorie und Praxis gerne voneinander ab. Deshalb möchte ich in diesem Kapitel über die verschiedenen Formen und Größen aufklären, damit du deinen individuellen Weg finden kannst. Denn es gibt zumindest etwas zahnfreundlichere Schnullerformen für dein Baby, welche die negativen Auswirkungen auf Zähne, Kiefer und Muskulatur reduzieren.

Einer der wichtigsten Punkte ist die Schnullergröße. Bitte behalte die kleinste Größe (für null bis sechs Monate) bei, denn auch deine Brust wächst in der Entwicklung deines Babys nicht mit. Die Zunge deines Babys füllt fast den gesamten Mundraum aus, alles andere im Mundbereich gilt als Störfaktor, was ihre Funktion beeinträchtigt. Und auch der vordere Gaumenbereich – relevant beim Saugen am Schnuller – wächst ab dem dritten Lebensmonat kaum mehr.

Sollte dein Kind irgendwann den ganzen Schnuller im Mund haben, brauchst du dir keine Sorgen um ein vermeintliches Verschlucken oder Ersticken machen. In Deutschland zugelassene Produkte sind mit Luftlöchern versehen und groß genug, um nicht heruntergeschluckt zu werden. Manche Produkte sind zusätzlich mit einem Sicherheitsring am Schild ausgestattet, damit im Notfall der Schnuller wieder schnell aus dem Mund gezogen werden kann.

Zusätzlich solltest du darauf achten, dass das Saugteil weich und flexibel ist. Dadurch reduzierst du den Druck auf den Kiefer deines Kindes. Ob du dich für Naturkautschuk oder Silikon entscheidest, ist ganz und gar dir überlassen. Wenn in der Familie eine Latexallergie bekannt ist, wähle bitte die Silikonvariante.

Vorteile	Nachteile
von Naturkautschuk (Latex)	
Naturprodukt	Gewöhnungsbedürftiger Geschmack
Strapazierfähig	Altert schnell
Reiß- und bissfest	Erhöhtes Allergierisiko
Weich und angenehm für die Haut	Austausch alle vier bis acht Wochen
von Silikon	
Widerstandsfähig	Industriell gefertigt
Geruchsneutral	Weniger reißfest und elastisch
Geschmacksneutral	Beschädigung durch erste Zähnchen
Hitzebeständig	
Längere Haltbarkeit (Austausch nach 8 bis 10 Wochen)	

Der Sauger des Schnullers

Bei dem Saugteil von Schnullern unterscheidet man grob vier verschiedene Typen: runde Form, symmetrische (neutrale), abgeschrägte und besonders schmale Form.

Schmale Form

Die schmalen Schnullerformen weisen charakteristisch einen extrem schmalen Schnullerschaft auf, bei dem ein Mundschluss fast bis vollständig möglich ist. Sie können den Druck auf Kiefer und Zähne um bis zu 90 Prozent senken. Die Gefahr eines offenen Bisses mit Zahnfehlstellungen wird hierdurch minimiert. Wissenschaftliche Studien zeigen zudem eine Reduzierung eines bereits vorhandenen offenen Bisses durch Gebrauch dieser Schnuller.

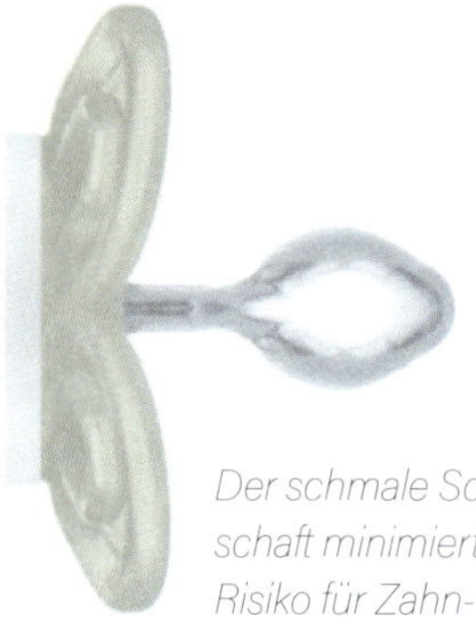

Der schmale Schnullerschaft minimiert das Risiko für Zahnfehlstellungen.

Sonderform: schmaler Schnuller mit Zahnstufe

Schnuller mit Zahn- beziehungsweise Dentalstufe reduzieren den Abstand zwischen den Schneidezähnen im Ober- und Unterkiefer, da sie Platz für die durchbrechenden Zähne ermöglichen. Dieses soll das Risiko eines offenen Bisses reduzieren. Eine klinische Studie bestätigt die Wirksamkeit. Wichtig: Hier soll, je nach Anzahl der vorhandenen Zähne, die nächstgrößere Stufe gewählt werden.

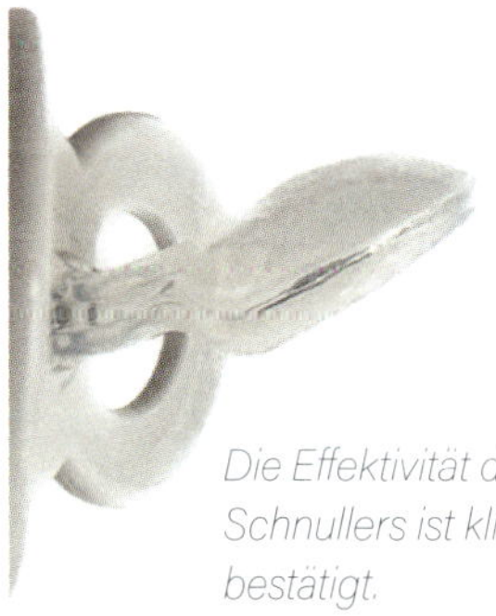

Die Effektivität dieses Schnullers ist klinisch bestätigt.

Abgeschrägte Form

Die abgeschrägte Schnullerform ist charakterisiert durch einen etwas dünneren Saugerschaft und einen am Gaumen anliegenden Saugteil. Dadurch bekommen die Zunge und die Zungenfunktion etwas mehr Spielraum im Mundbereich, ein Mundschluss ist fast möglich. Die Gefahr des offenen Bisses wird reduziert, da der Kraftaufwand beim Saugen geringer ist. Durch den abgeschrägten Aufbau des Saugerteils kann es jedoch häufiger zur Saug- beziehungsweise Stillverwirrung kommen. Wie bei der neutralen Form ist die Studienlage dazu nicht eindeutig.

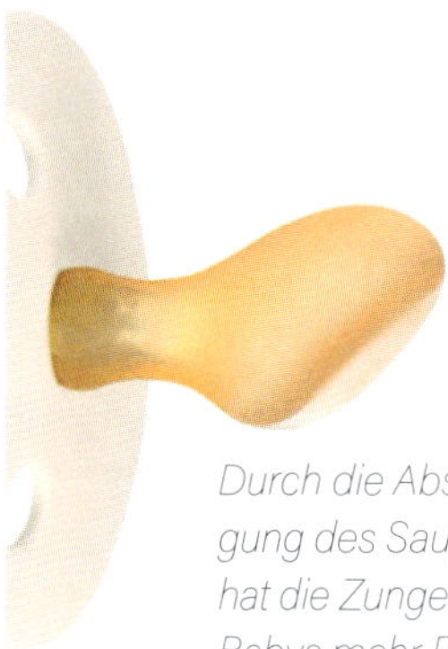

Durch die Abschrägung des Saugers hat die Zunge des Babys mehr Platz.

Neutrale Form

Bei neutralen beziehungsweise symmetrischen Schnullern ist eine breite Grundform zu erkennen. Zwar sind beide Seiten von deinem Baby benutzbar, aber der Schnuller bietet nur wenig Platz für die Zunge. Der Mundschluss ist erschwert und das Saugen bedeutet einen großen Kraftaufwand. Auch ist hier die Gefahr eines offenen Bisses gegeben. Einziger Vorteil scheint das geringe Risiko einer Saug- beziehungsweise Stillverwirrung zu sein. Die Studienlage zu diesem Thema ist allerdings schwach.

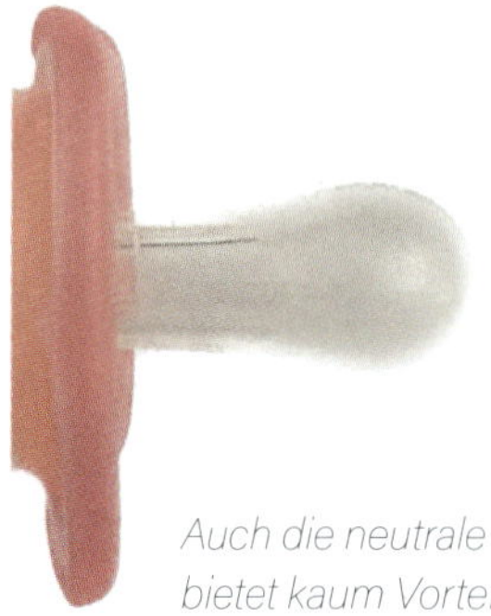

Auch die neutrale Form bietet kaum Vorteile.

Runde Form

Der runde Schnuller, der ein wenig an eine Kirsche erinnert, ist durch einen breiten Saugerschaft und eine breite Rundung gekennzeichnet. Diese Form ist besonders ungünstig für Zähne und Zunge, da sie kaum Platz im Mundraum bieten. Ein Mundschluss ist nicht möglich beziehungsweise mit einem großen Kraftaufwand für dein Baby verbunden; die Gefahr eines offenen Bisses wird dadurch erhöht. Hersteller werben oft mit der besonders brustähnlichen Form, allerdings hat dieser Schnulleraufbau wenig mit der Anatomie der weiblichen Brust gemeinsam.

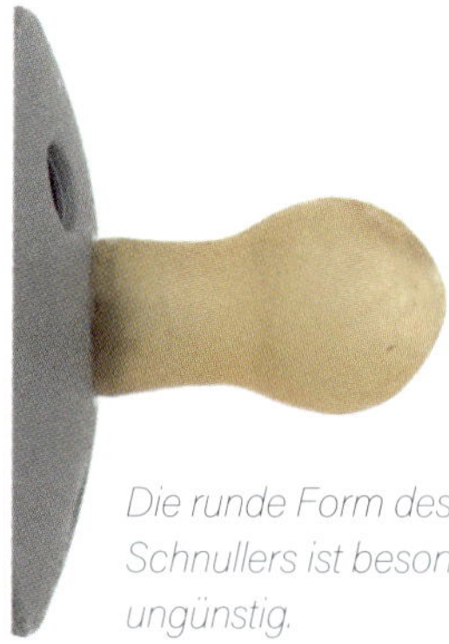

Die runde Form des Schnullers ist besonders ungünstig.

Lippenschild

Auch Lippenschilder unterscheiden sich bei den verschiedenen Produktfirmen. Achte auf ein weiches und gerades Schild, welches im besten Fall im oberen Bereich noch ausreichend Platz für die Nase aufweist. Vermeide runde Formen und wähle im Gegenzug dazu kleine Schilder. Dadurch reduzierst du Hautirritationen im Mund- und Gesichtsbereich. Auch Ventilationsöffnungen sind hilfreich und sinnvoll.

Schnullerketten

Schnullerketten scheinen im ersten Moment praktisch, bewirken allerdings einen häufigeren Einsatz als eigentlich nötig, da der Schnuller immer in greifbarer Nähe ist. Zusätzlich erhöht das Gewicht der Kette den Zug und die Spannung auf den Kiefer deines Babys. Viele Ketten orientieren sich nicht an den Sicherheitsstandards und sind zu lang. Dadurch besteht die Gefahr der Strangulation und die Aufnahme von bedenklichen Inhaltsstoffen. Besser geeignet zur Aufbewahrung sind Schnullerboxen oder sogenannte Schnullergaragen. Folgende Anforderungen sollten Schnullerketten erfüllen:

- Maximale Länge inklusive Clip: 22 Zentimeter
- Reißfeste Perlen und Kugeln
- Speichelfest
- Rostfrei
- Nickelfrei

GUT ZU WISSEN

Darf man den Schnuller des eigenen Kindes eigentlich ablecken? Die frühere Plaque- beziehungsweise Karieshypothese sah Karies als Infektionskrankheit an. Ähnlich wie andere Infektionen, glaubte man, könne man eine Ansteckung vermeiden, indem kein Kontakt mit dem Erreger erfolge. Das führte zu präventiv schützenden Ansätzen, welche auf die Vermeidung einer Übertragung von Kariesbakterien von der Mutter auf das Kind abzielten. Deshalb wurde lange empfohlen, jeglichen Speichelkontakt zwischen Eltern und Kind zu unterlassen. Schnuller ablecken, den gleichen Löffel nutzen und dergleichen war nicht erlaubt! Bis heute kann jedoch kein erhöhtes Kariesrisiko bei Kindern durch das Schnullerablecken durch die Eltern wissenschaftlich bewiesen werden. Auch die damalige Plaque- beziehungsweise Karieshypothese ist in dieser Form nicht mehr gültig.
Aktuell weiß man, dass Karies keine Infektionskrankheit darstellt, sondern vielmehr multifaktoriell bedingt ist. Zudem lässt es sich ehrlicherweise kaum vermeiden, jeglichen Speichelkontakt zu deinem Baby für die nächsten Jahre zu unterlassen. Achte darauf, dass dieser nur innerhalb des engsten Familienkreises passiert, also mit Geschwistern und Eltern, da Großeltern, Tanten und Onkel beispielsweise ein anderes Keimmilieu in ihrem Mund beherbergen. Und sorge stets für eine gesunde Mundflora auch bei dir selbst!
Potenzielle Erreger wie Herpesviren oder Magen-Darm-Keime können sich aber natürlich auf diese Weise auf dein Baby übertragen und Speichelkontakt sollte, im Fall einer Erkrankung, in dieser Zeit möglichst vermieden werden. Eine kleine Studie aus Schweden konnte aber zeigen, dass die Übertragung von Mundhöhlenbakterien von der Mutter auf das Kind möglicherweise vor Allergien schützen kann.

Fazit: Nur engste gesunde Familienmitglieder sollten den Schnuller ablecken.

Schnuller versus Daumen

Egal, ob Schnuller oder Daumen, beides hat Einfluss auf die Entwicklung der Zähne, des Kiefers, der Zunge und der Muskulatur. Der Daumen ist härter als der Schnuller und übt dadurch mehr Druck auf den Gesichtsbereich aus. Zusätzlich ist er für das Kind immer verfügbar und kann nicht schnell eben in eine Box wandern. Je länger dein Kind am Daumen oder Finger lutscht, desto gravierender können die Auswirkungen wie hoher Gaumen, offener Biss, Zahnfehlstellungen, falsche Zungenruhelage und Sprachprobleme sein. Statistisch nuckeln »Daumenkinder« länger und intensiver als »Schnullerkinder«, gerade deshalb werden die negativen Folgen verstärkt beobachtet. Anfangs ist es allerdings noch ganz normal, dass dein Kind am Daumen oder an den Fingern saugt. Es erkundet die Umwelt mit allen Sinnen und das ist Teil der physiologischen Entwicklung. Erst später begreifen die Hände deines Babys die Umgebung. Wenn du also beobachtest, dass die Finger, die Hand oder der Daumen im Mund deines Kindes landen, heißt es nicht automatisch, dass es auch wirklich am Daumen lutscht. Wenn ältere Säuglinge und Kleinkinder jedoch mit dem Saugen beginnen, ist dieses meist ihre Möglichkeit der Selbstregulierung. Du solltest deshalb das Bedürfnis dahinter erkennen und verstehen und deinem Kind Alternativen anbieten. Ein Abgewöhnen ist eine Herausforderung, da Strategien wie Schnullerfee, Schnullerbaum und dergleichen hierbei nicht helfen können. Vermeide dabei unbedingt Hilfsmittel, welche die Hände deines Kindes in eine bestimmte Position zwängen und ein Daumenlutschen nicht möglich machen.

Die Funktion von Fluoriden

Fluoride spielen eine entscheidende Rolle bei der Vorbeugung von Karies! Seit mehr als fünf Jahrzehnten gelten sie als wirksamste und kosteneffektivste Maßnahme zur Kariesprophylaxe. Ungebunden ist Fluor ein giftiges Gas. Erst in fester Verbindung mit anderen Elementen entstehen Fluoride. In der Natur findet man Fluoride als Mineral im Boden und im Grundwasser. Für den menschlichen Körper ist Fluorid ein Spurenelement und somit für den Körper und seine Funktionen wichtig. Du findest den Stoff in deinen Zähnen und in den Knochen. Selbst Muttermilch enthält einen gewissen Prozentsatz an Fluorid. Gebundenes Fluor, sprich Fluorid, findest sich in fast jeder Zahnpasta. Dabei sind drei Fluoridarten besonders relevant: Natriumfluorid, Aminfluorid und Zinnfluorid.

Der Fluoridgehalt wird üblicherweise in Teilen pro Million (ppm, also *parts per million*, »Teile pro Million«) angegeben. Auf Zahnpastatuben findet man den Wert meistens auf der Rückseite.

Fluorid zur Kariesprävention

Fluoride sind einer der weltweit am gründlichsten untersuchtesten Wirkstoffe. Werden sie richtig dosiert, hat sich bisher in über 300 000 wissenschaftlichen Studien kein Hinweis auf eine Gefährdung der Gesundheit ergeben.

Zwar ist der Zahnschmelz das härteste Material im Körper, unempfindlich und unbesiegbar ist er deswegen aber leider nicht. Du kannst dir den Zahn als Gitter vorstellen, indem Mineralien wie Kalzium, Magnesium oder Natrium eingelagert sind. An der Zahnoberfläche bauen Kariesbakterien Zucker zu Säuren ab. Diese Säuren können dem Zahnschmelz die Mineralstoffe entziehen, langfristig die Zahnhartsubstanz zerstören und das Gitter wird porös – ein Loch entsteht. Ein ideales Versteck für weitere Kariesbakterien, die den Zahn zusätzlich weiter aushöhlen können. Zucker ist aber nicht nur in Süßigkeiten versteckt, auch Fruchtzucker, Milchzucker und Stärke gelten als zahnschädigend. Doch der Körper kann sich zunächst selbst schützen: Mineralstoffe aus dem Speichel sorgen für eine Remineralisierung. Wenn sich das Gleichgewicht zwischen Zahnschmelzabbau und Zahnschmelzaufbau allerdings verschiebt, können Fluoride helfen. Fluorid fördert diesen Prozess der Remineralisation, indem es für eine Beschleunigung des Kristallwachstums an der Zahnoberfläche sorgt und somit den Zahn vor weiteren Säureangriffen schützt. Fluorid ist daher für die Kariesprävention unverzichtbar und senkt das Kariesrisiko um bis 40 Prozent! Seit dem Jahr 1850 weiß man, dass fluoridhaltiger Schmelz säureresistenter ist und folglich vor Karies schützen kann. Mehr als 300 internationale klinische Studien belegen den positiven Effekt zur Kariesprophylaxe. Zusammenfassend lassen sich folgende Wirkungen festhalten:

- Bildung größerer und stabilerer Kristalle im Zahnschmelz
- Hemmung des Bakterienstoffwechsels
- Hemmung der Plaqueneubildung auf der Zahnoberfläche
- Stoppen der Säureangriffe
- Verhinderung der Schmelzauflösung (Demineralisation)
- Verbesserung der Wiedereinlagerung von Mineralien in den Zahnschmelz (Remineralisation)

Fluoride können über den präeruptiven Weg (vor dem Zahndurchbruch) und auf dem posteruptiven Weg (nach dem Zahndurchbruch) wirken.

Systemische Fluoridgabe

Eine systemische Fluoridaufnahme erfolgt in der Regel über die Nahrung und kann über Tabletten, Salz und das Trinkwasser erfolgen. Das Fluorid wird im Verdauungstrakt resorbiert und gelangt über das Blut zu den Zähnen und Knochen, wird aber auch über den Speichel ausgeschieden. Vor der Ära der Fluoridzahnpasta waren Fluoridtabletten die Hauptfluoridquelle für die Bevölkerung. Früher schrieb man der systemischen Fluoridgabe jedoch eine größere Bedeutung zu, allerdings sind wissenschaftliche Studien dazu veraltet und nicht mehr zeitgemäß. Heute weiß man, dass sich die Gabe von Fluoridtabletten vor (präeruptiv) dem Zahndurchbruch auf die Entwicklung der noch nicht durchgebrochenen Zähne auswirkt. Dadurch kann erwiesenermaßen das Kariesrisiko um das 2,5-fache gesenkt werden. Dieser Aspekt wurde in den einheitlichen Empfehlungen zur Fluoridprophylaxe im Säuglings- und Kindesalter 2021 berücksichtigt und findet dort entsprechende Anwendung.

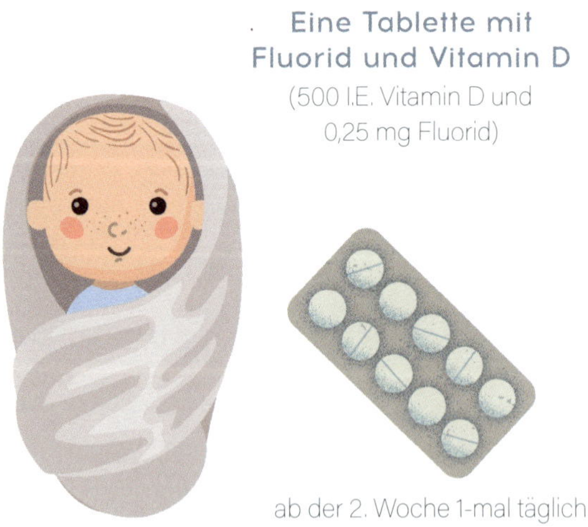

Fluoridtabletten können vor Durchbruch der Zähne deines Kindes das Kariesrisiko erheblich senken.

Sollte auch nach dem ersten Geburtstag eine systemische Fluoridgabe erfolgen, muss unbedingt eine individuelle Fluoridanamnese in der kinder- oder zahnärztlichen Praxis erfolgen. Dadurch wird gewährleistet, dass die empfohlene Tageshöchstdosis nicht überschritten wird. Denn auch Mineralwasser, Sojanahrung, hypoallergene Nahrungsmittel, bilanzierte Diäten, Grüntee oder Säuglingsnahrung tragen zur täglichen Fluoridaufnahme bei.

In Deutschland wird unser Leitungswasser nicht fluoridiert, trotz alledem kann es in manchen Regionen zu erhöhten Werten kommen. Du kannst dich bei deinem zuständigen Wasserwerk nach den regionalen Werten erkundigen, oft finden sich die Zahlen auch online. In der Schweiz und in Österreich kommen, aufgrund der geografischen Entwicklung, vermehrt erhöhte Fluoridwerte im Leitungswasser vor. Bitte kläre deshalb die Gabe von Fluoridtabletten immer ärztlich oder zahnärztlich ab! Wird Wasser (Leitungswasser oder Mineralwasser) mit einem Fluoridgehalt von 0,3 Milligramm pro Liter und mehr zur Zubereitung von Säuglingsnahrung oder zum Trinken verwendet, soll keine weitere systemische Applikation durch die Fluoridtablette erfolgen – wenn nicht ausschließlich gestillt wird. Leider wird nur bei den wenigsten Herstellern der Fluoridgehalt auf der Flasche vermerkt, denn die Deklarationspflicht in Deutschland schreibt dieses erst ab Werten von über 1,5 Milligramm pro Liter rechtlich vor. Mineralwasser ab 1,0 Milligramm Fluorid pro Liter gelten als »fluoridhaltig«.

Auch das Fluoridsalz ist Bestandteil der systemischen Fluoridgabe und gilt als Basisprophylaxe. Seit mehr als 25 Jahren hat sich fluoridiertes Speisesalz als Maßnahme zur Kariesvorbeugung bewährt, leider ist die Verwendung aktuell in den Familien rückläufig. Doch das angereicherte Salz hat folgende Vorteile:

- Die Prophylaxe kann nicht vergessen werden, wenn im Haushalt ausschließlich Fluoridsalz verwendet wird.
- Fluoridsalz ist preiswert.
- Wirkt beim Schlucken zunächst lokal durch direkten Kontakt am Zahn und schützt deshalb bereits beim Essen.
- Nach dem Herunterschlucken überwiegt dann die systemische Wirkung.
- Überdosierung durch das Salz ist praktisch nicht möglich, da vor der Fluoridintoxikation Vergiftungsanzeichen durch das Kochsalz (NaCl) auftreten.

Name Mineralwasser	Fluoridgehalt mg/L
1-2-3 Mineralbrunnen	0,53
Aachener Kaiserbrunnen	4,00
Abenstaler Mineralwasser	0,20
Adelheidquelle	0,70
Adelholzner	0,22
Adldorfer	0,20
Alaska	0,34
Albertquelle	0,52
Albertus-Quelle	0,08
Alexanderquelle	2,69
Allegra	0,05
Alstertaler	0,12
Alt Bürgerbrunn	0,16
Altmühltaler	0,50
Alwa	0,19
Apollinaris	0,68
Aqua Star	0,43
Aquella-Mineralquelle	0,14
Aquintus	0,54
Ardey Quelle	0,50
Arienheller Premium	0,45
Arkia	0,50
Aspacher Klosterquelle	0,26
Assindia	0,15
Astra-Quelle	2,70
Auburg Quelle	0,13
Auburg Urquelle	0,13
Augusta-Victoria-Quelle	0,60
Avanus	0,18
Azur Mineralwasser	0,31
Bad Brambacher Mineralquelle	0,54
Bad Brückenauer	0,30
Bad Camberger Taunusquelle	0,60
Bad Driburger Mineralbrunnen	0,80
Bad Dürrheimer Johannisquelle	0,62

Name Mineralwasser	Fluoridgehalt mg/L
Bad Dürrheimer Kristall Weissenberger-Quelle	0,71
Bad Harzburger Juliushaller Mineralbrunnen	0,82
Bad Harzburger Urquell natriumarm	0,10
Bad Hersfelder Lullusbrunnen	2,66
Bad Kissinger Quelle Classic und Medium	0,10
Bad Kissinger Theresienquelle	0,70
Bad Liebenwerda	0,12
Bad Liebenzeller Medium	2,20
Bad Liebenzeller Natürliches Mineralwasser	2,20
Bad Nieratz Quelle	0,20
Bad Pyrmonter Classic	0,04
Bad Pyrmonter medium	0,04
Bad Salzschlirfer Mineralbrunnen	0,30
Bad Vilbeler Elisabethenbrunnen	1,10
Bad Vilbeler Hermanns Quelle	0,64
Bad Vilbeler UrQuelle	0,37
Bad Wildunger Georg-Victor-Quelle	0,26
Bad Wildunger Helenenquelle	0,13
Bad Wildunger Reinhardsquelle	0,18
Bad Windsheimer Residenz-Quelle	0,25
Bayern Quelle	0,27
Bellaris	0,10
Berg Quelle	0,39
Birgy Bronn	3,80
Birresborner Sprudel	0,18
Bischofsquelle	0,13
Brassler Brunnthaler Brunnen	0,41
Breisgauer	0,81
Brohler Classic	0,01
Brohler Highlight	0,39
Brunnthaler Brunnen	0,41
Buchhorn Quelle	0,33
Burgbrohler	0,24

Name Mineralwasser	Fluoridgehalt mg/L
Burg-Quelle	0,30
Burgwallbronn	0,75
Burgwallbronn First Class	0,79
Caldener Mineralwasser	0,27
Carl von Linne	0,50
Carolinen	0,31
Caspar-Heinrich-Quelle	0,20
Celtic	0,10
Centgraf-Brunnen	0,40
Christinen Brunnen Classic	2,0
Christinen Vital	1,1
Contell	0,10
Contrex	0,30
Cora Mineralquelle	0,24
Dachsberg Quelle	0,16
Dauner Mineralwasser	0,21
Diedersbacher Mineralwasser	0,20
Diemeltaler Quelle	0,30
Dietenbronner	0,16
Dreikönigsquelle	0,27
Durstina Brunnen	0,36
Eberstädter Steinberg-Quelle	0,22
Edelstaler Römerquelle	0,11
Eichensteiner Mineralwasser	0,30
Eichenzeller Natur-Brunnen	0,46
Eico Sport-Quelle	2,40
Eifel-Quelle	0,39
Eltina Mineralwasser	0,32
Elisabethen-Quelle	0,90
Emsland Quelle	0,22
Emstaler Brunnen	0,30
Ensinger Mineralwasser	0,43
Evian	0,02
Extaler Mineralquell	0,10
Eyachtal-Quelle	0,40

Name Mineralwasser	Fluoridgehalt mg/L
Felsenquelle	0,40
Felsensteiner Quelle	0,76
Filippo	0,50
Finkenbach Quelle classic	0,07
Finkenbach Quelle medium	0,07
Finkenbachquelle	0,07
Fontanis	0,22
Förstina Eichenzeller Naturbrunnen	0,46
Förstina Sprudel	1,30
Fortis Mineralbrunnen	0,14
Fortuna Quelle	0,25
Fortuna Quelle (Rhön)	1,10
Franken Brunnen	0,17
Franken Brunnen a.d. Hochstein Quelle spritzig und still	0,12
Franken Brunnen sanft aus der Silvana-Quelle	0,30
Franken Brunnen vital aus der Theresien-Quelle	0,70
Frauenholzer Mineralbrunnen	0,60
Freyersbacher Mineralwasser	2,40
Fuldataler Mineralbrunnen	0,56
Fürst Bismarck Quelle	0,12
Fürstenbrunnen	0,20
Fürstliche Bissinger Auerquelle	0,68
Gaensefurther Schlossquelle	0,30
Gemminger Mineralquelle	0,88
Germania Brunnen Aqua Star	0,32
Germeta Quelle	0,90
Germeta Ur-Quelle	0,26
Gerolsteiner Sprudel	0,21
Gerolsteiner Stille Quelle	0,21
Gerwig-Quelle	1,03
Glashäger	0,22
Gloria	0,10
Glossner Mineralwasser	0,80

Name Mineralwasser	Fluoridgehalt mg/L
Göppinger St. Christopherus	0,48
Graf Belrein Mineralwasser	0,44
Graf Bernhard Quelle	0,30
Graf Meinhard Quelle	0,20
Graf Metternich Brunnen	0,48
Graf Metternich Varus-Brunnen	0,10
Gräf. Mineralbrunnen Arco Valley	0,16
Granus	0
Granus Sprudel	0,60
Griesbacher	0,45
Gundelfinger Aloisius Quelle	0,17
Güstrower Schlossquell	0,30
Haaner Felsenquelle	0,12
Haltern Quelle	0,02
Haranni Mineralquelle	0,64
Hardenstein Brunnen	0,5
Harzer Grauhof-Brunnen Blaue Quellen	0,16
Harzer Mineralbrunnen Bad Suderode	0,49
Hassia Sprudel	0,87
Heerbacher Mineralbrunnen	0,10
Heilbronner Kronenquelle	0,45
Heilbronner Rosenberg Mineralbrunnen	1,05
Heinrich Franz Brunnen	0,53
Helenenquelle	0,48
Hella Mineralbrunnen	0,11
Hellweg Quelle	0,19
Henniez	0,10
Heppinger	0,98
Herzog-Quelle	0,22
Hessen-Quelle	0,50
Hessental Ritter Bechtram Sprudel	0,38
Hessische Fortuna-Quelle	0,30
Hetaliquelle	0,30
Hirschquelle	1,30

Name Mineralwasser	Fluoridgehalt mg/L
Hochwald Sprudel	0,17
Höllen-Quelle	0,30
Hubertus Sprudel	0,51
Ileburger Sachsen Quelle Aktiv und Medium	0,24
Imnauer Apollo	0,60
Imnauer Fürstenquellen	0,50
Imnauer Quelle 3 Apollo	0,60
Irenen Mineralquelle	0,50
Irisquelle	0,25
Jakobus	0,12
Jesuitenquelle	0,14
Johannis Quell	0,40
Johanniter Quelle	0,26
Josefsquelle	1,17
Justus Brunnen	1,15
Juwel	0,80
K 3 Mönchsbrunnen	0,37
K3 Ritter Bechtram	0,37
Kaiserbrunnen	4,00
Karat	0,10
Karlsquelle I	0,23
Karlsquelle Brohler Classic	0,24
Kastell Schloss-Quelle Mellis	0,10
Kellerwald	1,5
Kimi	1,62
Kirkeler Waldquelle	0,007
Kissinger Bitterwasser	0,09
Kisslegger Sprudel	2,10
Köllertaler Sprudel	0,09
Kondrauer Mineralsprudel (Bayern Quelle)	0,61
Kondrauer Mineralsprudel (Gerwig Quelle)	1,00
Kondrauer Stilles Mineralwasser (Antonienquelle)	1,00
König Otto Sprudel	0,42

Name Mineralwasser	Fluoridgehalt mg/L
König-Ludwig-Quelle	0,50
Königsteiner-Haderheck-Quelle	0,10
Kreuzwald Quelle	0,10
Kronen-Quelle	1,40
Kronia-Quelle	0,40
Kronsteiner Felsenquelle	0,24
Kronthal Mineralwasser	0,80
Krumbach	0,13
Kurfürst	1,30
Labertaler Stephanie Brunnen	0,10
Labertaler Sebastini Mineralwasser	3,4
Lahnfels Quelle	0,45
Laurentius Schwarzwald Quirli	2,40
Leisslinger Mineralbrunnen	0,57
Lichtenauer Mineralquelle	0,18
Lieler Schlossbrunnen	0,46
Linden Brunnen	3,40
Lioba-Quelle	2,20
Lohberg	0,10
Löwensprudel	0,73
Löwensprudel Heilwasser	0,32
Löwensteiner Mineralquelle	0,14
Ludwig I. Quelle	0,40
Luisen Brunnen	0,28
Lüttertaler	1,21
Magnus Quelle	0,11
Maresca	0,17
Margonwasser	0,39
Marien Brunnen	0,44
Markgräfler Mineralwasser	1,20
Märkisch Kristall	0,09
Märkischer Mineralbrunnen	0,20
Markus Brunnen	0,27
Martiny-Brunnen III, jetzt Retzmann-Brunnen	0,32

Name Mineralwasser	Fluoridgehalt mg/L
Mathilden-Quelle	0,06
Maxbrunnen	0,27
Mephisto-Quelle	4,50
Minaqua Fürstenfelder Prinzenquelle	0,57
Mineralwasser aus der Rappen-quelle	0,14
Mönchsbrunnen	0,40
Mozartquelle	0,07
Mühringer Heilwasser	0,10
Mühringer Mineralwasser	0,30
Neue Otto-Quelle	0,46
Neuselters Mineralquelle	0,50
Nordquell Mineralbrunnen	0,09
Nürburg Quelle	0,31
Obernauer Löwen-Sprudel	0,34
Oberselters	0,60
Odenwald-Quelle	0,69
Oppacher Mineralquelle	0,14
Original Zurzacher	3,60
Original Schloss Quelle	0,11
Pandur	0,29
Paracelsus	2,20
Perrier	0,12
Peterstaler Mineralwasser	3,10
Prinzenburger Felsenquelle	0,10
Prinzenquelle	0,57
Private Quelle Grüneberg	0,79
PurQuell	0,14
Quelle Acht	0,44
Radenska	0,60
Rakoczy	0,27
Ramlösa	2,80
Randegger Ottilien Quelle	0,12
Ravenna Brunnen	0,35
Räzünser	0,50

Name Mineralwasser	Fluoridgehalt mg/L
Redinger Dachsberg Quelle	0,40
Redinger Mineralbrunnen	3,90
Reginaris	0,36
Reinoldus Brunnen	1,15
Remstaler Sprudel	0,70
Remus Mineralwasser	0,09
Renata Mineralwasser	0,008
Rennsteig Sprudel	0,57
Rhänzünser	0,67
Rheinfels Urquelle	0,61
RheinfelsQuelle	0,45
Rhenser Mineralbrunnen	0,50
Rhodius Fellbuhr-Quelle	0,33
Rhön Sprudel	0,62
Ried-Quelle	0,31
Rietenauer Mineralquellen	0,53
Rilchinger Amandus-Quelle	0,23
Rilchinger Gräfin-Mariannen-Quelle	0,06
Rildinger Gräfin Marien-Quelle	0,07
Rippoldsauer Mineralwasser	2,30
Ritter Bechtram Ried-Quelle	0,40
Ritter Bechtram Venus-Quelle	0,38
Rohrauer Friedrichsquelle	0,25
Roisdorfer	0,44
Romanis	0,49
Römer-Brunnen	0,36
Römerwall Quelle	0,68
Romina	0,76
Rosbacher Diana Leichtes	0,13
Rosbacher Gloria	0,14
Rosbacher Mineralwasser	0,06
Rosbacher Ur-Quelle	0,04
Sailaufer Mineralbrunnen	0,18
Salinger	0,33

Name Mineralwasser	Fluoridgehalt mg/L
Salustra Bad Vilbler Friedrich-Karl-Sprudel	0,19
Salutaris/Bad Vilbel	0,19
Salvus Mineralwasser – natriumarm	0,10
San Pellegrino	0,65
Sankt Martin	0,30
Saturn Quelle	0,19
Schildetaler Mineralquell	0,11
Schillerbrunnen Bad Lauchstädt	0,16
Schloss Quelle	0,24
Schönborn Quelle	0,18
Schurwald Quelle	0,044
Schwäbisch Haller Wildbadquelle	0,12
Schwalbacher	0,30
Schwarzwald Sprudel	2,17
Selters-Mineralquelle	0,86
Seltina	1,10
Selzer Brunnen	0,31
Severin Quelle	0,28
Shop Mineralbrunnen	0,03
Siegsdorfer Petrusquelle	0,10
Silberbrunnen	0,86
Silberquell Naturbrunnen	0,65
Silvana Ursprung	0,10
Sinus Quelle aktiv und medium	0,36
Sinziger natürliches Mineralwasser	0,44
Sodenthaler Mineralwasser	0,38
Sole	0,10
Sollinger Brunnen	0,14
Sophie-Charlotte Mineralwasser	0,29
Sophien-Quelle Mineralwasser	1,50
Spa Reine	0,10
Spar nat. Mineralwasser	0,41
Spessart-Quelle	0,30
Spreequell Mineralwasser	0,17

Name Mineralwasser	Fluoridgehalt mg/L
St. Anna Heilquelle	0,40
St. Gero Heilwasser	0,15
St. Godehard	0,17
St. Johannis-Quelle	0,40
St. Margareten	0,40
St. Maria Brunnen	1,40
St. Medardus Quelle	0,4
St. Willehad	0,06
Staatl. Bad Brückenauer	0,30
Staatl.Hess.Fortuna Quelle	0,32
Staatlich Bad Meinberger	0,28
Staatlich Fachingen	0,31
Stadion Mineralbrunnen	0,41
Steigerwald-Perle	0,17
Steinbronn	0,16
Steinsieker	0,30
Stelonia Lahnfels-Quelle	0,50
Stephansbrunnen	0,40
Stiftsquelle	0,10
Stralsunder Mineralbrunnen	0,27
Taufrisch	0,53
Taunusquelle	0,30
Teinacher	0,93
Teusser Mineralbrunnen	0,11
Thüringer Waldquell	0,62
Tönissteiner Sprudel	0,26
Ty Nant	0,10
Überkinger	2,90
Ulmtalquelle	0,50
Urbacher Quelle	0,064
Urselters Heilwasser	1,04
Ursteiner	0,10
Uttinger Keltenbrunnen	0,13
Varus Quelle Graf Metternich	0,09

Name Mineralwasser	Fluoridgehalt mg/L
Venus	0,38
Vichy	4,20
Vilsa Brunnen	0,18
Vinsebeckr Sprudel	0,27
Violetta Allgäuer Alpenwasser	0,10
Vitell Bon Source	0,14
Vogelsberger	0,20
Volkmarsener Urquell	0,30
Volkmarser Mineralwasser	0,25
Vollvillante	0,20
Volvic	0,20
Waldecker Mineralwasser	0,53
Walita Mineralwasser	0,19
Warburger Waldquell	1,04
Weissenberger Quelle	0,80
Wendenquelle	0,12
Wernigeröder Mineralbrunnen	0,18
Werretaler	0,35
Westerwald-Quelle	0,52
Westfalen Brunnen	0,40
Weyer Mineralbrunnen	0,10
Weyherser Mineralwasser	0,65
Wiesenthaler	0,05
Wildenrath Quelle	3,90
Wildsberg	0,56
Wilhelmstaler Mineralbrunnen	0,26
Wittenseer Quelle	0,17
Wittmannsthal-Quelle	0,64
Wörsinger Mineralbrunnen	1,40
Wörsinger Sport	1,40
Wüteria Heiligenquelle	0,63
Wüteria Schlossbrunnen	0,88
Zack Romanis Quelle	0,50
Zwestener Löwensprudel	1,80

GUT ZU WISSEN

Nach dem Zahndurchbruch (posteruptiv), also sobald dein Baby den ersten Zahn im Mund hat, ist die lokale Fluoridapplikation der systemischen Gabe überlegen.

Beikost sollte mindestens bis zum ersten Geburtstag kein Salz enthalten, da die Nieren deines Kindes noch nicht vollständig entwickelt sind. Sobald dein Kind am Familienessen teilnimmt, kann dieses in Maßen mit Fluoridsalz gewürzt werden. Achte unbedingt darauf, dass keine gleichzeitige Gabe von Fluoridtabletten erfolgt (diese ist aber in der Regel mit dem ersten Geburtstag ohnehin abgeschlossen).

6 Möglichkeiten, deinem Kind die Fluoridtablette zu verabreichen

1. Gib die Tablette kurz vor dem Stillen oder dem Trinken aus der Flasche direkt in die Wangentasche.
2. Löse die Tablette in Wasser (wenige Tropfen) oder Muttermilch auf und verabreiche deinem Baby die Lösung mithilfe eines Löffels.
3. Löse die Tablette im Stillhütchen mit Wasser oder Muttermilch auf und lege dein Kind direkt zum Stillen an.
4. Erhält dein Kind Säuglingsnahrung, gib die Tablette vorn in den Sauger und füge ein paar Tropfen Wasser hinzu. Biete ihn deinem Kind direkt an – ohne Flasche. Bitte gib die Tablette nie direkt in die ganze Flasche, da das vollständige Austrinken zu unsicher ist.
5. Erhält dein Baby bereits Beikost, kannst du die Tablette zerkleinern und unter einem Löffel Brei unterrühren.
6. Löse die Tablette in einer Spritze (zum Beispiel Medikamentenspritze) mit etwas Wasser oder Muttermilch auf und gib die Mischung direkt in den Mund deines Babys.

Lokale Fluoridgabe

Die lokale Fluoridgabe erfolgt klassisch über die Zahnpasta, Mundspüllösungen, Gele, Lacke und Füllungsmaterialien. Fluorid wirkt direkt und sofort am bereits durchgebrochenen Zahn, ist aber auch noch eine gewisse Zeit im Speichel nachweisbar. Regelmäßiges Putzen mit Zahnpasta entfernt gleichzeitig Speisereste und Plaque und das Fluorid entfaltet seine Wirkung, wie oben beschrieben. Seit 2021 gilt Fluorid in Zahnpasta als unentbehrliches Arzneimittel bei der WHO.

Zahlreiche Untersuchungen haben festgestellt, dass Fluoride in erster Linie durch direkten Kontakt mit dem Zahnschmelz karieshemmend wirken. Studien belegen eine Karieshemmung von 20 bis 30 Prozent bei regelmäßigem Gebrauch, also zweimal täglich.

Aktuelle Empfehlungen zur Kariesprophylaxe

Unter den Präventionsmaßnahmen trägt die Fluoridanwendung wesentlich zur Kariesreduktion bei. In der Vergangenheit wurden in Deutschland unterschiedliche Fluoridanwendungen im Säuglings- und frühen Kindesalter (bis sechs Jahre) empfohlen, verschiedene Fachgesellschaften waren sich nicht über die Anwendung von Fluoriden einig. Dieses führte bei den Eltern immer wieder zu Verunsicherungen, sodass Kinder entweder gar kein Fluorid oder aber zu wenig erhielten. Vertreter*innen der relevanten Fachgesellschaften und -gruppen entwickelten deshalb von 2017 bis 2021 gemeinsame Empfehlungen zur Kariesprävention im Säuglings- und frühen Kindesalter. Sie sind wissenschaftlichen geprüft, praktisch in der Anwendung und auf die Bedürfnisse von Familien abgestimmt. Folgende Fachgesellschaften waren am Prozess beteiligt:

- Deutsche Gesellschaft für Kinder- und Jugendheilkunde
- Deutsche Gesellschaft für Kinderzahnheilkunde
- Deutsche Gesellschaft für Zahn-, Mund- und Kieferheilkunde
- Deutsche Gesellschaft für Ernährung
- Deutsche Gesellschaft für Hebammenwissenschaft
- Berufsverband der Kinder- und Jugendärzte
- Bundesinstitut für Risikobewertung
- Deutsche Arbeitsgemeinschaft für Jugendzahnpflege

Trotz der seit mehr als zwei Jahren gültigen Empfehlungen herrscht noch immer Unsicherheit unter den Eltern, da einige Fachdisziplinen sich nicht an den neuen Regelungen orientieren und veraltete Leitlinien weitertragen. Bitte behalte im Hinterkopf, dass entweder Zahnärzt*innen sich in diesem Gebiet nicht weiter fortbilden oder aber ihre persönlichen Meinungen an euch Eltern weitergeben. Leitlinien sind systemisch entwickelte Handlungsempfehlungen, die bei der Entscheidungsfindung bezüglich der angemessenen Behandlung unterstützen. Sie basieren auf evidenzgestützter Medizin und geben den aktuellen Stand wissenschaftlicher Erkenntnisse und in der Praxis bewährte Verfahren wieder. Sie werden regelmäßig überarbeitet und erneuert und von Vertreter*innen der jeweiligen Berufsgruppen erarbeitet. Zusätzlich leisten sie einen wertvollen Beitrag zur Qualitätssicherung.

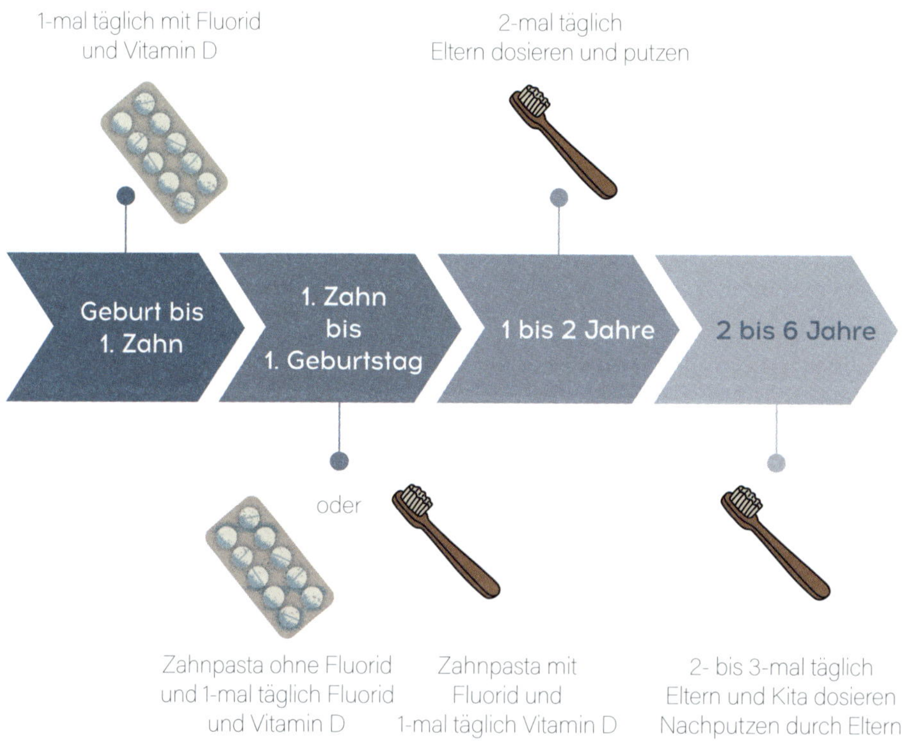

Auf einen Blick: Möglichkeiten der Kariesprophylaxe durch Zähneputzen und Fluoridgabe – von der Geburt bis zum sechsten Lebensjahr

Mythos Bauchweh

Keine Studie konnte bisher bestätigen, dass Fluoridtabletten zu vermehrtem Bauchweh führen. Bei sachgemäßer Anwendung sind keine Nebenwirkungen zu erwarten. Magen-Darm-Beschwerden sind nicht auf die Gabe der Tabletten zurückzuführen (kein kausaler/ursächlicher Zusammenhang), sondern kommen in dieser Altersgruppe aus anderen Gründen vermehrt vor und weisen nur einen zeitlichen Zusammenhang auf. Manche Babys reagieren allerdings sensibel auf die anderen Substanzen in der Tablette. Beispielsweise wird häufig Milchzucker (Laktose) als Trägerstoff verwendet. Frage bei Unverträglichkeiten gerne in der Apotheke deines Vertrauens nach Alternativpräparaten.

Mythos Gift

Immer wieder ist in den Medien und auch auf Social Media zu hören und zu lesen, Fluorid sei schädlich und giftig. Vermeintlich vertrauenswürdige Quellen werden gerne dabei zitiert und vor Fluorid wird gewarnt. Dadurch sind Eltern verängstigt und greifen bewusst zur fluoridfreien Zahnpasta. Woher kommt diese Medizinskepsis? Die meisten Fluoridgegner sind keine Verschwörungstheoretiker, sondern verunsichert. Das liegt zum einen an der Vielzahl an Informationen, die im Internet zur Verfügung stehen. Aber auch an unserem Gesundheitssystem, das zunehmend kommerzielle Ziele verfolgt, können viele Zahnärzte und -ärztinnen fehlende Zeit und hohe Arbeitsbelastung nicht mehr kompensieren.

Um in der Medizin oder Wissenschaft verlässliche Ergebnisse zu bestimmten Fragestellungen liefern zu können, müssen Studien sorgfältig geplant werden und entsprechende Studienarten ausgewählt werden. Studienplan und Studienverlauf sollten lückenlos und nachvollziehbar durchgeführt und dokumentiert werden. Verlässliche Aussagen über Ursache und Wirkung sind nur aufgrund sogenannter randomisierter kontrollierter Studien möglich. Korrelationen hingegen sind lediglich Zusammenhänge und bedeuten nicht gleichzeitig eine Ursächlichkeit (Kausalität).

Ein schönes Beispiel hierzu ist das Bild einer sitzenden Katze auf einem verbogenen Hausdach. Der Zusammenhang könnte sein, dass die Katze das Dach verbogen hätte (Korrelation). Wir wissen aber, dass die wirkliche Ursache eine andere sein muss, denn das Gewicht einer Katze ist nicht in der Lage, Hausdächer zu verbiegen (Kausalität). Es kann deshalb nur ein momentaner zeitlicher Zusammenhang bestehen, also eine Momentaufnahme.

Ich möchte dir kurz die häufigsten Mythen zum Thema Fluorid als Gift erläutern und was wirklich hinter der einen oder anderen Studie steckt:

Fluor ist giftig – richtig oder falsch?

Diese Aussage ist völlig richtig. Allerdings ist ganz wichtig zu betonen, dass Fluor nicht dasselbe wie Fluorid ist: Zwei Buchstaben machen hier den Unterschied. Bei Fluor handelt es sich um ein chemisches Element im Periodensystem. Es ist giftig, farblos und gasförmig. Das Gas führt bei Körperkontakt zu schweren Verätzungen. In der Natur kommt dieses Gas aber in seiner Reinform fast gar nicht vor, sondern meist in gebundener Form, zum Beispiel mit Natrium als Natriumfluorid. Dabei handelt es sich um ein Salz, welches andere Eigenschaften als das Gas aufweist. Wir nehmen es über die Nahrung tagtäglich auf und die Verbindung übernimmt dabei wichtige Funktionen in unserem Körper.

Fluorid verkalkt die Zirbeldrüse – richtig oder falsch?

Es gibt keine Studie, die beweist, dass Fluorid die Zirbeldrüse schädigt. In einer Studie von 1997 fand Jennifer Luke im Rahmen ihrer Doktorarbeit (keine Studie!) heraus, dass Fluoride sich in hohen Konzentrationen in der Zirbeldrüse anreichern. Tatsächlich lassen sich diese auch in der Zirbeldrüse nachweisen, vielmehr lagern sich diese jedoch an bereits bestehende Verkalkungen an. Sie sind also nicht ursächlich für die Verkalkung der Zirbeldrüse, die Verkalkung bestand bereits im Vorfeld. Ähnlich wie im Beispiel der Katze und dem Dach. Das verbogene Dach war bereits verformt, bevor die Katze darauf saß. Kalkeinlagerungen in der Zirbeldrüse sind häufig und gelten als normale (physiologische) Erscheinungsform. Außerdem finden sich diese auch in der Tierwelt – ohne, dass diese großen Mengen Fluorid ausgesetzt sind. Hohe Fluoridkonzentrationen im Trinkwasser scheinen jedoch negative Auswirkungen auf den Schlaf zu haben: Diese Art der Trinkwasserfluoridierung wird nicht in Deutschland durchgeführt, deshalb sind Studienergebnisse nicht auf unsere Verhältnisse übertragbar.

Fluorid macht dumm – richtig oder falsch?

Studien, die Zusammenhänge zwischen Fluoriden und Intelligenz herstellen, beziehen sich lediglich auf Beobachtungen in Regionen und Ländern mit sehr stark erhöhten Fluoridwerten im Trinkwasser. Wieder ist kein Vergleich mit Deutschland möglich. Eine relativ aktuelle Studie aus Mexiko ging vor ein paar Jahren viral. Eine höhere Fluoridaufnahme Schwangerer ergab bei den Kindern einen geringeren IQ. Diese ELEMENT-Studie (*Early Life Exposures in Mexico to Environmental Toxicants*) wurde als große sogenannte Longitudinalstudie seit den 1990er-Jahren vom US-amerikanischen National

Health Institute durchgeführt. Zur Abschätzung der Fluoridbelastung der Schwangeren wurden Urinproben genommen und eingefroren, um später hinsichtlich der Fluoridkonzentration analysiert zu werden. Die Kinder wurden im Alter von vier Jahren sowie im Zeitraum von sechs bis zwölf Jahren IQ-Tests unterzogen. Über die Methodik der Studie lässt sich streiten: Es finden sich Stärken, aber auch erhebliche Schwächen: So ist Morgen- beziehungsweise Spontan-Urin nicht geeignet, um die Fluoridaufnahme zu messen. Hier wäre ein sogenannter 24-Stunden-Urin der werdenden Mütter erforderlich gewesen. Die Autor*innen räumen diesen Mangel in ihrer Untersuchung ein. Und auch den Autor*innen erscheint die gefundene Fluoridkonzentration in ihrer Arbeit, im Vergleich zu anderen Studien, sehr hoch. Die Streubreite (Häufigkeitsverteilung einzelner Messwerte) der ermittelten IQ-Werte erscheint ebenfalls groß. Auch das Geschlecht soll Einfluss auf die IQ-Werte haben: Für Jungen mit höherer Fluoridaufnahme werden niedrigere IQ-Werte beobachtet. 2014 wurde eine ähnliche Studie veröffentlicht, die jeweils mit der Thematik befassten Autor*innen sind zum großen Teil identisch. Hier wurde kein messbarer Effekt zwischen Fluoridkonzentration und IQ-Wert gefunden.

Die Studie verfolgte das Ziel, die Sicherheit systemischer Fluoridierung über das Trinkwasser zu diskutieren. Fluoridwerte im mexikanischen Trinkwasser schwanken zum Teil erheblich – sie betragen 0,15 ppm bis 1,38 ppm, in Deutschland liegen sie bei unter 0,3 ppm. Ein Bezug zum Zähneputzen kann nicht hergestellt werden. Ein weiteres Ziel der Veröffentlichung der Daten war es, weitere Forschungsgelder und Aufmerksamkeit zu generieren.

Fluorid schädigt die Leber und die Nieren – richtig oder falsch?

Eine Studie aus den USA bringt die systemische Aufnahme von Fluorid mit einer Einschränkung von Leber- und Nierenfunktion in Verbindung. Hierbei handelt es sich um eine sogenannte Querschnittsstudie, bei der lediglich Zusammenhänge, aber keine Kausalitäten gefunden worden sind. Beobachtete Veränderungen der Laborwerte spielten sich im gesunden Normalbereich ab. Es ist durchaus möglich, dass systemisch aufgenommenes Fluorid zu den beobachteten Veränderungen geführt haben könnte. Laut der Autor*innen ist es aber auch möglich, dass bereits eingeschränkte Funktionen der Leber und beziehungsweise oder der Nieren zu einer erhöhten Fluoridanreicherung im Körper geführt haben. Und wieder ist auch hier die Übertragbarkeit auf Deutschland nicht gegeben: Die tägliche Fluoridaufnahme in Deutschland über Salz und Leitungswasser liegt bei circa 0,34 Milligramm, die Werte aus der Studie betrugen mehr als 1 Milligramm.

Der berühmte Satz von Paracelsus trifft es also auf den Punkt: »Alle Dinge sind Gift, und nichts ist ohne Gift; allein die Dosis macht's, dass ein Ding kein Gift sei.« Mit Fluorid ist es ebenso wie mit Natriumchlorid – dem bekannten Kochsalz. In hohen Dosen würden beide Verbindungen Übelkeit und Erbrechen hervorrufen. Übrigens: Fluorid ist zehnmal weniger giftig als Kochsalz! Über 300 000 Untersuchungen belegen, dass keine gesundheitliche Gefahr von Fluorid ausgeht, wenn korrekt dosiert wird.

Aber ich will niemanden mit der Entscheidung für oder gegen Fluorid verurteilen und niemanden überreden, sondern aufklären und Eltern Sicherheit vermitteln.

Wie wirksam ist Hydroxylapatit?

Du hast bereits gelernt, dass deine Zähne einer Gitterstruktur ähneln. Diese Kristallgitter sind mikrofein, anorganisch und aus Hydroxylapatit aufgebaut. Es verleiht dem Zahnschmelz seine Festigkeit. Du weißt aber auch, dass der menschliche Zahnschmelz nicht unkaputtbar ist. Denn wird Zahnschmelz durch Säuren angegriffen, demineralisiert das Hydroxylapatit-Kristallgitter und dem Zahn werden Mineralien entzogen. Dieses geschieht bei einem pH-Wert unter 5,5. Wird das Kristallgitter aber mit Fluorid angereichert, zum Beispiel durch Zahnpasta, ist das Herauslösen von Mineralien bei gleichem pH-Wert viel geringer. Das Kristallgitter mit Fluorid ist also beständiger und widerstandsfähiger als das reine Kristallgitter mit Hydroxylapatit. Der Kariesschutz ist bei Zahncremes mit Hydroxylapatit dementsprechend geringer. Auch haben zahlreiche Studien die Wirksamkeit von Hydroxyapatit untersucht, die Aussagekraft ist jedoch bei allen kritisch zu hinterfragen. Viele wissenschaftliche Arbeiten wurden lediglich im Reagenzglas durchgeführt, viele Fragen sind bisher gar nicht oder nur mangelhaft untersucht worden:

- Was geschieht bei Langzeitanwendung? Viele Produkte enthalten Hydroxylapatit-Partikel in Nano-Größe.
- Wie lange bleibt der Zahn durch Hydroxylapatit geschützt?
- Wie oft und in welcher Dosierung muss Hydroxylapatit angewendet werden?

Zum Vergleich: Über 300 wissenschaftliche Studien belegen die Wirksamkeit von Fluorid! Hydroxylapatit kann deshalb nicht als Ersatz, sondern vielmehr als zusätzliche Zahnpflege angesehen werden. Besonders bei Vorliegen schmerzempfindlicher Zähne, verursacht durch Kreidezähne (MHI), zeigen Studien positive Ergebnisse.

Ist eine Überdosierung mit Fluorid möglich?

Die Dosis bestimmt also, ob ein Stoff für die Gesundheit gut oder schlecht ist. Insbesondere bei Kindern gilt: Zu wenig Fluorid bietet keinen ausreichenden Kariesschutz. Aber auch zu viel Fluorid kann sich bereits vor Durchbruch der bleibenden Zähne in diese einlagern und weiße Schmelzflecken verursachen, sogenannte Fluorosen. Sie kommen hierzulande eigentlich nicht vor. In einigen Gebieten Afrikas oder Indiens sieht man häufig bräunlich-gelbe Zähne: Schmelzschäden, die auf eine übergroße Menge Fluorid und eingelagerte organische Stoffe zurückzuführen sind.

Was wir aber hier in Deutschland kennen, sind feine weiße Linien oder wolkig erscheinende weißliche Areale auf der Zahnoberfläche. Sie deuten auf etwas zu viel Fluorid während der Zahnentwicklung hin, sind aber harmlos. Beinahe jedes zweite Kind hat, auch ohne zusätzliche Fluoridzufuhr, solche weißen Stellen an den Schneidezähnen (*Mottling teeth*).

Wer eine akute Vergiftung provozieren wollte, müsste als Erwachsener den Inhalt von zwei bis drei Zahnpastatuben schlucken. Erst dann sind erste Vergiftungssymptome wie Übelkeit, Erbrechen, Bauchschmerzen, Durchfall, Benommenheit oder Kopfschmerzen zu erwarten. Eine Überdosierung ist also unrealistisch! Bei Kindern sollte man jedoch vorsichtiger sein und das Zähneputzen immer im Auge behalten. Rechenbeispiel: Bei einem 15 Kilo schweren Kind liegt die wahrscheinlich toxische Grenzdosis bei 75 Milligramm Fluorid. Würde ein Kind den Inhalt einer kompletten Zahnpastatube verschlucken, würde es die doppelte Dosis zu sich nehmen.

GUT ZU WISSEN

Viele Eltern sind unsicher, ob ihr Baby bereits kurz nach dem Zahndurchbruch zu viel Fluorid erhalten hat, da sie weißliche Veränderungen auf der Zahnoberfläche bemerkt haben. Der Schmelz von Milchzähnen entwickelt sich allerdings bereits im Mutterleib. Deshalb handelt es sich hierbei meist um Hypomineralisierungen, auch diese sind in der Regel harmlos und gehen nicht auf eine Überdosierung an Fluorid durch Zahnpasta zurück.

Was im Notfall zu tun ist, wenn zu viel Zahnpasta verschluckt worden ist

Eine Vergiftung ist die unbeabsichtigte Aufnahme von toxisch wirkenden Substanzen. Darunter fällt auch das Fluorid. Bei unter Vierjährigen ist das Verschlucken eine der häufigsten Vergiftungsursachen, da Kinder in diesem Alter ihre Umgebung erkunden und Gegenstände vermehrt über den Mund entdecken. Alles, was bunt ist, gut riecht oder schmeckt, weckt das Interesse deines Kindes. Wenn du bemerkst, dass dein Kind eine größere Menge Zahnpasta verschluckt hat, solltest du zunächst Ruhe bewahren. Beruhige dich und dein Kind. In lebensbedrohlichen Situationen wähle die Telefonnummer 112; wenn dein Kind ansprechbar ist, wähle die Nummer der Giftnotrufzentrale. Frage dein Kind, falls möglich, wie viel es von der Zahnpasta gegessen hat. Öffne den Mund deines Kindes und entferne gegebenenfalls Reste der Zahnpasta. Führe dann die vorgeschlagenen Maßnahmen des Rettungsdienstes beziehungsweise der Giftnotrufzentrale durch. Falls nicht anders besprochen, lass dein Kind Milch trinken, da das enthaltene Kalzium das schädliche Fluorid binden kann. Butter funktioniert aber auch sehr gut. Wer sich pflanzlich ernährt, kann ein mit Kalzium angereichertes Mineralwasser (mindestens 120 Milligramm pro Milliliter) nutzen. Wenn du auf dem Weg in die Praxis oder ins Krankenhaus sein solltest, vergiss bitte nicht, die Zahnpastatube mitzunehmen!

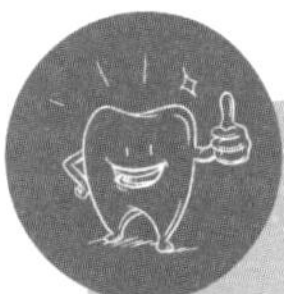

GUT ZU WISSEN

Vergiftungserscheinungen können sich unterschiedlich ausprägen:

- Schwindel
- Vermehrter Speichelfluss
- Bauchschmerzen
- Übelkeit
- Erbrechen
- Durchfall
- Krämpfe
- Koma
- Herzstillstand

Zum Verständnis: Die jeweiligen Ausprägungen von Vergiftungserscheinungen sind immer abhängig vom Gewicht des Kindes, der Menge an verschluckter Zahnpasta und der jeweiligen Dosierung von Fluorid. Pauschal zu sagen, eine verschluckte Tube Zahnpasta bei einem 15 Kilo schweren Kind sei harmlos, ist deshalb nicht korrekt und fahrlässig. Denn Kinderzahnpastatuben unterscheiden sich in der Größe und im Fluoridgehalt!

Folgende Berechnung könnt ihr besser nutzen:

- 5 Milligramm Fluorid pro Kilo Körpergewicht gilt als wahrscheinlich toxische Dosis.
- 0,07 bis 0,14 Gramm Fluorid pro Kilo Körpergewicht gilt als sicher tödliche Dosis.

Giftnotrufzentralen

Damit du dich im Notfall nicht verrechnest, ruf besser in der Giftnotrufzentrale an. Giftnotrufnummern in Deutschland, Österreich und der Schweiz:

Baden-Württemberg: +49-761 19240
Bayern: +49-89 19240
Berlin, Brandenburg: +49-30 19240
Bremen, Hamburg, Niedersachsen, Schleswig-Holstein: +49-551 192 40
Hessen, Rheinland-Pfalz: +49-6131 192 40
Mecklenburg-Vorpommern, Sachsen, Sachsen-Anhalt, Thüringen: +49-361 730730
Nordrhein-Westfalen: +49-228 19240
Saarland: +49-6841 19240

Österreich: +43-14064343
Schweiz: +41-442515151

Hänge oder klebe dir die richtige Nummer am besten gut sichtbar in die Nähe deines Telefons oder speichere sie dir in deinem Handy ab.

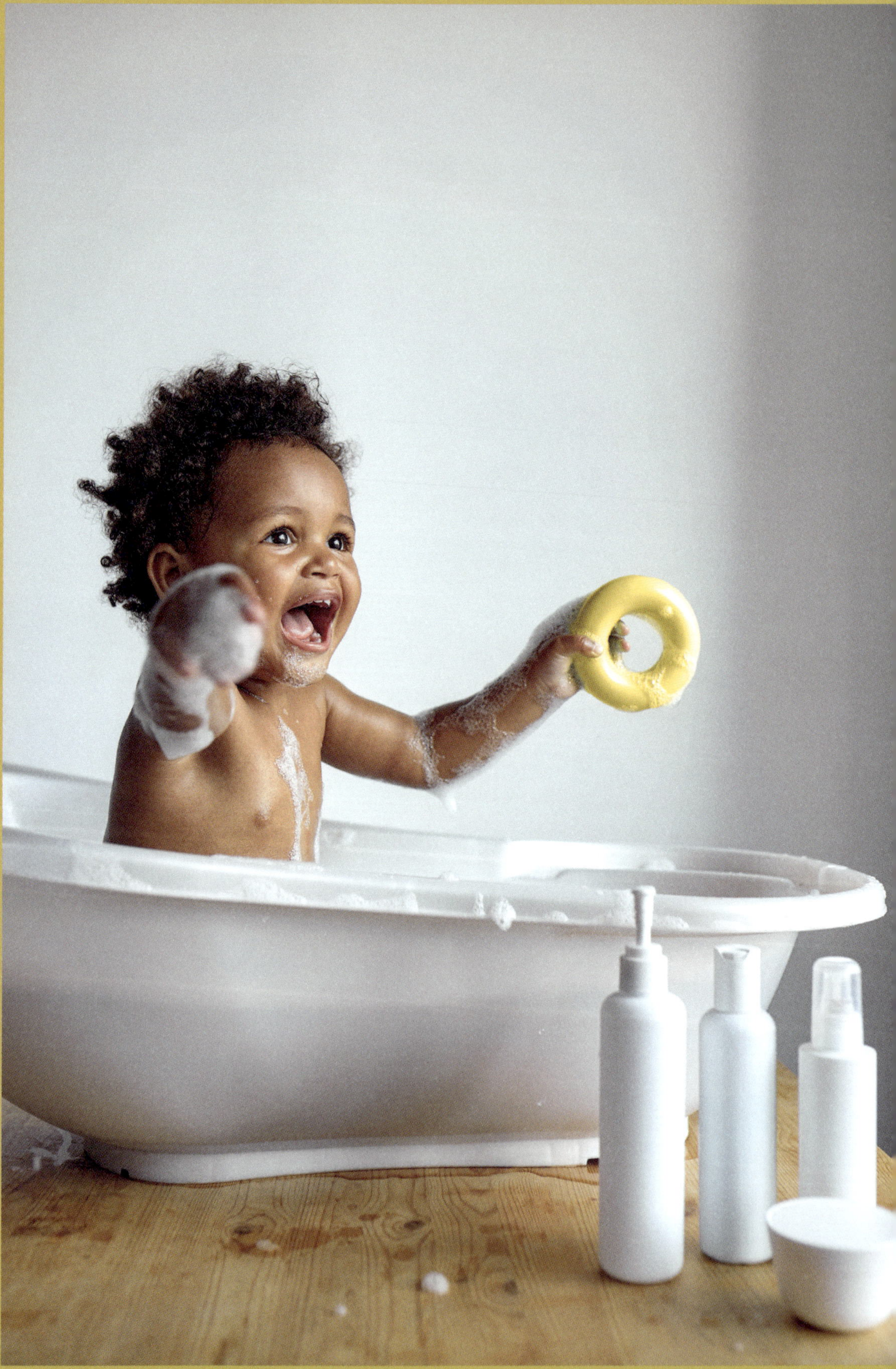

KAPITEL 3

Milchzähne: Funktion, Durchbruch und die richtige Pflege

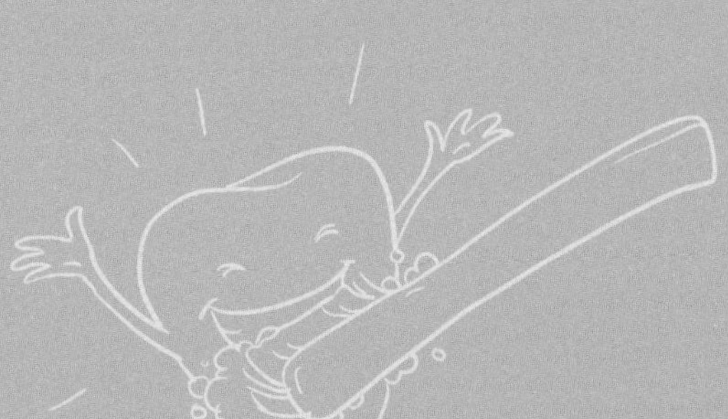

Aufgabe der ersten Zähne

Warum benötigt der Mensch überhaupt Milchzähne? Die Frage ist berechtigt, denn ihre Lebenszeit ist begrenzt und nach kurzer Zeit fallen die weißen kleinen Zähne auch schon wieder heraus und machen Platz für die bleibenden Zähne. Doch Milchzähne gehören zu einer wichtigen Entwicklung des menschlichen Gebisses. Ihre Bedeutung liegt nicht nur darin, den Weg für die neuen Zähne zu bereiten, sondern vielmehr nehmen sie zahlreiche Funktionen und Aufgaben ein, die für Wachstum, Spracherwerb und Entwicklung eine große Rolle spielen. Folgende Hauptfunktionen lassen sich festhalten:

Kauen und Verdauen

Milchzähne ermöglichen es deinem Kind, feste Nahrung zu zerkleinern und zu verdauen. Denn der Verdauungsprozess beginnt bereits im Mund durch Zerteilung der Nahrung und Vermischung mithilfe von Zunge und Speichel und Beimengung von Enzymen. Dies ist wichtig für die Versorgung mit wichtigen Nährstoffen, die im Laufe der Entwicklung nicht mehr alleinig durch die Muttermilch erfolgen kann. Milchzähne ähneln dabei den erwachsenen Zähnen: Milchschneide- und Milcheckzähne dienen dem Abbeißen von Nahrung und Milchbackenzähne zermahlen die Lebensmittel. Sollten Milchzähne verfrüht ausfallen, haben Kinder Schwierigkeiten bei der Nahrungszerkleinerung, sind eingeschränkt bei der Lebensmittelauswahl und können in einen Nährstoffmangel gelangen. Auch Verdauungsprobleme sind möglich.

Platzhalterfunktion

Milchzähne dienen als Platzhalter für die bleibenden Zähne. Sie bewahren den korrekten Abstand und die richtige Ausrichtung zwischen den Zähnen. Indem sie den Platz für die bleibenden Zähne aufrechterhalten, tragen sie dazu bei, dass sich das bleibende Gebiss physiologisch (normgerecht) entwickelt. Wenn Milchzähne frühzeitig verloren gehen, können Nachbarzähne in diesen leeren Raum wandern und den Platz für bleibende Zähne versperren. Dieser Platzverlust stört die weitere Zahnentwicklung, führt zu Zahnfehlstellungen, einer beeinträchtigten Kaufunktion und benötigt eine kieferorthopädische Therapie. Sollten Milchzähne im Bereich der Frontzähne zu früh ausfallen, kann dieses Schwierigkeiten beim Spracherwerb und beim Sprechen nach sich ziehen.

Sprachentwicklung

Das Vorhandensein von Milchzähnen ermöglicht deinem Kind die korrekte Entwicklung von Sprache. Sie spielen eine bedeutende Rolle beim Formen der einzelnen Laute und der Artikulation. Beim Sprechen berühren die Zungen- und Lippenbewegungen die Milchzähne und erzeugen bestimmte Klänge. Beim vorzeitigen Verlust der Milchzähne führt dieses zu einer Beeinträchtigung der Sprachentwicklung und zu Sprachproblemen wie zum Beispiel Lispeln. Du kennst vielleicht noch Menschen aus älteren Generationen mit künstlichen Gebissen und weißt, welche Schwierigkeiten diese beim Sprechen ohne Prothese haben.

Stützfunktion

Milchzähne unterstützen die korrekte Entwicklung der Kiefer und des Gesichtsskeletts. Sie helfen dabei, die Kiefer in einer ausgewogenen und korrekten Position zu halten. Wenn Milchzähne verloren gehen, kann dieses zu einer Veränderung der Kieferposition führen, wodurch sich das Gesichtsprofil und der Biss deines Kindes negativ verändern können.

Ästhetik

Milchzähne spielen auch eine Rolle in der ästhetischen Erscheinung deines Kindes. Sie ermöglichen das wahrscheinlich schönste Lächeln und tragen zur allgemeinen Ausstrahlung bei. Gesunde und gepflegte Milchzähne stärken das Selbstbewusstsein und fördern ein entsprechendes Selbstbild.

Warum der Mensch zwei Zahngenerationen hat

Der Mensch durchläuft im Laufe seines Lebens zwei Zahngenerationen – mit Milchzähnen und mit bleibenden Zähnen. Diese doppelte Zahnentwicklung ist ein faszinierender Prozess, der tiefe Einblicke in die Anpassungsfähigkeit des menschlichen Körpers bietet.

Die Existenz von Milchzähnen hat ihren Ursprung in unserer evolutionären Geschichte. Frühmenschen hatten eine geringere Lebenserwartung. Deshalb war es für sie von entscheidender Bedeutung, dass sie in ihrer Kindheit über funktionierende Zähne verfügten und dementsprechend in der Lage waren, kauen und verdauen zu können. Milchzähne ermöglichten es ihnen, feste Nahrung zu verzehren und somit ihre Kalorienaufnahme und ein Überleben zu ermöglichen.

Die Entwicklung und der Ersatz von Milchzähnen ist ein biologisch komplexer Prozess. Während die Milchzähne im Kindesalter ausfallen, um Platz für die bleibenden Zähne zu machen, beginnt die Zahnentwicklung, noch bevor dein Kind geboren wird und setzt sich später im Kindesalter fort. Der Grund, warum die bleibenden Zähne später im Leben auftreten, ist, dass sie weitere umfassendere Aufgaben erfüllen müssen. Der erwachsene Mensch erfährt größere Kräfte und eine stärkere Abnutzung im Mund- und Gesichtsbereich. Bleibende Zähne sind deshalb größer, widerstandsfähiger und stärker als Milchzähne. Insgesamt ermöglicht die doppelte Zahngeneration des Menschen eine optimale Anpassung an die unterschiedlichen Anforderungen während des Wachstums und der Entwicklung deines Kindes. Hätte der Mensch keine zwei Zahngenerationen, wäre im kleinen Kiefer deines Babys nicht genug Platz für alle Zähne. Im Laufe der ersten fünf Lebensjahre wachsen der Ober- und Unterkiefer extrem in ihrer Länge und Breite. Die Milchzähne rücken lückig auseinander und schaffen Raum für die nächste Zahngeneration. Bleibende Zähne sind größer und breiter, sodass eine gleichmäßige Zahnreihe entsteht.

Dieser Prozess ist ein weiteres Beispiel für die erstaunliche Anpassungsfähigkeit des Menschen im Laufe seiner Evolution und Beweis dafür, wie sich biologische Strukturen entwickeln und optimieren, um den Anforderungen unserer Lebensweise gerecht zu werden.

Anatomische Besonderheiten der Milchzähne

Milchzähne unterscheiden sich anatomisch in vielerlei Hinsicht zu bleibenden Zähnen. Farblich auffällig ist ihre bläuliche, weiße und helle Farbe. Diese erinnert an Milch und gibt den Zähnen ihren charakteristischen Namen. Ein komplettes Kindergebiss besteht aus insgesamt 20 Zähnen (zum Vergleich: Es gibt 32 bleibende Zähne), zehn im Oberkiefer, zehn im Unterkiefer. Pro Kiefer wachsen deinem Kind vier Milchschneidezähne, zwei Milcheckzähne und vier Milchbackenzähne.

Wie die bleibenden Zähne sind auch die Milchzähne mit Wurzeln fest im Kiefer verankert. Direkt unter diesen Wurzeln liegen die Zahnkeime der bleibenden Zähne.

Der Zahnschmelz der Milchzähne ist maximal ein Millimeter dick und damit nur etwa halb so dick wie bei bleibenden Zähnen. Auch der Mineralstoffgehalt ist deutlich geringer als beim Schmelz bleibender Zähne. Das erklärt das rasche Voranschreiten einer Karies im Milchzahngebiss. Kariesbakterien fällt es viel leichter, durch den dünnen Schmelz in Richtung Zahnnerv zu wandern. Durch den geringeren Gehalt an Mineralien sind Milchzähne zudem kariesanfälliger. Der Zahnnerv ist außerdem viel größer und voluminöser und die Wurzeln insgesamt kürzer. Milchbackenzähne stehen flächig nebeneinander und sind allein mit der Zahnbürste nur sehr schlecht bis gar nicht in diesem Bereich zu reinigen. Häufig findet man deshalb in dieser Region die ersten Anzeichen einer Karies. Da das Gebiet zusätzlich schlecht mit dem bloßen Auge einsehbar ist, schreitet die Karies unbemerkt und schnell voran. Deshalb ist eine frühe und optimale Zahnpflege mit Beginn des Zahndurchbruchs von enormer Wichtigkeit, um die Basis für gesunde, bleibende Zähne zu schaffen.

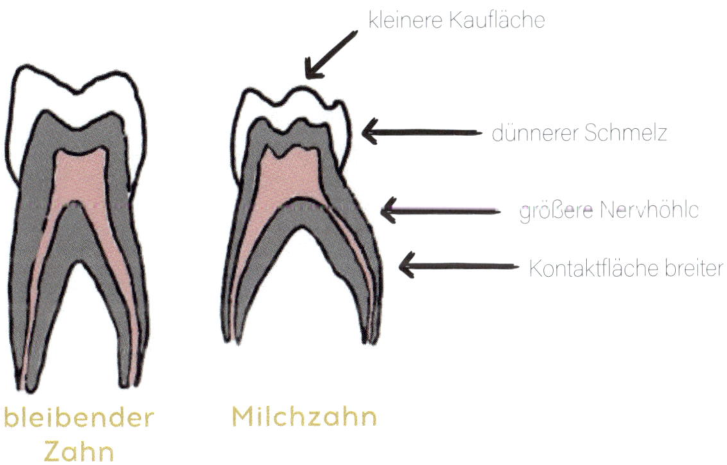

Der Aufbau von Milchzähnen unterscheidet sich von dem der späteren bleibenden Zähne.

GUT ZU WISSEN

Das Milchgebiss ist das einzige Organ des Menschen, welches unser Körper komplett einmalig erneuert und ersetzt!

Ablauf des Zahndurchbruchs

Die Entwicklung des Körpers, von der ersten Zellteilung in der Schwangerschaft bis hin zum Erwachsenwerden, ist ausgesprochen faszinierend. Diese Entwicklungszeit ist noch immer nicht vollkommen erforscht und es bleiben viele Geheimnisse um das Leben. Auch bei der Entwicklung der Zähne können Anomalien und Abnormitäten auftreten. Grundsätzlich gilt: Milchzähne sind bereits vor der Geburt im Kieferknochen angelegt.

Reihenfolge und Dauer

In der Regel brechen um den sechsten Lebensmonat die ersten unteren Schneidezähne durch, gefolgt von den Schneidezähnen im Oberkiefer. Erst im Anschluss daran brechen die Backen- und Eckzähne durch. Zwischen dem 20. und 30. Lebensmonat ist das Milchzahngebiss mit insgesamt 20 Zähnen dann komplett. Die Dauer des Durchbruchs ist zum einen abhängig von der Art des Zahnes – es kann zum Beispiel Monate dauern, bis der Eckzahn die Kauebene erreicht hat – und zum anderen individuell unterschiedlich. Eine Studie aus den USA gibt einen durchschnittlichen Zeitraum von circa acht Tagen an. Dabei wird die Spanne mit den stärksten Symptomen gezählt. Aber auch die Reihenfolge des Durchbruchs kann variieren. Deshalb sei nicht beunruhigt, wenn zunächst die Eckzähne bei deinem Kind im Mund erscheinen. Die Natur schreibt ihre eigenen Regeln.

GUT ZU WISSEN

Sollte bis zum 18. Lebensmonat deines Kindes noch kein Zahn in Sicht sein, wende dich bitte an eine zahnärztliche oder kinderärztliche Praxis.

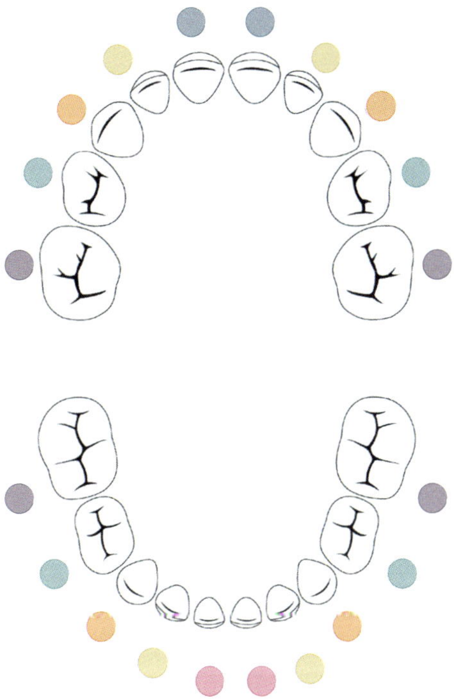

1. **unterer Schneidezahn**
   mit circa 6 Monaten
2. **oberer Schneidezahn**
   6. bis 8. Monat
3. **seitlicher Schneidezahn**
   8. bis 12. Monat
4. **erster Milchbackenzahn**
   12. bis 16. Monat
5. **Eckzahn**
   16. bis 20. Monat
6. **zweiter Milchbackenzahn**
   16. bis 20. Monat

In dieser Reihenfolge erscheinen die Zähne deines Kindes; sie kann aber auch individuell variieren.

Frühzahner und Spätzahner

In seltenen Fällen können Zähne verfrüht oder verspätet in die Mundhöhle durchbrechen. Dabei unterscheidet man zwischen sogenannten Frühzahnern und Spätzahnern. Häufig werden Grunderkrankungen mit diesem Aufkommen beschrieben, auch Syndrome sind möglich. Manchmal handelt es sich aber, besonders bei bereits vorhandenen Zähnen, um Überbleibsel der Zahnentwicklung oder um eine unvollständige Zahnentwicklung.

Assoziierte Grunderkrankungen oder Syndrome:

- Hyperthyreose
- Hypothyreose
- Trisomie 21
- Ektodermale Dysplasie
- Epidermolysis bullosa
- Osteopetrose
- Ellis-van-Creveld-Syndrom
- Hyperpituitarismus
- Sotos-Syndrom

Besonderheiten beim Zahndurchbruch

Manchmal kann es zu ungewöhnlichen Erscheinungen beim Zahndurchbruch kommen. Die häufigsten Besonderheiten sind hier kurz zusammengefasst. Wenn dir irgendetwas komisch oder seltsam bei deinem Kind vorkommen sollte, wende dich am besten direkt an deine zahnärztliche Praxis vor Ort.

Durchbruchzyste

Sogenannte Durchbruchszysten sind bläulich verfärbte und pralle Erhebungen auf dem Kiefer im Bereich der durchbrechenden Zähne. Es handelt sich dabei um Flüssigkeitsansammlungen aus dem Zahnsäckchen, welches jeden Zahn im Laufe seiner Entwicklung umgibt. Diese Zysten, auch Eruptionszysten genannt, sind in der Regel harmlos und platzen durch Herumkauen auf Gegenständen meist von allein auf. Nur in seltenen Fällen muss zahnärztlich nachgeholfen werden. Beobachte die Stelle und mache, wenn möglich, Vergleichsfotos. Biete gerne kalte Beißhilfen an. Wie lange es dauert, bis sich die Zyste zurückgebildet hat, ist individuell unterschiedlich. Wenn der Bereich stark geschwollen ist, sich zunehmend vergrößert und eitrig erscheint, wende dich bitte an deine zahnärztliche Praxis.

Hexenzahn

Manche Babys kommen bereits mit Zähnen auf die Welt. Ein angeborener Zahn ist zwar relativ selten, aber dennoch möglich. Durchschnittlich eines von 2000 Kindern wird mit diesem, im Volksmund auch »Hexenzahn« genannt, geboren. Er ist entweder Teil einer fehlerhaften Zahnentwicklung oder aber ein verfrüht durchbrechender Milchzahn. Auch als Symptom einer angeborenen Krankheit ist diese Erscheinung möglich. Ob der Zahn gezogen werden muss, hängt von seiner Stabilität ab.

Wenn Milchzähne fehlen

Es besteht zudem die Möglichkeit, dass einzelne Milchzähne nicht angelegt sind. Allerdings ist dieses Fehlen eher selten und liegt bei einer Wahrscheinlichkeit von unter einem Prozent. In der Regel sind die oberen und unteren mittleren Schneidezähne betroffen. Häufig fehlen dann auch die Zahnkeime der folgenden bleibenden Zähne. Diese Zahnunterzahlen werden typischerweise vererbt, können aber auch als Begleiterscheinung oder Folge von Entwicklungsstörungen und Krankheiten auftreten. Zum Beispiel bei Lippen-, Kiefer- und Gaumenspalten, Downsyndrom oder einer Rötelinfektion während der Schwangerschaft.

Zwillingszahn

Eine weitere ungewöhnliche Zahnform ist der Zwillingszahn. Diese Zahnform entsteht durch eine unvollständige Zahnkeimteilung während der Zahnentwicklung. Häufig sind Schneidezähne im Ober- und Unterkiefer davon betroffen. Zwillingszähne sind an einer Kerbe an der Schneidekante des Zahnes zu erkennen. Meist sind Zwillingszähne genetischen Ursprunges.

Die richtige Pflege: Zahnpasta, Zahnbürste und Kariesprophylaxe

Nachdem du die wichtigen Aufgaben und Funktionen von Milchzähnen kennengelernt hast, weißt du, wie bedeutend die richtige Zahnpflege der ersten Zähne für dein Baby ist. Beginne damit so früh wie möglich, um eine Zahnputzroutine aufzubauen.

Zahnpflegebasics: wann, wie, womit

Zunächst vorweg: Theoretisch kannst du erst mit dem Durchbruch der Milchzähne mit der Zahnpflege beginnen, vorher benötigen die Zähne deines Kindes keine besondere Pflege. Aber: Der Bereich im Mund deines Kindes und um den Mund herum ist sehr sensibel, denn diese Region wird mit vielen Nervenfasern versorgt. Je früher du also mit der Mundpflege beginnst, umso leichter fällt es deinem Kind, sich an die Abläufe zu gewöhnen und umso weniger empfindlich reagiert es auf Handlungen in dieser Region. Die Zahnpflege wird dadurch als etwas ganz Normales angesehen und auch du bekommst Sicherheit bei der Durchführung der Zahnpflege.

Tipp: Setze dich deiner Partnerin oder deinem Partner gegenüber und putze ihr beziehungsweise ihm die Zähne. Du wirst merken, wie ungewohnt dies für euch beide sein wird. Genauso empfindet es auch dein Kind, kann aber die jeweiligen Handlungen kognitiv nicht einschätzen.

Beginne, wenn es deine Kapazitäten zulassen – setz dich bitte nicht unter Druck, wenn es bei dir länger dauert – auch das ist völlig in Ordnung und normal. Anfangs kannst du mithilfe eines Mulltuches, einem Mullwaschlappen oder einem Fingerwaschlappen vorsichtig nach der Trinkmahlzeit entlang der Kauleiste wischen. Beginne oben oder unten hinten und fahre langsam in Richtung Mitte des Zahnbogens. Wiederhole den Vorgang auf der anderen Seite und wechsle im Anschluss den Kiefer. Du musst diesen Vorgang nur einmal am Tag durchführen. Und hab keine Sorge, wenn es noch nicht jeden Tag funktionieren sollte.

In diesem Video wird gezeigt, wie du die Mundpflege praktisch umsetzen kannst.

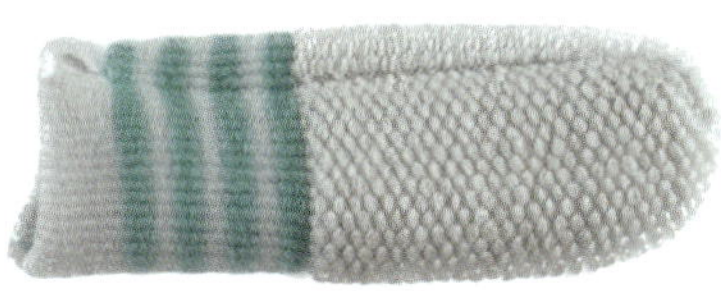

Für die Pflege kannst du nach der Trinkmahlzeit des Babys einen Fingerwaschlappen benutzen.

Sollte das Zahnen bereits eingesetzt haben, ist zur Massage des Zahnfleischs ein Silikonfingerling das Mittel der Wahl.

Sobald dein Baby mit dem Zahnen beginnt, kannst du auf einen Silikonfingerling wechseln. Er hat eine strukturierte Oberfläche und kann dadurch das Zahnfleisch besonders effektiv massieren. Aus der Verwendung kannst du zusätzlich ein schönes Ritual machen. Die Nähe und der Körperkontakt geben deinem Baby – gerade und besonders in Zeiten des Unwohlseins durch Zahnungsbeschwerden – ein intensives Geborgenheitsgefühl. Auch hier gilt: Einmal am Tag ist ausreichend, durch die Massage profitieren zahnende Babys aber natürlich auch öfter davon.

Nach dem Gebrauch kannst du Fingerling, Waschlappen beziehungsweise Mulltuch einfach mit Wasser ausspülen und trocknen lassen. Produkte mit Silberbeschichtung sind unnötig und sollten laut BfR (Bundesinstitut für Risikobewertung) vermieden werden, da sie das Allergiepotenzial erhöhen und Resistenzen begünstigen.

Silikonfingerlinge sollten, wie Zahnbürsten auch, spätestens nach drei Monaten gewechselt werden. Bei sichtbaren Defekten selbstverständlich früher. Ob du die Produkte regelmäßig auskochen und sterilisieren solltest, entscheide am besten selbst. Bedenke aber, dass gerade in der oralen Phase deines Babys jegliche Gegenstände in den Mund genommen werden und dein immunkompetentes Kind in der Lage ist, zahlreiche Krankheitserreger allein zu bekämpfen.

Sobald der erste Zahn zu sehen ist, wechsle auf eine Babyzahnbürste. Nur diese ist in der Lage, die ersten Zähnchen effektiv zu reinigen. Sollte dein Kind zahnen und besonders stark leiden, darfst du natürlich wieder zurück auf den Silikonfingerling, den Fingerwaschlappen oder das Mulltuch wechseln. Diese Phase sollte aber nur von kurzer Dauer sein.

Die richtige Zahnpasta finden

In diesem Kapitel geht es um das wahrscheinlich wichtigste Thema für Eltern: die Suche nach der richtigen Zahnpasta für Kinder. Der Markt ist groß und Eltern sind oft überfordert beim Kauf der geeigneten Zahncreme. Die Wahl kann erheblichen Einfluss auf die zukünftige Zahngesundheit deines Babys haben. Hier bekommst du Tipps und Informationen, um dich bei der Suche nach der richtigen Zahnpasta zu unterstützen.

Zusammensetzung

Bevor du eine Kinderzahnpasta auswählst, ist es wichtig, die Inhaltsstoffe zu überprüfen. Besonders Babys und Kleinkinder sind motorisch noch nicht in der Lage, Zahnpasta vollständig wieder auszuspucken. In Deutschland gibt es zwar bestimmte Standards und Vorschriften, diese sind aber nicht immer ausreichend. Folgende Inhaltsstoffe sollten nicht enthalten sein:

- Mikroplastik
- Zucker
- Natriumlaurylsulfat (aggressive Tenside)
- Abrasive Schleifmittel
- Titandioxid (CI 77891)
- Parabene
- Polyethylen-Glykole (PEGs)
- Synthetische Duftstoffe
- Süßer Geschmack

GUT ZU WISSEN

Kinder sind motorisch erst mit circa vier bis fünf Jahren dazu in der Lage, Zahnpasta auszuspucken. Tipps, um das Ausspucken mit deinem Kind zu üben:

- Pusteübungen: Seifenblasen, Pusteblume, Kerze, Windrad
- Spaghetti einsaugen
- Trillerpfeife spielen
- Wangen mit Luft füllen und kaputt klatschen
- Handkuss oder Luftkuss geben
- Aus dem Strohhalm trinken
- Mit dem Strohhalm blubbern

Fluoridfreie Zahnpasta

Generell ist zu erwähnen, dass du für die ersten Zähnchen fluoridhaltige Zahnpasta verwenden solltest. Denn sobald der erste Zahn durchgebrochen ist, überwiegt der positive lokale und direkte Kontakt des Fluorids am Zahn; es kann sofort wirken. Die neuen Empfehlungen lassen dir jedoch bis zum ersten Geburtstag die Wahl, ob du Zahncreme mit oder ohne Fluorid nutzen möchtest. Vorausgesetzt, du gibst deinem Kind die Vitamin-D-Tablette mit Fluorid. Solltest du nur Vitamin D als Tablette oder Vitamin-D-Öl nutzen, verwende bitte, für einen optimalen Schutz vor Karies, fluoridhaltige Zahnpasta.

Folgende fluoridfreie Zahnpasten enthalten unbedenkliche Inhaltsstoffe und sind vegan:

- **Weleda:** Kinder-Zahngel (Aroma-und Duftstoffe natürlichen Ursprungs)
- **Alverde Naturkosmetik:** Kinder-Zahngel (Aroma- und Duftstoffe natürlichen Ursprungs)
- **Logodent:** Fresh Kids BioMinz Zahngel (Aroma- und Duftstoffe natürlichen Ursprungs)
- **Urtekram:** fluoridfreie Kinderzahnpasta Original (Aroma- und Duftstoffe natürlichen Ursprungs)
- **Töpfer:** Babycare Zahngel für Milchzähne (Bio-Calendula)

Fluoridhaltige Zahnpasta

Fluoride gelten als Schlüsselfaktor der Kariesprävention. Deshalb nutzen Zahncremes Fluoride zum Schutz vor Karies. Die genaue Wirkung von Fluoriden habe ich auf Seite 53 näher erläutert. Auch die Konzentration in Zahnpasta wird in ppm angegeben. Ein ppm entspricht dabei 1 Milligramm pro Liter. Für Kinderzahnpasta mit 1000 ppm bedeutet dies einen Fluoridgehalt von 1000 Milligramm in einem Liter Zahnpasta. Bei jedem Putzvorgang mit Zahnpasta in Reiskorngröße (das entspricht 0,125 Milligramm) werden somit 0,125 Milligramm Fluorid auf die Zähne gebürstet. Beim Putzen mit Zahnpasta in Erbsengröße (mit 1000 ppm) sind es 0,25 Milligramm Fluorid.

Wissenschaftliche Studien geben den höchsten kariesschützenden Effekt mit einer »optimalen« Fluoriddosis von 0,05 Milligramm pro Kilogramm Körpergewicht an.

Säuglinge und Kleinkinder haben ein erhöhtes Risiko zur Entwicklung einer Zahnfluorose, bedingt durch die stattfindende Zahnentwicklung. Es gilt, Nutzen (Kariesschutz) und Risiko (Zahnfluorose bei bleibenden Zähnen) genau miteinander abzuwägen. Die empfohlenen Fluoridmengen sollten deshalb sicher, aber auch wirksam sein.

Für ein 15 Kilogramm schweres Kind bedeutet dieses konkret: Eine Aufnahme von 0,75 Milligramm Fluorid gilt als sicher. Dennoch sollte die genaue Dosierung der Zahnpasta beachtet werden, da geringe Mengen an Fluorid zusätzlich über die Nahrung und über das Wasser von deinem Baby aufgenommen werden können.

Bereits im Herbst 2018 hatten die Fachgesellschaften Deutsche Gesellschaft für Präventivzahnmedizin (DGPZM), die Deutsche Gesellschaft für Zahnerhaltung (DGZ), die Deutsche Gesellschaft für Kinderzahnheilkunde (DGKiZ), der Bundesverband der Zahnärztinnen und Zahnärzte des Öffentlichen Gesundheitsdienstes (BZÖG) und die Bundeszahnärztekammer (BZÄK) neue Empfehlungen zu einem höheren Fluoridgehalt von Kinderzahnpasten beschlossen; entsprechende Produkte mit 1000 ppm Fluoridgehalt sind auf dem Markt. Anlass der Neuerung war die Tatsache, dass der Kariesrückgang im Milchgebiss im Vergleich zu den bleibenden Zähnen deutlich geringer ausfällt. Zudem zeigen neuere Studien, dass der Nachweis einer klinischen Wirksamkeit von Zahnpasta mit einem Fluoridgehalt von 500 ppm fehlt. Und auch international werden Zahncremes für Kinder bis zum sechsten Geburtstag mit höherer Fluoridkonzentration empfohlen.

Fluoridverbindungen

Fluoridverbindungen sind chemische Verbindungen, die Fluorid enthalten. Wie du bereits weißt, ist Fluorid ein wichtiges Mineral, das für die Zahngesundheit deines Babys unerlässlich ist. Es stärkt den Zahnschmelz, indem Mineralverluste ausgeglichen werden. Es gibt verschiedene Fluoridverbindungen, die in Zahnpasta verwendet werden. Die bekanntesten sind Natriumfluorid, Natriummonofluorphosphat, Aminfluorid, Zinnfluorid und Aluminiumfluorid. Jede dieser Verbindungen hat ihre eigenen Vor- und Nachteile, die im Folgenden näher erläutert werden.

Natriumfluorid

Die am häufigsten verwendete Fluoridverbindung in Zahncremes ist das Natriumfluorid. Es ist eine einfache Verbindung zwischen einem Fluoridion und einem Natriumion und gilt deshalb chemisch gesehen als Salz. Daher löst es sich sehr einfach im Speichel deines Kindes und wird direkt und schnell an den Zahnschmelz transportiert. In wissenschaftlichen Studien konnte bei zweimaliger Anwendung von Natriumfluoridzahnpasta das Kariesrisiko um 20 Prozent reduziert werden. Abhängig von der Konzentration können Bakterien gehemmt oder abgetötet werden.

Natriummonofluorphosphat

Natriummonofluorphosphat gilt in der heutigen Zahnmedizin eher als Ausnahme. Hier erfolgt eine chemisch feste (kovalente) Bindung, welche sich nicht spontan und einfach löst wie die oben genannte Ionenverbindung. Auch die Wirkungsweise am Zahn ist sehr komplex und kompliziert. Eine Fluoridanreicherung im Zahnschmelz nach dem Putzen mit Zahnpasta ist viel geringer. Im deutschsprachigen Raum wird diese Verbindung deshalb kaum noch genutzt.

Aminfluorid

Chemisch gesehen sind Aminfluoridverbindungen organische Tenside mit starker Oberflächenaktivität. Ihr Aufbau ist komplizierter und Resultat einer gezielten Suche nach verbessertem Kariesschutz. Durch eine polare Bindung wird eine lange Verweilzeit des Fluorids an der Mundschleimhaut gewährleistet. An der Zahnoberfläche bildet sich eine Doppelschicht aus Fluoridionen in unmittelbarer Nähe der Zahnkrone und der Zahnzwischenräume, sodass eine vollständige Benetzung des Zahnes gewährleistet werden soll. Diese Deckschicht führt bei regelmäßiger Anwendung zu einer hohen Säureresistenz. Ein weiterer wichtiger Aspekt ist die hohe Reaktionsbereitschaft mit dem Zahnschmelz, welche bereits nach Sekunden erfolgt. Dieses ist besonders bei Babys und Kleinkindern wichtig, da die tatsächliche Kontaktzeit zwischen Zahnpasta und Zahnoberfläche gering ist. Zusätzlich zeichnet sich Aminfluorid dadurch aus, dass am Zahn ein bakterienhemmender Schutzfilm gebildet wird. Zudem konnte eine höhere Fluoridkonzentrationen im Speichel und in der Plaque nachgewiesen werden. Das Amin ist in der Lage, die Wand von Kariesbakterien zu zerstören und gilt somit bereits in geringen Konzentrationen als bakterizid.

Bei den oben genannten zahlreichen Vorteilen gibt es leider einen Nachteil: Die Fettsäuren in Aminfluoriden sind häufig tierischer Herkunft und somit nicht vegan. Trotz alledem ist diese Fluoridverbindung mein Favorit und kommt auch bei uns zu Hause zum Einsatz.

Zinnfluorid

Zinnfluorid ist ein Fluoridsalz mit sehr guter Wasserlöslichkeit. Allerdings neigt das sehr reaktive Zinnion dazu, schnell an Stabilität zu verlieren. Deshalb sind Zahncremes mit Zinnverbindungen oftmals zusätzlich mit Natriumfluorid, Natriummonofluorphosphat oder Aminfluorid versetzt. Die Verbindung eignet sich besonders gut im bleibenden Gebiss bei schmerzempfindlichen Zähnen und bei Zahnfleischproblemen. Im Kinderbereich kommen diese Präparate bei Kreidezähnen zum Einsatz. Bei regelmäßiger Verwendung kann die Schmerzempfindlichkeit reduziert und weitere schmerzauslösende Reize blockiert werden. Insgesamt gilt Zinnfluorid als antimikrobiell und kariesschützend. Als großer Nachteil gilt die Gefahr von Zahnverfärbungen an der Zahnoberfläche. Diese können aber in der zahnärztlichen Praxis wieder entfernt werden.

Aluminiumfluorid

Auch Aluminiumfluorid ist ein Salz, allerdings schlecht löslich in Wasser und dadurch im Hinblick auf den Kariesschutz wenig hilfreich. Jedoch wirkt das Aluminium adstringierend und kommt bei Zahnfleischblutung zum Einsatz. Viele Weißmacher-Zahnpasten enthalten zudem Aluminium als Schleifkörper und sorgen für eine Zahnaufhellung. Das Bundesinstitut für Risikobewertung warnte allerdings 2019 vor dem Inhaltsstoff, da in Deutschland allein durch Lebensmittel bereits 50 Prozent der zumutbaren Menge an Aluminium aufgenommen würden und durch zusätzliche Quellen wie Sonnenschutz, Zahnpasta, Antitranspirantien und Medikamente die empfohlene Gesamtaufnahmemenge schnell überschritten werden kann. Laut BfR werden folgende Risikogruppen identifiziert, denen vom Gebrauch von aluminiumhaltiger Zahnpasta abgeraten wird:

- Schwangere
- Säuglinge und Kleinkinder
- Kinder und Jugendliche

Titandioxid

Titanoxid ist eine weißliche und anorganische Verbindung, die in Lebensmitteln, Kosmetika und in der Farbindustrie Verwendung findet. Du erkennst es an der Bezeichnung E 171 oder Cl 77891. Als Lebensmittelzusatzstoff ist Titandioxid in der EU als E 171 nicht mehr zugelassen. Für alle anderen Bereiche jedoch schon. In einer Studie aus 2017 wurden Sicherheitsbedenken laut, da im Tierexperiment Krebsveränderungen bei Aufnahme des Stoffes festgestellt worden sind. Die Schlussfolgerung für die EFSA (Europäische Behörde für Lebensmittelsicherheit) war dementsprechend der Entzug der Zulassung.

In Zahnpasta ist der Farbstoff Cl 77891 weiterhin enthalten. Hier sorgt Titandioxid für die weiße und glänzende Farbe, ist deshalb wenig sinnvoll und entbehrlich. Da Babys und Kleinkinder Zahnpasta zum Großteil herunterschlucken, kann von einer Gefährdung ausgegangen werden. Zwar ist die Aufnahme nur sehr gering, trotz alledem könnten sich Partikel im Gewebe anreichern. Wer also auf Nummer sicher gehen will, verzichtet besser auf den Inhaltsstoff.

Folgende fluoridhaltige Zahnpasten enthalten kein Titandioxid bei empfohlener Fluoridmenge von 1000 ppm:

- **Elmex:** Kinderzahnpasta, zwei bis sechs Jahre
- **Signal:** Kids bis sechs Jahre (enthält Patentblau als Farbstoff)
- **Truemorrow:** Kinder-Zahnpasta, Erbeere
- **Hydrophil:** Zahncreme für Kinder (enthält Eisenoxid als Farbstoff)
- **Bevola Naturals:** Kids Zahngel, Erdbeere-Himbeere

GUT ZU WISSEN

Ein aktuelles Gerichtsverfahren aus dem Jahre 2022 kommt zu dem Schluss, dass die Einstufung von Titandioxid als krebserregend nicht zulässig sei. Hierbei ging es allerdings um die reine Pulverform des Stoffes. Das Verbot in Lebensmitteln bleibt erhalten.

Altersempfehlungen

Kinderzahnpasta ist oft für verschiedene Altersgruppen erhältlich. Hersteller geben in der Regel Altersempfehlungen auf der Verpackung an. Diese sollen die spezifischen Bedürfnisse und Entwicklungsstufen von Kindern berücksichtigen. Oftmals sind die Empfehlungen aber veraltet, manchmal steckt auch ein kommerzieller Gedanke hinter den Altersangaben. Denn bei mehreren Kindern in der Familie unterschiedlichen Alters können Firmen beim Kauf verschiedener Kinderzahncremes mehr Profit erzielen.

Es ist wichtig zu beachten, dass Kinder bis sechs Jahre (erster Zahn bis zum Durchbruch des ersten bleibenden Zahns) mit 1000 ppm Fluorid putzen sollten. Sobald der erste bleibende Zahn dann durchgebrochen ist, wird der Wechsel zur sogenannten Junior-Zahnpasta empfohlen. Der Fluoridgehalt beträgt dann 1400 bis 1450 ppm. Theoretisch können Kinder ab diesem Entwicklungsschritt auch mit normaler Erwachsenenzahnpasta putzen, diese wird jedoch häufig als zu »scharf« empfunden.

GUT ZU WISSEN

Häufig dosieren Eltern Kinderzahnpasta falsch, weil sie zu viel davon verwenden. Dadurch erhöht sich das Risiko im späteren Kindesalter, wenn die bleibenden Zähne durchbrechen, eine Fluorose zu entwickeln. Folgende Dosierungsempfehlungen sind zu beachten:

- **Kinder bis zwei Jahre:** reiskorngroße Menge Zahnpasta
- **Kinder von zwei bis sechs Jahren:** erbsengroße Menge Zahnpasta

Fluoridhaltige Kinderzahnpasta ist sicher, wenn sie richtig dosiert wird. Auch bei Kindern, die noch nicht ausspucken können! Die aufgenommene Menge an Fluorid ist angepasst an diesen Aspekt und an die kindliche Entwicklung und wurde bei den Dosierungsempfehlungen miteinbezogen.

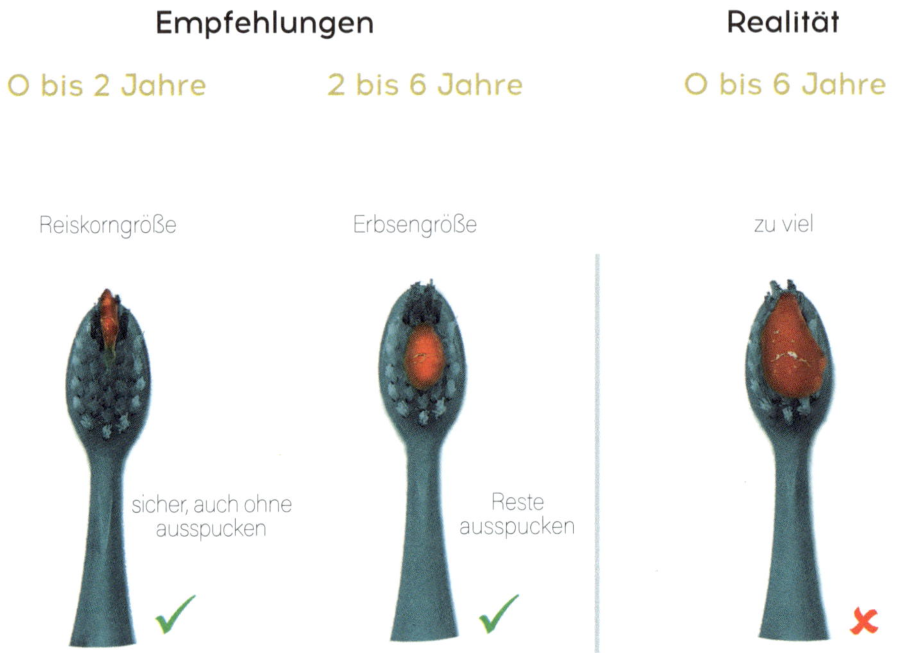

Beachte unbedingt die korrekte Dosierung der Zahnpasta und orientiere dich dabei am Alter deines Kindes.

Exkurs: Tipps zur Zahnpastadosierung

Wenn dein Baby die Zahnpasta von der Zahnbürste bereits abgelutscht hat, bevor du überhaupt mit dem Putzen beginnen konntest, habe ich folgende drei Tipps für dich:

1. Drücke die Zahnpasta vor dem Putzen tief in die Borsten der Zahnbürste.
2. Nimm immer wieder kleinere Portionen der Zahnpasta auf, indem du die gesamte Menge zunächst an deinem Arm aufträgst.
3. Trage die Zahnpasta mit deinem Finger direkt auf die Zähne auf. Auch hier kannst du nach und nach kleine Portionen verwenden.

Die erste Zahnbürste

Der Markt an Baby- und Kinderzahnbürsten ist groß und als Eltern steht man fragend in der Drogerie vor einem großen bunten Zahnbürstenregal. Ökotest hat 2019 Kinderzahnbürsten für das Alter von zwei bis sechs Jahren getestet und folgende Testsieger gekürt:

- Dentalux for kids
- Tabaluga für Kinder, extra weich
- Today dent kids
- Dontodent kids, weich für Milchzähne
- Friscodent kids, weich

Aktuell gibt es noch keine Testergebnisse bezüglich Babyzahnbürsten. Folgende Anforderungen solltest du aber beim Kauf der ersten Zahnbürste beachten:

- Kleiner runder Bürstenkopf (für die einzeln stehenden Zähne)
- Weiche, abgerundete Borsten
- Rutschfester Griff
- Abgewinkelter Bürstenkopf bezogen zur Achse des Handgriffs
- Gegebenenfalls Sicherheitsring und runder, geschlossener Handgriff (wenn dein Baby gerne autonom putzen möchte)

Wechsle spätestens nach drei Monaten die Zahnbürste. Studien konnten zeigen, dass sich die Zahnputzleistung nach dieser Zeit immer weiter reduziert. Häufig verbiegen sich bei Kindern die Borsten viel früher, denn es wird gerne darauf herumgekaut, und der Wechsel sollte in kürzeren Abständen erfolgen. Zahnfleischentzündungen und Zahnfleischbluten werden begünstigt, wenn die Zahnbürste zu lange im Gebrauch ist. Hartnäckige Viren, Bakterien und Pilze können sich zusätzlich darauf ansiedeln.

Die Studienlage in Bezug auf eine Wiederansteckung nach einer überstandenen Infektionskrankheit ist nicht eindeutig. Möglicherweise macht der eigene aufgebaute Immunschutz einen Zahnbürstenwechsel unnötig. Die Empfehlung lautet aber: Gesundheit geht vor! Insbesondere, wenn bereits mehrere Familienmitglieder potenzielle Keime in den Alltag hineinbringen.

GUT ZU WISSEN

Borsten aus Naturfasern sollten häufiger gewechselt werden, da diese besonders keimanfällig sind. Auch Hersteller*innen von Bambuszahnbürsten geben auf Nachfrage an, dass hier ein Wechsel öfter erfolgen sollte.

Exkurs: Zahnbürstenformen

Wenn man im Geschäft vor dem Zahnbürstenregal steht, trifft man auf unzählige Borstenformen – geschwungen, überkreuzt, hoch-tief. Und sie alle versprechen die beste und gründlichste Reinigung. Hier die richtige Wahl zu treffen, ist gar nicht so einfach.

U-förmige Zahnbürsten

Die Werbung klingt zunächst einmal verlockend: Zähneputzen innerhalb kürzester Zeit, effektiv und mit Spaßfaktor. Aber: Leider ersetzen U-Zahnbürsten nicht das Zähneputzen mit einer normalen Zahnbürste. Zahnbeläge und Plaque werden nicht effektiv entfernt und schützen somit nicht vor Karies. Die Zahnputzdauer ist zu kurz, um eine sichere Zahnreinigung zu gewährleisten. Zusätzlich wird viel zu viel Zahnpasta genutzt, die Gefahr der Fluoridüberdosierung ist groß. Die Anschaffungskosten sind hoch, die Qualität der Verarbeitung hingegen schlecht. Es können nicht alle Bereiche im Mund mit der Zahnbürste erreicht werden, die Kariesgefahr ist hierdurch erhöht. Die Anzahl der vorhandenen Silikonborsten ist zu gering und in der Form zu dick, dieses wirkt sich negativ auf die Putzleistung aus. Insgesamt lässt sich also sagen, dass U-Zahnbürsten lediglich als Hilfsmittel zusätzlich zur täglichen Zahnpflege eingesetzt werden sollten, gegebenenfalls, um für eine positive Einstellung zum Zähneputzen zu sorgen.

Nano-Zahnbürsten

Gemeint sind damit Zahnbürsten mit mehr als 20 000 Borsten (bei Kindern 18 000), die dazu noch damit werben, ultraweich zu sein. Durch die Vielzahl an Borsten wird das Zähneputzen als besonders sanft empfunden und ist gerade für das sensible Zahnfleisch für Babys vorteilhaft. Die Auflagefläche am Zahn ist zusätzlich sehr groß. Die Putzleistung wird in Studien als vergleichbar mit der von Handzahnbürsten angegeben – insgesamt also als sehr gut, wenn die Zahnputztechnik korrekt ausgeführt wird. Auch bei Zahnfleischentzündungen (wie Hand-Fuß-Mund-Läsionen, Aphthen oder Gingivitis) können Nano-Zahnbürsten die Zahnpflege erleichtern. Aber: Wissenschaftliche Studien beziehen sich aktuell nur auf Zahnbürsten mit 10 000 Borsten; die Zahnbürsten sind momentan noch sehr teuer, die Qualität ist teilweise jedoch sehr schlecht. So wird von abgebrochenen Bürstenköpfen, defekter Klebefläche zwischen Borsten und Bürstenkopf, Verbiegen und Ausfransen der Borsten bereits nach kurzer Zeit berichtet.

Drei-Kopf-Zahnbürsten

Hierbei handelt es sich um spezielle Zahnbürsten, eigentlich entwickelt für den Gebrauch in der Pflege älterer Menschen und Menschen mit motorischer und geistiger Beeinträchtigung. Die Borsten sind dreidimensional angeordnet und gewährleisten eine Rundumreinigung der Zähne, insbesondere wenn die richtige Zahnputztechnik nicht durchgeführt werden kann. In Studien konnte eine ähnliche Reinigungsleistung im Vergleich zur normalen Handzahnbürste bestätigt werden.

Zungenreiniger

Zwar ist der Belag auf der Zunge meist harmlos, oft aber einfach unangenehm. 90 Prozent der Ursachen für Mundgeruch finden sich beispielsweise auf der Zunge. Sobald die ersten Zähnchen durchgebrochen sind, könnt ihr gerne vorsichtig mit der Zungenpflege beginnen. Spezielle Zungenreiniger gibt es ebenfalls für ganz kleine Kinder, die Zahnbürste funktioniert jedoch auch sehr gut. Folgende Vorteile hat die Reinigung der Zunge:

- Entfernt sanft Beläge
- Reduziert die Bakterien- und Keimanzahl
- Fördert die Durchblutung
- Sorgt für einen frischen Atem
- Verbessert den Geschmackssinn
- Schützt vor Karies

Als Mama ist mir bewusst, dass die vorhandenen Kapazitäten nicht dafür ausreichen, auch noch die Zunge in die tägliche Zahnpflege zu integrieren. Versuche es zunächst nur dann, wenn es für dich auch wirklich möglich ist.

Schonende Zahnputztechnik

In der Zahnmedizin sind verschiedene Zahnputztechniken bekannt. Insgesamt ist dabei die Vorgehensweise gemeint, wie die Zahnbürste effektiv im Mund bewegt wird, um eine optimale Reinigung der Zähne zu erzeugen. Durch die »richtige« Technik soll so wenig Zahnhartsubstanz wie möglich geschädigt und das sensible Zahnfleisch deines Babys geschützt werden. Zudem soll die Technik einfach für euch Eltern umsetzbar sein und später für das Kind erlernbar werden.

Allgemeine Putzhinweise

Nach dem Zähneputzen sollten Kinder nur ausspucken, jedoch nicht mit Wasser nachspülen. Durch den verbleibenden Zahnpastaschaum erhöht sich der Kariesschutz bei deinem Kind. Sollte dein Baby noch nicht in der Lage sein, auszuspucken, musst du dir keine Sorgen machen – motorisch können Kinder erst mit vier bis fünf Jahren (bewusst) ausspucken. Der Fluoridgehalt von Kinderzahnpasta ist aber genau an diesen Aspekt angepasst und wurde in den empfohlenen Dosisberechnungen miteinbezogen. Wenn du aber unsicher bist, kannst du am Anfang ein Mulltuch beim Putzen verwenden und den Speichel währenddessen auffangen. Größere Kinder sollten vor dem Zähneputzen den Mund mit viel Wasser ausspülen. Das Wasser sollte dabei mehrmals kräftig durch die Zähne gepresst werden, um grobe Nahrungsmittelreste zu entfernen.

Achte darauf, beim Putzen die Zahnbürste nicht zu fest an die Zähne zu drücken und nutze am besten weiche bis superweiche Zahnbürsten für dein Baby.

Ich empfehle dir, eine bestimmte Putzsystematik beizubehalten. Dadurch wird gewährleistet, dass du keine Bereiche im Mund deines Babys auslässt oder vergisst. Am bekanntesten und effektivsten im Milchzahngebiss ist die KAI-Technik:

K Kauflächen
A Außenflächen
I Innenflächen

Eltern sollten bei Kindern nachputzen, solange diese noch nicht sicher die Zahnputztechnik beherrschen.

1. Zuerst die oberen Kauflächen durch sanftes Hin-und-Herbürsten putzen. Mit wenig Druck reinigen, um Zähne und Zahnschmelz nicht zu verletzen.
2. Die unteren Kauflächen anschließend genauso putzen.
3. Schneidezähne aufeinanderstellen.
4. An der Außenseite des letzten Backenzahns auf der rechten Seite beginnen und in kleinen Kreisen nach vorn bis zur Mitte bürsten.
5. Zahnbürste wenden und kreisend nach hinten bis zum letzten Zahn auf der linken Seite bürsten.
6. Die Zahnbürste innen – oben am letzten Backenzahn rechts – ansetzen und jeden Zahn von Rot nach Weiß, vom Zahnfleisch zum Zahn, bürsten.
7. Genauso die Innenflächen der unteren Zähne putzen.
8. Zahnpasta ausspucken.

Das Video zeigt dir, wie du die Zahnputztechnik praktisch umsetzen kannst.

GUT ZU WISSEN

Du solltest so lange bei deinem Kind nachputzen, bis dieses eigenhändig eine Postkarte aus dem Urlaub schreiben kann. Denn erst mit circa sieben bis acht Jahren schaffen es Kinder motorisch, sicher und selbstständig die Zähne zu putzen.

Exkurs: Lippenband Oberlippe

Manchmal inseriert das Lippenband deines Kindes sehr tief im Bereich der Schneidezähne (das bedeutet, es setzt dort an oder strahlt ein) und dein Kind reagiert dadurch sehr sensibel oder zieht reflektorisch die Oberlippe nach unten. Schütze das Lippenband mit deinem Zeigefinger beim Putzen und halte die Zahnbürste längs statt quer. Diese Technik ist angenehmer für dein Kind.

Der Bereich um die Schneidezähne im Oberkiefer ist besonders kariesanfällig, da die Oberlippe die Zähne überdeckt und die Region deshalb schwer einsehbar und putzbar ist. Hier hilft es, die Oberlippe mit Daumen und Zeigefinger vorsichtig nach oben zu ziehen und mit der anderen Hand die Zähne zu putzen. Es hilft auch, dein Kind »Ihhhh!« sagen zu lassen oder es zum Lachen aufzufordern. Kontrolliere alle vier Wochen diesen Bereich und achte auf weißliche Ränder am Zahnfleischrand.

Weitere Zahnputztechniken

- Zahnputztechnik nach Bass (Rütteltechnik)
- Zahnputztechnik nach Fones (Rotationstechnik)
- Zahnputztechnik nach Stillmann: geeignet bei Parodontitis (Zahnfleischrückgang)
- Zahnputztechnik nach Charters (Massagetechnik, keine Reinigungstechnik)
- Zahnputztechnik nach Jackson

Du solltest sanft mit einer einfachen horizontalen Putzbewegung die Zähne deines Babys reinigen, wobei die Zahnbürste in einem 45-Grad-Winkel an die Zähne gehalten wird. Greife die Bürste wie einen Stift und nicht mit der Faust, um ein zu starkes Aufdrücken der Zahnbürste zu vermeiden. Entscheidend ist, dass speziell dort geputzt wird, wo sich vermehrt Zahnbelag festsetzt, nämlich auf den Kauflächen und am Übergang zwischen Zahn und Zahnfleisch, und sowohl an den Außenseiten wie auch an den Innenseiten der Zähne.

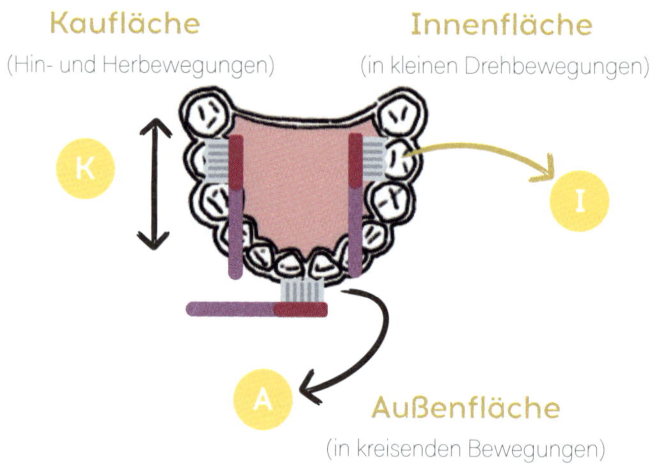

Hier siehst du, wie du das Zähneputzen mit der KAI-Technik leicht in die Tat umsetzen kannst.

Tipps und Tricks, wenn das Zähneputzen nicht funktionieren will

Zähneputzen bei Kindern ist wahrscheinlich eines der heikelsten Themen in der Baby- und Kleinkindzeit. Es gehört zu den medizinisch notwendigen Maßnahmen, um Kinder effektiv vor Karies und Zahnfleischerkrankungen zu schützen. Die Angst vor den Folgen des Auslassens des Zähneputzens lässt Eltern häufig machtlos, hilflos und ratlos werden. Manchmal werden Grenzen überschritten, denn das elterliche Bild nach außen und die Verurteilung durch andere setzt Eltern zusätzlich unter Druck.

Fakt ist, es ist unsere Aufgabe, unser Kind vor Karies zu schützen. Denn frühestens zum Schuleintritt sind Kinder kognitiv dazu in der Lage, die Folgen des Nichtputzens tatsächlich vollumfänglich einzuschätzen. Dennoch müssen wir dafür sorgen, dass unser Kind das Zähneputzen als etwas Positives wahrnimmt und seine körperliche Integrität unversehrt bleibt. Ein schmaler Grat, den ich als Mama von drei Kindern nur zu gut kenne.

GUT ZU WISSEN

Karies entsteht nicht über Nacht! Du musst dein Kind also nicht wecken, wenn es abends bereits im Auto eingeschlafen ist. Auch besonders kranke Kinder können das Zähneputzen ein- bis zweimal auslassen. Bedenke aber, dass es sich dabei um Ausnahmen handelt.

Denn auch bei mir funktioniert nicht immer alles lehrbuchmäßig. Spätestens beim Zähneputzen der eigenen Kinder lernt man, dass die ideale Elternschaft von der Realität abweicht. Da hilft leider kein Zahnmedizinstudium.

Damit dir das Putzen in schwierigen Situationen etwas leichter fällt, habe ich in diesem Kapitel ein paar Tipps zusammengetragen. Bevor du loslegst, bedenke bitte Folgendes: Das Zähneputzen bei Kindern ist ein Prozess – heute kann es gut funktionieren, morgen schon wieder überhaupt nicht. Es gibt kein Allheilmittel! Eltern sollten sich bewusst machen, dass diese Entwicklung ganz normal ist und sie nicht die Einzigen mit diesen Problemen sind. Der Mundbereich ist eine sehr sensible Region und Kinder müssen sich zunächst daran gewöhnen, dass etwas im Mund passiert. Deshalb ist es sinnvoll, so früh wie möglich mit der Zahnpflege zu beginnen. Am besten, noch bevor die ersten Zähne durchgebrochen sind.

Jetzt ist Kreativität gefragt

Um die lieben Kleinen zum Zähneputzen zu motivieren, sind der Kreativität keine Grenzen gesetzt. Das kann sogar auch den Erwachsenen richtig Spaß machen! Bei manchen Kindern funktioniert es eher auf spielerische Art und Weise, andere reagieren besser auf Ablenkung. Je nach Alter und natürlich Charakter kannst du folgende Tipps ausprobieren.

Spielerisch

- Teddy oder Puppe die Zähne putzen
- Das Kind darf Mama oder Papa die Zähne putzen
- Vom Geschwisterkind oder beispielsweise den Großeltern die Zähne putzen lassen
- Zahnputzhilfen aus Silikon bei schlimmen Zahnungsbeschwerden einsetzen (kurzfristig, da die Reinigungsleistung weniger effektiv ist)
- Zahnbürste mit in die Badewanne nehmen

- Den Ort des Zähneputzens wechseln, zum Beispiel auf dem Sofa, auf den Schultern der Eltern, im Auto
- Handpuppen nutzen
- Zahnputz-Apps einsetzen
- Eltern kitzeln die Zähne, gegebenenfalls das Kind vorsichtig kitzeln (ein Stopp vom Kind unbedingt akzeptieren)
- Monster im Mund jagen, zum Beispiel mit der Taschenlampe auf die Jagd von Karius und Baktus gehen
- Nachschauen, was alles am Tag gegessen wurde
- Zahnarzt oder Zahnärztin spielen
- Tier- oder Fahrzeuggeräusche nachahmen
- Karius und Baktus mit der Zahnbürste wegzaubern
- Ein Zahnbürstenrennen im Mund veranstalten
- Besorge einen Spielzeug-Zahnarztkoffer, entdeckt den Mundbereich und putzt dem Zahnmodell die Zähne
- Singen beim Zähneputzen
- »Hoppe, Hoppe Reiter« spielen: Durch das leichte Überstrecken des Kopfes nach hinten unten öffnet sich der Mund reflektorisch von allein

Ablenkung

- Ein besonderes Hörspiel nur für das Zähneputzen einsetzen
- Nutzt Reime und Sprüche beim Putzen
- Zahnputzlieder wie zum Beispiel »Hacki Backi« anhören
- Zahnputzgeschichten erzählen oder auch passende Videos anschauen
- Tanzen oder Quatsch machen
- Seifenblasen währenddessen von einer dritten Person pusten lassen

Autonomie

- Dem Kind eine eigene Zahnbürste in die Hand geben
- Erst darf das Kind putzen, dann putzt du nach
- Dein Kind darf beim Kauf der Zahnbürste und der Zahnpasta mitentscheiden
- Putze deinem Kind auf dem Schoß und vor dem Spiegel die Zähne, damit es sieht, was genau passiert. Ein Handspiegel funktioniert auch sehr gut
- Das Bad kindgerecht gestalten (Waschbecken auf Augenhöhe, Hocker, das Kind kann selbstständig am Prozess teilnehmen)
- Kind darf bei Ort und Zeitpunkt mitentscheiden

Information

- Zahnputzbücher lesen (Empfehlungen findest du im Anhang auf Seite 207)
- Karies erklären
- Bilder rund um das Thema Zähne und Mundgesundheit malen oder ausmalen
- Zähne formen, zum Beispiel aus Knetmasse
- Die zahnärztliche Praxis mit Durchbruch des ersten Zahnes besuchen
- Anfärbelösungen zum Sichtbarmachen von Belägen verwenden

Vorbild sein

- Putze gleichzeitig mit deinem Kind die Zähne
- Die Eltern oder das Geschwisterkind zeigten es vor
- Regelmäßig putzen
- Auch Lieblingsfiguren können ein Vorbild sein
- Frage im Kindergarten oder bei der Tagesmutter nach, ob dort mittags die Zähne geputzt werden – auch gleichaltrige Kinder besitzen eine wichtige Vorbildfunktion.
- Eine elektrische Kinderzahnbürste nutzen, falls du ebenfalls eine nutzt

Routine

- Schon vor dem ersten Zahn mit einem Silikonfingerling, Fingerwaschlappen oder Ähnlichem die Mundregion massieren
- Abläufe gleich gestalten, zum Beispiel morgens direkt nach dem Frühstück
- Zähneputzen am besten nicht direkt vor dem Schlafengehen (Schlafen wird dann mit Zähneputzen verbunden)
- Eine Routinetabelle nutzen, um dem Kind Halt und Sicherheit im Alltag zu vermitteln
- Eine Sanduhr oder ein Timer geben dem Kind ein Zeitgefühl
- Bei kleinen Kindern: »Eins, zwei, drei, das Putzen ist vorbei«
- Mit deinem Kind in Verbindung gehen, Kuscheleinheiten vor dem Zähneputzen anbieten, nach dem Tag fragen und zunächst den leeren Bindungstank füllen

Nicht vergessen

- Anatomische Gründe fürs Nicht-putzen-Wollen ausschließen: Hat das Kind Zahnungsschmerzen? Setzt das Lippenband zu tief an? Ist dein Kind krank? Oder zu müde?
- Eine Zahnbürste mit extra weichen Borsten nutzen
- Die Zahnbürste immer vorab mit Wasser benetzen und sie im Anschluss an das Putzen gründlich ausspülen, damit die Borsten nicht zu hart werden

- Unterschiedliche Zahnpasta ausprobieren (Geschmack, Geruch, Konsistenz)
- Körperliche Kompetenzen beachten; die wenigsten Kinder können zwei Minuten ruhig stehen oder sitzen
- Das Kind immer wieder loben, Sticker oder Stempel verteilen
- Einen Zahnputzkalender anlegen, damit dein Kind das Zähneputzen visualisieren kann
- Nie unter Druck setzen, bestrafen oder drohen
- Niemals die elterliche körperliche Überlegenheit ausnutzen – keine Gewalt!

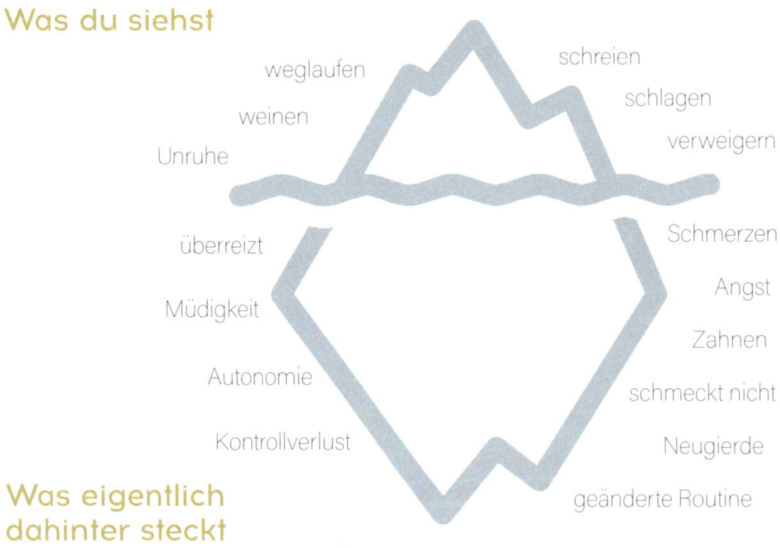

Denk dran: Hinter jedem Verhalten deines Kindes steckt ein besonderes Bedürfnis.

ECC: Gefahr Flaschensaugerkaries

Die Mundgesundheit der Bevölkerung in Deutschland hat sich in den letzten 20 Jahren erheblich verbessert. Im internationalen Vergleich belegt Deutschland bei den bleibenden Zähnen einen Spitzenplatz. Auch der Versorgungsgrad ist hoch. In der Gruppe der Kleinkinder zeichnet sich allerdings eine Polarisierung des Kariesrisikos ab. Die frühkindliche Karies an den Milchzähnen, auch bekannt als *Early Childhood Caries* (ECC, „frühkindliche Karies"), ist in den letzten Jahren nicht zurückgegangen. Sie ist noch immer eine der häufigsten chronischen Erkrankungen im Kleinkind- und Vorschulalter. Fünfmal häufiger als Asthma und siebenmal häufiger als Heuschnupfen! Die durchschnittliche Prävalenz liegt bei 10 bis 15 Prozent.

Aufgrund der Anzahl der betroffenen Zähne, des Schweregrades der Zerstörung der Zähne und der geringen Kooperationsbereitschaft der Kinder – begründet durch das geringe Alter – ist sie das größte kinderzahnärztliche Problem, welches häufig nur in einer umfassenden Therapie in Vollnarkose gelöst werden kann.

Die frühkindliche Karies wird definiert als ein kariöser Defekt an einer Milchzahnfläche in den ersten Lebensjahren. Sie wird auch als »Nuckelflaschenkaries« bezeichnet, wofür manchmal auch die englischsprachigen Begriffe »Nursing Bottle Syndrome«, »Bottle Tooth Decay«, »Baby Bottle Syndrome“, »Nursing Caries« oder »Nursing Bottle Mouth« verwendet werden. Alle Bezeichnungen beschreiben im Kern das gleiche Krankheitsbild.

Die frühkindliche Karies wird je nach Schweregrad in drei Typen unterschieden	
ECC Typ 1	Milde bis moderate Form: Auftreten isoliert an den Milchbackenzähnen oder Milchschneidezähnen
ECC Typ 2	Moderate bis schwere Form: Auftreten an den Milchschneidezähnen im Oberkiefer; die Milchschneidezähne im Unterkiefer sind jedoch kariesfrei. Milchbackenzähne können ebenfalls betroffen sein
ECC Typ 3	Schwere Form: Alle Milchzähne sind betroffen, auch die Unterkieferschneidezähne

Die Folgen der ECC sind vielfältig. Darunter zählen unter anderem:

- Zahnzerstörung mit Komplikationen wie Schmerzen und starken Entzündungen sowie ein vorzeitiger Verlust der Milchzähne
- Ein gestörter Durchbruch der bleibenden Zähne
- Schädigung der bleibenden Zahnkeime
- Kieferentwicklungsstörungen
- Gestörte Sprachentwicklung
- Gestörtes Kau- und Schluckvermögen
- Ungesundes Ernährungsverhalten
- Defizite im Bereich der psychosozialen Entwicklung, soziale Ausgrenzung
- Therapieprobleme, da Kleinkinder häufig nur über eine eingeschränkte Behandlungsbereitschaft verfügen

Alle Erkenntnisse weisen aber darauf hin, dass Kinder mit frühkindlicher Karies auch im Erwachsenengebiss signifikant mehr Karies aufweisen. Als Spätfolge wird ein negativer

Einfluss auf die kindliche Entwicklung, die schulische Leistung und das Sozialverhalten beschrieben. Auch die Infektanfälligkeit ist erhöht. Übergewichtige Kinder weisen zudem einen höheren Kariesbefall auf. Da die Behandlung häufig nur unter Vollnarkose stattfinden kann, sind die damit verbunden Risiken und wirtschaftlichen Kosten ebenfalls nicht zu vernachlässigen.

Letztendlich wird die ECC auch im Zusammenhang mit dem Thema Kindervernachlässigung genannt. Laut Definition liegt eine medizinische Vernachlässigung dann vor, wenn Eltern über den Zustand der kranken Zähne aufgeklärt und informiert wurden und die angebotene Therapie nicht wahrnehmen.

Ursachen der ECC: Wasser, Saftschorlen, Formula-Nahrung

Karies gilt als multifaktorielle Erkrankung, das heißt, sie wird durch mehrere Einflüsse verursacht. Dasselbe gilt natürlich auch für die frühkindliche Karies. Hauptursache ist jedoch das hochfrequente (häufige) Nahrungsangebot, oft als zucker- und säurehaltiges Getränk aus der Nuckelflasche. Dazu zählen Säfte, gesüßte Tees, Kakao, Kuh- und Pflanzenmilch, Schorlen und Formula-Nahrung. Durch das permanente Trinken und Nuckeln aus der Flasche, oftmals auch nachts zur »Selbstbedienung«, werden die oberen Schneidezähne permanent mit zuckerhaltigen Getränken umspült. Je häufiger diese kariogene Nahrung konsumiert wird, desto schneller entsteht die ECC und breitet sich aus. Die im Zahnbelag und Speichel enthaltenen Bakterien wandeln den Zucker in Säure um, welche den Zahnschmelz angreift und schädigt. Das Verhalten geht häufig auch mit einer inadäquaten Zahn- und Mundhygiene des Kleinkindes durch die Eltern einher. Gleichzeitig ist die Zufuhr von Fluoriden unregelmäßig oder unzureichend.

Stillen und Karies

Stillen ist wichtig für die geistige und körperliche Entwicklung des Kindes. Deshalb empfiehlt die WHO das ausschließliche Stillen in den ersten sechs Lebensmonaten und Stillen nach Bedarf bis zu einem Alter von zwei Jahren und mehr. Leider werden Eltern häufig unzureichend zum Thema Mundgesundheit aufgeklärt und dadurch unnötig verunsichert. Vielen Müttern wird bereits ab dem sechsten Lebensmonat zum Abstillen geraten, da das Stillen mit Beginn des Zahndurchbruchs mit der Entstehung von Karies gleichgesetzt wird. Finden sich erste Anzeichen einer Zahnhartsubstanzschädigung, werden Mütter oftmals beschuldigt, dem Kind mit dem Stillen zu schaden. Doch bei der Kariesentstehung spielen auch andere Faktoren eine große Rolle!

Stillen hat Vorteile für die Mundgesundheit:

- Kalzium, Magnesium und Natrium tragen zur Remineralisierung bei.
- Immunglobuline A und G wirken gegen Kariesbakterien.
- Lysozyme wirken antibakteriell.
- Kopf- und Halsmuskulatur werden gestärkt.
- Ein korrektes Schluckmuster wird erlernt.
- Zahnfehlstellungen werden vermieden.
- Die Mundmotorik wird gefördert.

Theoretisch kann Muttermilch Karies verursachen, besonders das nächtliche Stillen wird häufig in Verbindung mit der frühkindlichen Karies gebracht. Denn Muttermilch enthält Laktose (sieben Gramm pro 100 Milliliter) und kann durch den Kariesleitkeim zu Säure umgewandelt werden. Dagegen spricht:

- Muttermilch ist weniger kariogen als Formula-Nahrung.
- Beim Stillen werden die Zähne kaum mit Muttermilch umspült, da die Brust weit hinten am Gaumen zum Liegen kommt.
- In den ersten zwölf Lebensmonaten hat Muttermilch eine kariesprotektive (schützende) Wirkung.
- Viele Studien zum Kariesrisiko ab dem zwölften Lebensmonat untersuchten nicht Einflussfaktoren wie Ernährung, orale Restriktionen, Zahnhygiene, Mundatmung oder den sozio-ökonomischen Status.

Wenn man ein paar Punkte beachtet, kann man Karies bei Stillkindern vorbeugen:

- Zuckerkonsum vermeiden oder einschränken
- Fluorid regelmäßig und in ausreichender Dosierung verwenden (1000 ppm)
- Auf nutritives Stillen (kein Nuckeln) achten
- Besuche regelmäßig die zahnärztliche Praxis
- Zusätzliche Getränke nur aus dem Becher anbieten

Denk daran: Du entscheidest, welcher Weg der Richtige für euch ist. Nur du weißt, wo eure individuelle Nutzen-Risiko-Bilanz liegt!

Einschlafstillen und Stillen in der Nacht: Auswirkungen auf die Zähne

Einschlafstillen ist ein natürliches Schlafmittel, da die Inhaltsstoffe beruhigend und schlaffördernd wirken. Biologisch gesehen ist es also sinnvoll, dass du dein Baby in den Schlaf stillst. Für Babys und Kleinkinder gibt es zunächst nur einen Weg zum sicheren Schlaf - die Bezugsperson. Kinder brauchen Nähe; ihr Bindungssystem wird aktiviert, sobald sie müde werden.

Vielfach werden Eltern aber davor gewarnt, ihr Baby zum Einschlafen oder zur Beruhigung zu stillen. Damit würden Angewohnheiten antrainiert, die sich im Laufe der Entwicklung nur schwer wieder abgewöhnen ließen. Dabei geht es um die sogenannte Einschlafassoziation: Verknüpfungen, ohne die kein Einschlafen und Durchschlafen mehr möglich sei. Ohne weiter auf Schlafberatung oder Kinderpsychologie eingehen zu wollen, lass dich bitte von solchen Aussagen nicht verunsichern! Kinder können schlafen lernen, allerdings auf Kosten von emotionaler Distanz und ohne Bindungssystem. Sie schlafen alleine ein und durch, wenn sie reif genug dazu sind. Dieser Weg kann über das Stillen erfolgen, aber auch über Milchflasche, Schnuller, Tragen, Streicheln, Trösten. Wichtig ist die Anwesenheit der Bezugspersonen im Rahmen einer sicheren Beziehungsgeschichte.

Da es hier aber natürlich auch um die Zahngesundheit deines Babys gehen soll, dürfen die Auswirkungen auf die Zähne nicht vernachlässigt werden. Solange dein Kind nutritiv an der Brust trinkt, kann nächtliches Stillen und Einschlafstillen als unproblematisch angesehen werden. Sobald sich der Flüssigkeitsstrom im Mundraum aber ändert, zum Beispiel durch Nuckeln an der Brust oder Saugen im Halbschlaf, haben Flüssigkeiten intensiveren und häufigeren Kontakt zu den Zähnchen deines Babys und der pH-Wert im Mund erreicht einen kritischen Wert. Dieser führt zur Demineralisierung an der Zahnoberfläche und kann das Kariesrisiko begünstigen.

Flaschen- und stillunabhängiges Ein- und Weiterschlafen in der Nacht

Es gibt mehrere Gründe, weshalb Eltern ein flaschenunabhängiges beziehungsweise stillunabhängiges Einschlafen forcieren möchten. Das können zahngesundheitliche Gründe sein (wie Karies oder eine Kariesvorstufe), aber zum Beispiel auch der Wunsch nach Abstillen, die körperliche Anstrengung oder Überforderung. Die gute Nachricht: Ein Austausch von »Gewohnheiten« kann möglich sein, wenn du mit deinem Baby im Sicherheitsrahmen bleibst und dich weiterhin an den Bedürfnissen des Kindes orientierst. Folgendes Szenario kannst du probieren:

1. Mache dein Kind bettgehfertig.
2. Lass dein Kind an der Brust oder Flasche trinken, bis es fast eingeschlafen ist.
3. Kurz bevor dein Kind eingeschlafen ist, löse es sanft von der Brust beziehungsweise der Flasche.
4. Natürlicherweise wacht dein Kind dann weinend auf.
5. Stelle dann den Ursprungszustand wieder her.
6. Dein Kind beruhigt sich.
7. Löse dein Kind erneut von der Nahrungsquelle.
8. Wiederhole den Vorgang so lange, bis dein Kind selbstständig ohne Brust beziehungsweise Flasche einschläft.
9. Probiere dies ein paar Tage hintereinander aus, vielleicht schläft dein Kind bald ohne Flasche beziehungsweise Brust ein.

Dieses Szenario kann, muss aber nicht funktionieren. Jedes Kind ist individuell und entwickelt sich einzigartig im eigenen Tempo!

Der Zahnarztbesuch

Ein strahlendes Kinderlachen ist etwas ganz Besonderes und der Beginn eines gesunden Zahnbewusstseins beginnt oft schon in der frühesten Kindheit. Der erste Besuch in der zahnärztlichen Praxis ist ein wichtiger Meilenstein, der Eltern oft mit gemischten Gefühlen erfüllt. Einerseits freuen sie sich darauf, ihr Kind auf seinem Weg zu gesunden Zähnen zu begleiten, andererseits können Ängste und Unsicherheiten auftreten. Insbesondere, wenn Eltern selbst negative Erinnerungen mit dem Besuch in der Praxis verbinden. In diesem Kapitel möchte ich dir helfen, dich bestmöglich auf den ersten Zahnarztbesuch deines Kindes vorzubereiten. Du bekommst Informationen und Ratschläge, die dich dabei unterstützen, die besten Entscheidungen für dein Kind zu treffen und eine positive Erfahrung mit dem Besuch zu schaffen.

Zum ersten Mal in der zahnärztlichen Praxis

Ich beginne mit einer Einführung in die Bedeutung der frühzeitigen Zahnpflege und erkläre dir, weshalb der erste Besuch so früh wie möglich stattfinden sollte. Denn wenn du weißt, warum der erste Zahnarztbesuch so wichtig ist, wirst du automatisch motiviert sein, die regelmäßigen Termine für dein Kind wahrzunehmen.

Wann und wieso?

Je früher du dein Baby mit der Zahnarztpraxis vertraut machst, umso besser. Wenn du mit deinem Kind früh die Zahnarztpraxis besuchst, senkst du nachweislich das Kariesrisiko. Der erste Besuch spielt deshalb eine wesentliche und wichtige Rolle bei der Kariesprophylaxe. Durch die frühzeitige und spielerische Gewöhnung werden positive Erfahrungen mit dem Besuch verbunden. Diese können – im besten Fall – ein Leben lang anhalten.

Sobald der erste Zahn durchgebrochen ist, darfst du einen Termin in der Praxis vereinbaren. Lass dich nicht davon verunsichern, wenn das Personal deinen Terminwunsch belächelt und dir einen späteren Zeitpunkt vorschlägt. Dann kannst du dir sicher sein, dass diese Praxis nicht für Kinder geeignet ist und du solltest, wenn möglich, eine Alternative suchen. Da der Zahndurchbruch individuell unterschiedlich ist, kann es vorkommen, dass bis zum ersten Geburtstag noch kein Zahn im Mund deines Babys vorhanden ist. Spätestens dann solltest du, auch ohne Zähne, einen Termin in der Praxis vereinbaren.

Seit 2019 gibt es in Deutschland die Möglichkeit der zahnärztlichen Früherkennungsuntersuchungen. Ziel der Untersuchungen ist es, ein optimales Gesundheitsverhalten und die optimale Voraussetzung für die Zahn- und Mundgesundheit deines Babys zu etablieren, um Karies, Zahnfleischentzündungen, Zahnverlust und daraus resultierende Folgeerkrankungen rechtzeitig zu erkennen und zu vermeiden. Denn gerade die ersten drei Lebensjahre sind für die Mundgesundheit prägend.

Tipp: Spätestens mit dem ersten Geburtstag deines Kindes solltest du einen Termin in der zahnärztlichen Praxis vereinbaren, auch wenn noch keine Zähne da sind.

1 + 1 = 0

Kleinkinder, die vor dem ersten Geburtstag zum 1. Mal zur Zahnärztin oder zum Zahnarzt gehen, weisen ein deutlich geringeres Kariesrisiko über die gesamte Kindheit auf!

GUT ZU WISSEN

Kinderzahnmedizin wird in Deutschland finanziell nicht besonders gut vergütet. Viele Zahnärzte und Zahnärztinnen müssen sich für die kleinen Patient*innen zusätzlich besonders viel Zeit nehmen. In einigen Praxen sind Kinder deshalb nicht besonders beliebt und auch die Fortbildungen sind in diesem Bereich leider oft mangelhaft.

Vorbereitung auf den Termin

Ein wichtiger Aspekt ist die Vorbereitung auf den ersten Zahnarztbesuch. Denn du kannst zu Hause bereits eine Menge dazu beitragen, dass der Termin erfolgreich wird. Bereite dein Kind in seiner sicheren Umgebung mit vertrauten Bezugspersonen spielerisch auf den ersten Termin vor. Der Bereich des Mundes ist eine sehr sensible Region, viele Babys und Kleinkinder reagieren hier empfindlich auf neue Erfahrungen.

Ihr könnt euch deshalb bereits vorab immer mal wieder gegenseitig in den Mund schauen, auch beim Lieblingskuscheltier oder der Lieblingspuppe können zum Beispiel die Zähne gezählt werden. Ein kleiner Zahnarztkoffer eignet sich dafür besonders gut. Eine Zahnbürste und ein kleiner Handspiegel aus der Drogerie funktionieren aber auch. Lass dein Kind immer mal wieder den Mund weit öffnen und laut »Ahhhh« sagen oder brüllen wie ein Löwe oder Dinosaurier. Zähle deinem Kind auf, was es den Tag über gegessen und getrunken hat und suche nach imaginären Resten im Mund. Auch Bilderbücher zum Thema eignen sich hervorragend, da Kinder ihre Umwelt dadurch schneller und besser wahrnehmen und verstehen können. Zusätzlich wird auf spielerische Weise der Zusammenhang von Aktion und Reaktion erlernt. Eine Liste mit Kinderbüchern, die als sehr gut getestet wurden, findest du im Anhang auf Seite 207.

Neben Büchern gibt es aber auch Serien bekannter Kinderheld*innen, die das Thema spielerisch aufgreifen. Unser Favorit ist *Peppa Wutz Beim Zahnarzt*. Ob das für euch pädagogisch infrage kommt, musst du eigenverantwortlich entscheiden. Kinder sind von Natur aus neuen Erfahrungen gegenüber aufgeschlossen. Wecke deshalb so früh wie möglich die Neugierde deines Kindes auf das Erlebnis »erster Zahnarztbesuch«.

Plane für den ersten Termin genügend Zeit ein und komme am besten 15 Minuten vorher in die Praxis. Dadurch bist du weniger gestresst, kannst eventuell vor Ort noch einmal die Windel wechseln und dein Kind bekommt Zeit zum Ankommen. So kann es die Spielecke erkunden, sich die Räume genauer ansehen und sich mit dem Personal vertraut machen. Am besten ist es, wenn dir die Praxis bereits vorab wichtige Unterlagen und Formulare zukommen lässt, sodass du sie dir zum Beispiel zu Hause downloaden kannst. Häufig beansprucht das Ausfüllen sehr viel Zeit, einige Informationen sind eventuell unbekannt und müssen nachgeschaut werden.

Wähle, wenn möglich, eine für das Kind angenehme Uhrzeit aus. Es vereinfacht die Behandlung, wenn dein Baby ausgeschlafen und satt ist. Gerade bei kleinen Kindern sollten keine weiteren Termine – beispielsweise ein Besuch bei Kinderarzt oder -ärztin, Eltern-Kind-Kurse, oder Babyschwimmen – an diesem Tag erfolgt sein. So seid ihr beide ausgeruht.

Vermeide im Vorfeld angstbehaftete Sätze wie »Es wird nicht weh tun« oder »Du brauchst keine Angst zu haben«. Dein Baby könnte dann denken, es müsse sich vor etwas fürchten. Benutze besser eine neutrale Sprache und versuche so wenig Aufheben wie möglich zu machen.

Früh übt sich

Um dein Baby schon vor seinem ersten eigenen Termin an die Atmosphäre der Praxis zu gewöhnen, kannst du es bereits im Vorfeld zu kleineren Untersuchungen von dir mitnehmen. Am besten geeignet sind kurze Kontrolluntersuchungen; bitte vermeide aber Sitzungen, die länger dauern, wie Füllungstermine, Wurzelkanaltherapie oder das Beschleifen von Zähnen für Zahnersatz. Auch Zahnreinigungen solltest du lieber allein in Anspruch nehmen.

Was wird gemacht?

Häufig passiert beim ersten Termin noch nicht viel, manchmal lässt sich auch gar nicht richtig in den Mund deines Babys schauen – das ist völlig in Ordnung und soll dich nicht beunruhigen. In erster Linie geht es heute um ein gegenseitiges Kennenlernen und einen sanften Einstieg in die Zahnvorsorge. Die Kosten werden übrigens von den gesetzlichen Krankenkassen übernommen. Die Untersuchung umfasst:

- Inspektion der Mundhöhle (wenn möglich)
- Aufklärung der Eltern über Ursachen von Karies und oralen Erkrankungen
- Beratung über Ernährung und Mundhygiene (Nuckelflaschengebrauch, zuckerhaltige Getränke und Nahrungsmittel, Tipps und Tricks zur Verbesserung der Mundhygiene)
- Praktische Putzanleitung
- Fluoridanamnese und Fluoridempfehlungen
- Gegebenenfalls Anwendung von Fluoridlack zur Zahnschmelzhärtung

Es ist hilfreich, wenn dein Kind bei der Untersuchung Körperkontakt zu dir hat. Deshalb solltest du gemeinsam mit ihm auf dem Behandlungsstuhl sitzen. Manchmal hilft auch die »Knie-zu-Knie-Position« weiter, um erfolgreich die Mundhöhle inspizieren zu können. Versuche immer eine Hand auf den Bauch deines Babys zu legen, ohne zu streicheln, vielmehr mit flächigem Handkontakt.

In vielen Bundesländern gibt es bereits den zahnärztlichen Untersuchungspass, welcher dir nach der Behandlung ausgehändigt wird.

Exkurs: Zahnärztlicher Kinderpass

Der Zahnärztliche Kinderpass wird oftmals bereits der werdenden Mutter ausgehändigt und enthält alle wichtigen Zahninformationen für Kinder bis zum sechsten Lebensjahr. Der Zahnarzt oder die Zahnärztin dokumentiert darin alle Kontrolluntersuchungen und Befunde. Außerdem enthält der Zahnärztliche Kinderpass viele wichtige Informationen für die Eltern, die sie über die Zahnpflege ihrer Kleinen wissen sollten. Damit sind sie bestens für den Start gerüstet. Oft kann er einfach in das gelbe Kinder-Untersuchungsheft eingeklebt werden.

Falls dein Bundesland keine Pässe anbietet, kannst du hier den zahnärztlichen Kinderpass für Bayern downloaden: https://shop.blzk.de/blzk/site.nsf/id/li_kinderpass_broschuere.html

Überlege bitte ganz genau, ob deine Anwesenheit im Behandlungszimmer eine wirkliche Hilfe für dein Kind ist. Sollte der Besuch in der Praxis bei dir mit Angstgefühlen behaftet sein, können sich diese auf dein Baby übertragen und du solltest eine andere Bezugsperson für den Termin auswählen. Natürlich nur, wenn es eure Kapazitäten auch zulassen.

Im Anschluss an die Behandlung kannst du dein Kind für das loben, was es gut gemacht hat. Auch wenn die Sitzung vielleicht nicht erfolgreich war, findet sich immer irgendetwas Positives (das Kind hat kurz den Mund aufgemacht, ist mit ins Zimmer gekommen oder hat sich mit der Bezugsperson auf den Stuhl gesetzt). Schimpfe bitte nicht mit deinem Kind vor oder nach dem Termin oder währenddessen. Kinder machen unangemessen Dinge nicht, um uns zu ärgern, es steckt immer ein Bedürfnis dahinter. Und setze dein Kind bitte nicht mit Belohnungsgeschenken unter Druck. In der Regel erhalten die Kinder in der Praxis im Anschluss eine kleine Überraschung.

Nicht die Behandlung ist entscheidend, sondern vielmehr das Gefühl und das Erlebnis, mit denen dein Kind die Praxis verlässt!

Kinderzahnärzt*innen: speziell ausgebildet

Die Wahl des richtigen Zahnarztes beziehungsweise der richtigen Zahnärztin kann entscheidend zum Erfolg oder Misserfolg der Untersuchung beitragen. Die Angst vor der Zahnbehandlung ist keine angeborene Angst: Viele Kinder bekommen sie von den Eltern vermittelt oder die Eltern setzten die Behandlung als Druckmittel ein, damit die Kinder ihre Zähne regelmäßig putzen, mit Sätzen wie: »Wenn du deine Zähne nicht putzt, muss der Zahnarzt bohren!«

Alle Zahnärzt*innen sind darin ausgebildet, Kinder und Jugendliche zu behandeln. Deshalb ist es kein Muss, eine kinderzahnärztliche Fachpraxis aufzusuchen, es hat aber trotzdem Vorteile. Denn Kinder sind eben keine kleinen Erwachsenen.

Kinderzahnärzt*innen sind speziell geschult, das heißt sie erhalten eine spezielle Ausbildung und Fortbildung und bilden sich regelmäßig auf ihrem Gebiet fort. Sie begegnen den Kindern auf Augenhöhe, passen sich der Kommunikation an und nutzen viel Fantasie, um Zähne, Karies und zahngesunde Ernährung den Kindern und Eltern näherzubringen. Sie sind geschult im Umgang mit den Ängsten und Emotionen von Kindern und nehmen sich zudem besonders viel Zeit für ihre kleinen Patient*innen. Wichtig ist dabei eine angenehme Atmosphäre, die durch eine kindgerechte Umgebung und speziell ausgebildetes Personal gegeben wird. Fachlich gesehen sind Milchzähne anders aufgebaut als bleibende Zähne. Bei einer Behandlung ist daher viel Vorsicht und Feingefühl gefragt. Insgesamt haben Kinderzahnärzt*innen einen geschulteren Blick und größeren Erfahrungsstand das Milch- und Wechselgebiss betreffend.

Am wichtigsten ist es aber, dass sich dein Kind wohlfühlt und verstanden fühlt. Oft entscheiden kleinste Nuancen über Sympathie oder Antipathie.

GUT ZU WISSEN

Der Begriff Kinderzahnarzt beziehungsweise Kinderzahnärztin ist in einigen Bundesländern nicht unbedingt an eine spezielle Fortbildung geknüpft. Hier ist es ausreichend, eine gewisse Anzahl an Kindern im Jahr zu betreuen. Wer auf Nummer sicher gehen will, findet hier unter anderem eine Liste mit zertifizierten und fortgebildeten Zahnärzt*innen:

- www.dgkiz.de/kinderzahnarztsuche.html
- www.bukiz.de/eltern/kinderzahnarztsuche

Tipp: Suche dir einen Arzt oder eine Ärztin mit eigenen Kindern – es gibt keine bessere Fortbildung als diese.

Kontrolluntersuchungen

Nach dem ersten Zahnarzttermin sollten weiterhin regelmäßige Kontrollen in der zahnärztlichen Praxis erfolgen, um das Kariesrisiko bei deinem Kind weitmöglichst zu minimieren und Auffälligkeiten frühzeitig zu erkennen. Zusätzlich wird weiterhin die Entwicklung deines Kindes untersucht und beurteilt. Dies ist ein wichtiger Baustein bei der Erkennung und Prävention frühkindlicher Karies (ECC).

In welchen Abständen?

Für Kinder vom sechsten bis zum vollendeten 33. Lebensmonat stehen drei zahnärztliche Früherkennungsuntersuchungen (FU) zur Verfügung. Zwischen den einzelnen Untersuchungen müssen mindestens vier Monate liegen.

- Vom 6. bis zum 9. Lebensmonat erster Zahnarztbesuch (FU1a)
- Vom 10. bis zum 20. Lebensmonat (FU1b)
- Vom 21. bis zum 33. Lebensmonat (FU1c)

Weitere drei Früherkennungsuntersuchungen können ab dem 34. Lebensmonat bis zum sechsten Geburtstag in Anspruch genommen werden (FU2). Diese sind zeitlich angelehnt an die kinderärztlichen Früherkennungsuntersuchungen (U). Hier darf der Abstand zwischen den Untersuchungen nicht kürzer als zwölf Monate sein. Kontrolltermine und Schmerzbehandlungen sind aber immer möglich.

- 34. Lebensmonat bis 3. Lebensjahr (FU2 entspricht der U7a)
- 46. Lebensmonat bis 4. Lebensjahr (FU2 entspricht der U8)
- 5. bis 6. Lebensjahr (FU2 entspricht der U9)

Was wird untersucht?

Auch bei diesen Untersuchungen wird die Mundhöhle deines Kindes ausführlich auf Zahn-, Mund- und Kieferkrankheiten untersucht und das Risiko für Karies eingeschätzt. Eltern und Kind werden über Mundhygiene und zahngesunde Ernährung beraten. Bei Bedarf werden Fluoridierungsmittel zur Schmelzhärtung empfohlen und Fluoridlack aufgetragen. Sollten kariöse Defekte vorhanden sein, werden diese vorrangig therapiert.

Folgende Inhalte sind vorgesehen:

- Inspektion der Mundhöhle
- Einschätzung des Kariesrisikos
- Ernährungs- und Mundhygieneberatung
- Fluoridanamnese
- Gegebenenfalls Plaqueanfärbung
- Putzgewohnheiten
- Mundhygienetraining
- Empfehlung geeigneter Fluoridierungsmittel zur Schmelzhärtung
- Gegebenenfalls Anwendung von Fluoridlack zur Zahnschmelzhärtung

Warum regelmäßige Besuche in der zahnärztlichen Praxis?

Zahnärztliche Früherkennungsuntersuchungen dienen dazu, rechtzeitig, bereits ab dem Babyalter, ein Vertrauensverhältnis zwischen Kind und Zahnärztin beziehungsweise Zahnarzt aufzubauen und regelmäßige Besuche in der Praxis als Normalität anzusehen. Gemeinsames Ziel ist die Gesunderhaltung aller Zähne und die konsequente Vermeidung gefährdender Zahnkrankheiten wie Karies und Parodontitis. Sie dienen als Grundgerüst für alle Menschen in Deutschland, um die besten Voraussetzungen für ein lebenslanges naturgesundes Gebiss zu schaffen. Im Falle von Zahnschäden kann frühzeitig therapiert werden und größere, umfangreichere Sitzungen dadurch vermieden werden. Du ersparst damit deinem Kind Schmerzen und ein Fortschreiten der kariösen Erkrankung.

Durch regelmäßige Vorsorgeuntersuchungen und vor allem mithilfe der Individualprophylaxe für Kleinkinder, Kinder und Jugendliche können Karieserkrankungen und Zahnfleischprobleme bis ins Erwachsenenalter oft vermieden werden. Denn das Motto der modernen Zahnmedizin lautet »vorsorgen statt versorgen«.

FU 1a →	6. bis 9. Lebensmonat (erster Zahnarztbesuch)
FU 1b →	10. bis 20. Lebensmonat
FU 1c →	21. bis 33. Lebensmonat
FU 2 →	bis 3. Lebensjahr (entspricht der U7a)
FU 2 →	bis 4. Lebensjahr (entspricht der U8)
FU 2 →	bis 6. Lebensjahr (entspricht der U9)

Für Kinder bis zum sechsten Lebensjahr sollten Früherkennungsuntersuchungen (FU) wahrgenommen werden.

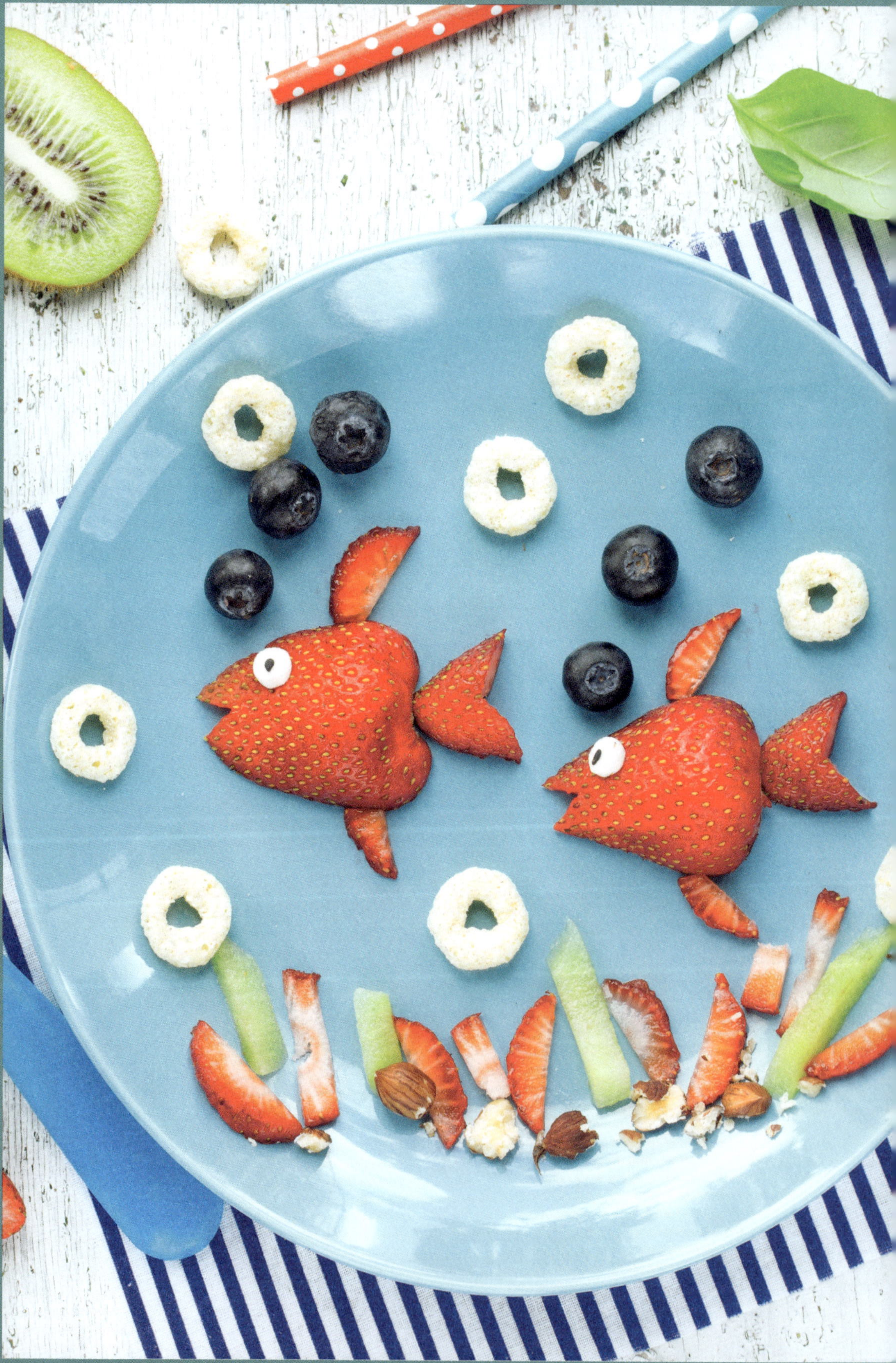

KAPITEL 4

Die beste Ernährung für *gesunde Kinderzähne*

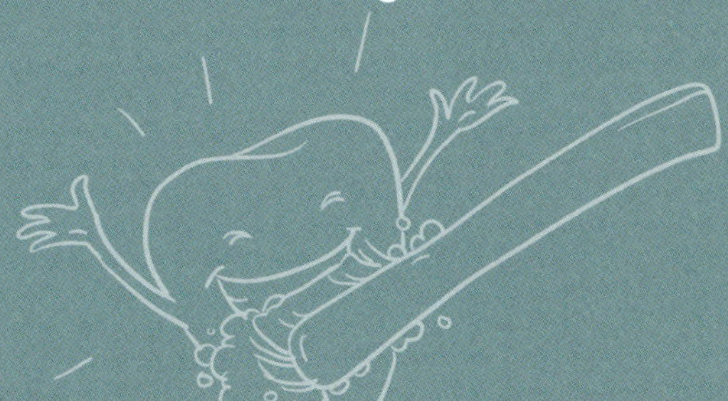

Zahngesunde Ernährung und der Umgang mit Zucker

Die Bedeutung der Zahngesundheit bei Kindern kann nicht oft genug betont werden. Von klein auf ist es entscheidend, gute Gewohnheiten zu entwickeln, welche die Gesundheit der Zähne unterstützen. Eine gesunde Ernährung spielt dabei eine zentrale Rolle. Gerade in der heutigen Zeit, in der viele junge Familien mit einem hektischen Lebensstil konfrontiert sind, hat die Ernährung einen zentralen Einfluss auf unsere Gesundheit und unser Wohlbefinden.

Gesunde Ernährung, gesunde Zähne

Über gesunde Ernährung lässt sich sehr viel schreiben. Hier erfährst du, welchen Einfluss bestimmte Nahrungsmittel und Getränke auf die Zahngesundheit von Kindern haben. Denn gesunde Ernährung lohnt sich in vielerlei Hinsicht. Sie liefert nicht nur alle erforderlichen Nährstoffe, um genügend Energie für den Tag zu haben, sondern auch eine Vielzahl an Stoffen, die deinem Kind dabei helfen, gesund zu bleiben. Zusätzlich werden Zähne und Zahnfleisch mit Mineralien versorgt, welche für den Aufbau und die Festigung der Zähne notwendig sind.

Wer gesunde Zähne haben möchte, muss mehr tun, als nur auf die richtige Zahnpflege zu achten. Denn wissenschaftliche Studien haben gezeigt, dass die Ernährung einen wesentlichen Faktor für die Mundgesundheit darstellt. Das bedeutet allerdings nicht nur, auf Süßigkeiten zu verzichten, sondern auch auf die anderen Lebensmittel und deren Inhaltsstoffe zu achten. Denn leider kann der Einfluss einer ungesunden Ernährung nicht allein durch Fluorid ausgeglichen werden.

Immer mehr Kinder und Jugendliche sind übergewichtig oder adipös. Neben den bekannten allgemeinmedizinischen Folgen kann Übergewicht auch zu zahnmedizinischen Problemen führen. Nach aktueller Studienlage scheint es Zusammenhänge zwischen Adipositas und Karies zu geben, auch scheinen sich Zahnfleischentzündung und Übergewicht gegenseitig zu beeinflussen. Bei Übergewicht beziehungsweise Adipositas liegt ein Ungleichgewicht zwischen Energiezufuhr und Energieverbrauch vor. Die Kalorien-

GUT ZU WISSEN

Die Weltgesundheitsorganisation (WHO) empfiehlt, dass Kinder maximal 10 Prozent ihrer täglichen Energiezufuhr durch Zucker abdecken. Diesen Empfehlungen hat sich auch die Deutsche Gesellschaft für Ernährung (DGE) angeschlossen. Der Prozentwert klingt zunächst abstrakt, gemeint sind damit aber im Durchschnitt knapp 25 Gramm Zucker beziehungsweise sechs kleine Teelöffel bei Kindern ab zwei Jahren. Zur Veranschaulichung: Ein Glas Limonade enthält durchschnittlich bereits 18 Gramm an freiem Zucker. Zu diesen Zuckern zählen der freie Zucker – welcher in Lebensmitteln zugesetzt wird – sowie der Zuckergehalt in Honig und Säften. Fruchtzucker aus unverarbeitetem Obst wird nicht dazugerechnet.

zufuhr ist dabei auf die Ernährung mit hochkalorischen Lebensmitteln mit hohem Zucker- und Fettanteil sowie sehr großen Portionen zurückzuführen. Diese niedermolekularen Kohlenhydrate dienen als Substrat bei der Entstehung von Karies. Dementsprechend wundert es nicht, dass Studien ein erhöhtes Kariesaufkommen bei adipösen Kindern nachweisen konnten. Im Umkehrschluss bedeutet es aber auch, dass bei gesunder Ernährung Kinder weniger Übergewicht und weniger kariöse Defekte aufweisen.

Zucker und Zuckerersatz

Auch wenn er unschuldig aussieht – Zucker steht ganz oben auf der Roten Liste der ungesunden Lebensmittel. Der am häufigsten verwendete und in Lebensmitteln verarbeitete Zucker ist Saccharose, besser bekannt als Haushaltszucker. Aber auch Glukose, Fruktose (Fruchtzucker), Laktose (Milchzucker) und natürliche Süßungsmittel wie Honig sind kariogene Substanzen und bergen somit gesundheitliche Gefahren. Der aktuelle durchschnittliche Zuckerkonsum in Deutschland liegt bei ungefähr 30 Kilogramm im Jahr. Das entspricht etwa 80 Gramm pro Tag beziehungsweise mehr als sechs Esslöffeln Zucker am Tag. Der 11. August zählt in Deutschland als »Kinder-Überzuckerungstag«. Vom 1. Januar bis zu diesem Tag haben Kinder und Jugendliche bereits so viel Zucker konsumiert, wie für ein ganzes Jahr empfohlen wird.

Als praktische Konsequenz würde die Reduktion zuckerhaltiger Lebensmittel eine Reduktion der Karies bedeuten. Ein Großteil des Zuckers in unserer Nahrung ist allerdings versteckt und für Eltern nicht eindeutig erkennbar. Zwei Drittel dieser Menge Zucker verbergen sich in industriell hergestellten Produkten wie zuckerhaltigen Getränken, Backwaren, Brotaufstrichen und Milchprodukten. Daher sind allgemein gehaltene Forderungen, zum Beispiel auf die Zufuhr zuckerhaltiger Nahrung zu verzichten, in der Praxis kaum realisierbar und umsetzbar, denn man kann nur bewusst auf das verzichten, was man kennt. Aber auch Werbung trägt einen Großteil dazu bei, dass Eltern den Zuckergehalt in Lebensmitteln unterschätzen. Denn mit Aussagen wie »ohne Zuckerzusatz«, »nur mit natürlichen Zusätzen« oder »natürliche Süße« wird jungen Familien suggeriert, die Produkte wären besonders gesund und geeignet für die Kinderernährung. Auch ein Produkt »ohne Zuckerzusatz« oder mit »Süße nur aus Früchten« kann einen enorm hohen Zuckergehalt beinhalten. Nur weil dieser von Früchten stammt, macht es ihn in keiner Weise besser. Dieser Effekt wird als »Health-Halo-Effekt« bezeichnet: ein Heiligenschein für ein Produkt, das als gesund gilt, es aber gar nicht ist. Für die Lebensmittelindustrie ist Zucker ein idealer Inhaltsstoff. Er verstärkt den Geschmack, konserviert, dient als Füllstoff, gibt Produkten ihre Struktur, ist leicht verarbeitbar und dazu noch preisgünstig.

Zusammenspiel von Karies und Zucker

Eine der häufigsten Erkrankungen der Zahnhartsubstanz ist die Karies. Im Laufe der Zeit gab es unterschiedliche Theorien zur Entstehung. Heute ist aber bekannt und allgemein akzeptiert, dass sie durch das Zusammenwirken von bestimmten Kariesbakterien und weiteren schädigenden Einflussfaktoren entsteht. Einen wichtigen Punkt spielt dabei das sogenannte Substrat. Kohlenhydratreiche Ernährung ist, neben mangelnder Zahnhygiene, eine der Hauptursachen für frühkindliche Karies. Du weißt bereits, dass Kariesbakterien Kohlenhydrate (wie zum Beispiel Haushaltszucker, Fruchtzucker, Milchzucker oder Stärke) verstoffwechseln und daraus Säuren produzieren. Diese Säuren greifen den Zahnschmelz deines Babys an und lassen ihn porös werden. Ein gelegentlicher Säureangriff ist aber kein Problem, denn du weißt auch, dass der Speichel deines Kindes in der Lage ist, diese Säuren abzupuffern. Dadurch wird der pH-Wert im Speichel wieder neutralisiert. Wenn allerdings immer wieder und in zu kurzen Abständen zuckerhaltige Lebensmittel konsumiert werden, benötigt der Speichel eine längere Zeit, um für einen neutralen pH-Wert zu sorgen. Deshalb sind häufige Zwischenmahlzeiten so gefährlich für die Zahngesundheit deines Babys. Bitte beachte, dass sich diese Punkte nicht auf das Stillen nach Bedarf beziehen. Die überwiegenden positiven Eigenschaften der Muttermilch hast du bereits auf Seite 103 kennengelernt.

Die Bedeutung einer häufigen Zuckeraufnahme zwischen den Mahlzeiten wurde bereits 1944 durch die sogenannte »Stephan-Kurve« bewiesen. Sie zeigt, wie sich der pH-Wert auf der Zahnoberfläche bei Anwesenheit von Kohlenhydraten verhält. Dabei spülten in dieser Studie Proband*innen für zwei Minuten eine 10-prozentige Zuckerlösung (dieses entspricht ungefähr dem Zuckergehalt bekannter Softdrinks wie Cola, Fanta oder Sprite). Kariesbakterien verstoffwechseln diesen Zucker nun zu organischen Säuren, wodurch der pH-Wert auf der Zahnoberfläche stark abfiel und bereits nach etwa 5 bis 10 Minuten Werte zwischen 4 und 5 erreicht hatte. Danach stieg der pH-Wert langsam innerhalb von 30 bis 60 Minuten wieder auf den Ausgangswert. Wichtig für dich zu wissen: Der kritische pH-Wert für Zahnschmelz liegt bei 5 bis 5,5. Unterhalb dieses Wertes kommt es zum Herauslösen von Mineralien aus dem Zahnschmelz.

Die Art des aufgenommenen Zuckers spielt ebenfalls bei der Kariesentstehung eine entscheidende Rolle. Je kürzer die Zuckerketten in der Nahrung sind, zum Beispiel bei Saccharose (Haushaltszucker) oder Glukose (Traubenzucker), desto besser können die Bakterien diese verwerten und desto kariogener sind sie. Lange Zuckerketten, zum Beispiel Stärke, müssen hingegen erst in kurze Ketten gespalten werden, damit sie verwertet werden können, und sind daher weniger kariesfördernd. Nichtsdestotrotz besteht auch bei Stärke ein potenzielles Kariesrisiko.

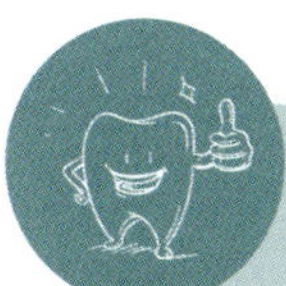

GUT ZU WISSEN

Karies und kariöse Defekte sind bereits bei Steinzeitmenschen nachweisbar. Da es zu dieser Zeit aber keinen Zucker und keinen Ackerbau gab, muss die Kariesentstehung anders erfolgt sein. Es ist bekannt, dass Steinzeitmenschen bei Nahrungsknappheit große Mengen Eicheln bevorrateten und zu sich nahmen. Sie schälten, kochten und zerstampften diese Früchte. Durch diesen Prozess wurde Stärke und Zucker für die Bakterien in der Mundhöhle leicht zugänglich und die Kariesentstehung somit begünstigt.

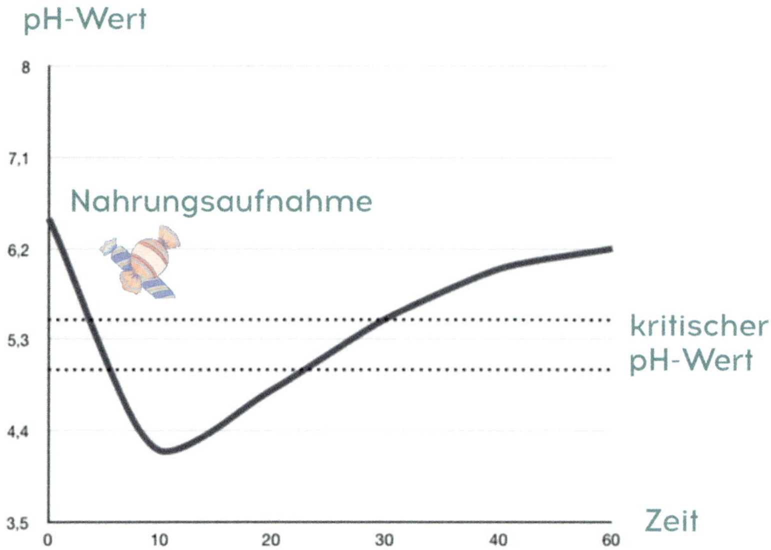

Die Stephan-Kurve zeigt, wie sich der pH-Wert auf den Zähnen bei der Aufnahme von Kohlenhydraten verändert.

»Normale« Zuckerarten erkennen

Für Eltern ist es oft schwierig, Zucker in verarbeiteten Lebensmitteln zu erkennen. Häufig verwenden Hersteller*innen seltsame Namen, um den Inhaltsstoff zu überdecken beziehungsweise zu maskieren. Grundsätzlich solltest du dir merken, dass sich hinter allen Stoffen, die auf *-ose* enden, Zuckerarten verbergen: Laktose, Maltose, Dextrose, Isoglukose und andere. Flüssiger Zucker heißt meistens Sirup, Maissirup oder Glukose-Fruktose-Sirup. Im Körper werden alle diese Verbindungen wiederum in die Grundbausteine Glukose und Fruktose zerlegt, können somit leicht von Kariesbakterien verstoffwechselt werden und den Zahnschmelz durch die Säure angreifen.

Umgang mit Süßigkeiten

Zu viel Zucker schadet den Zähnen, macht übergewichtig und erhöht das Risiko für Allgemeinerkrankungen. Kinder sollten deshalb den sparsamen Konsum von Süßigkeiten lernen. Generell ist es pädagogisch nicht sinnvoll, deinem Kind Süßigkeiten strikt vorzuenthalten. Die WHO empfiehlt allerdings, im ersten Lebensjahr deines Babys auf freie Zucker zu verzichten. Noch besser wäre ein Verzicht bis zum zweiten Geburtstag. Aus praktischer Erfahrung weiß ich als Mutter, dass dieses zwar beim erstgeborenen Kind noch sehr gut umsetzbar ist, mit zunehmender Anzahl an Kindern aber immer schwieriger wird. Deshalb gibt es hier kurze Hilfestellungen zum Umgang mit Süßigkeiten:

- Beziehe alle Bezugspersonen wie Großeltern und weitere Verwandtschaft, Freunde und Bekannte wie Nachbarn in das Thema mit ein, damit sie dich bei der ausgewogenen Ernährung unterstützen.
- Benutze die Süßigkeiten nicht als Belohnung, Druckmittel, Verbot oder als Strafe. Sie bekommen sonst einen emotionalen Wert.
- Vereinbare für das Essen von Süßigkeiten ganz klare Regeln. Beispielsweise einmal am Tag und entweder zu den Mahlzeiten oder am Nachmittag.
- Ermutige dein Kind dazu, auf den Körper zu hören.
- Übe keinen Druck aus.
- Lass dein Kind beim Backen mithelfen, sodass ihr zusammen die einzelnen Zutaten begreifen und kennenlernen könnt.
- Dein Kind soll sich Zeit zum Essen nehmen.
- Vermeide Aussagen wie »Süßes ist ungesund« oder »Obst und Gemüse sind gesund«.
- Nutze Süßigkeiten nicht als Ausgleich für gegessene Lebensmittel.

Getränke wie Limonaden, Fruchtsäfte und Schorlen

Sie sättigen nicht und sind besonders zuckerhaltig. Erschwerend kommt hinzu, dass Hersteller*innen dem Getränk gerne Zitronensäure hinzufügen, um mit der Säure die extreme Süße zu kaschieren. Diese Zitronensäure senkt zusätzlich den pH Wert im Mund deines Kindes.

Babybrei

Achte hier bitte auf die Zutatenliste. Denn viele Babybreie, besonders Abendbreie, enthalten bereits zugesetzten Zucker. Die Kinder kommen sehr früh mit dem Geschmack »süß« in Kontakt und werden darauf trainiert. Und nein, »gut sättigend« bedeutet nicht, dass dein Baby mithilfe des Breis durchschläft.

Babykekse

Kekse speziell für Kinder können bereits zugesetzten freien Zucker enthalten. Die noch sehr empfindlichen und gerade durchbrechenden Milchzähne kommen bereits sehr früh mit dem Inhaltsstoff in Kontakt. Achte deshalb auch hier unbedingt auf die Zutatenliste.

Quetschies

Sie sind ähnlich zuckerhaltig wie Kekse, sättigen nicht und der enthaltene Fruchtzucker wird direkt zur Leber deines Babys transportiert. Zusätzlich muss dein Kind beim Essen keine Kaumuskulatur beanspruchen. Tipp: Verarbeitetes Obst sollte laut WHO höchstens 10 Gramm Zucker pro 100 Gramm enthalten. Achte deshalb auf einen hohen Gemüseanteil und auf die Konsistenz des Quetschies. Füttere immer mithilfe eines Löffels.

Frühstückscerealien

Auch hier ist der Gesamtzuckergehalt meist viel zu hoch. Die WHO empfiehlt einen maximalen Zuckergehalt von 15 Gramm pro 100 Gramm in Cerealien.

Kinderjoghurt

Viele Joghurts speziell für Kinder sind extrem zuckrig. Für Kinder beworbene Joghurts, Frischkäsezubereitungen und Quarks sollten laut WHO höchstens 10 Gramm Zucker pro 100 Gramm enthalten.

Lollis

Sind klebrig und hart und umspülen die Zähne permanent mit Zucker.

Karamell

Ist ebenfalls klebrig, zäh und schwierig zu kauen. Es bleibt lange an den Furchen und in den Rillen der Zähne hängen.

Saure Gummitiere

Sind klebrig, zäh, senken den pH-Wert des Speichels sofort ab und bleiben lange an den Zähnen haften.

Ketchup

Soßen, darunter explizit Ketchup, die sich in ihrer Werbung an Kinder richten, sollten laut WHO keinen zugesetzten Zucker enthalten. Ketchup ist ein süßes und ungesundes Lebensmittel.

GUT ZU WISSEN

Viele Hersteller*innen werben in ihren Produkten mit dem vermeintlich gesunden Inhaltsstoff »Vitamin C«. Häufig handelt es sich dabei um zugesetzte Ascorbinsäure. Sie greift die Zahnoberfläche an und erhöht das Kariesrisiko. Bei einer ausgewogenen und vollwertigen Ernährung ist dein Kind ausreichend mit Vitamin C versorgt!

Zuckerersatz und Zuckeralternativen

Die Gefahren durch zu hohen Zuckerkonsum sind bekannt. Immer mehr Menschen suchen deshalb Alternativen, jedoch ist die Vielfalt an Zuckerersatzstoffen und Zuckeraustauschstoffen verwirrend. Selbst der bekannte Haushaltszucker hat viele Namen: Rübenzucker, Rohrzucker, Rohzucker, Saccharose oder Sucrose. Chemisch gesehen handelt es sich dabei um eine Substanz aus den beiden Grundbausteinen Glukose und Fruktose.

Neben herkömmlichem Zucker gibt es Zuckeraustauschstoffe und Süß- beziehungsweise Zuckerersatzstoffe, die E-Nummern tragen. Sie gehören zu den Lebensmittelzusatzstoffen, die in der EU vor ihrer Zulassung auf gesundheitliche Unbedenklichkeit geprüft wurden.

Zuckeraustauschstoffe

- Xylit (E 967)
- Erythrit (E 968)
- Sorbit (E 420)
- Mannit (E 421)
- Isomalt (E 953)
- Maltit (E 965)
- Lactit (E 966)

Chemisch gesehen handelt es sich um sogenannte Zuckeralkohole. Diese werden ohne Insulin verstoffwechselt und verursachen keinen starken Blutzuckeranstieg. Sie haben häufig weniger Kalorien als der Haushaltszucker und sind nicht kariogen. Kariesbakterien können diese Zuckeralkohole also nicht verstoffwechseln. Laut Gesetz dürfen diese Produkte als zuckerfrei bezeichnet werden. Xylit und Maltit haben die gleiche Süßkraft wie Haushaltszucker. Die anderen Zuckeraustauschstoffe süßen ungefähr halb so stark. Die Nachteile dieser Zuckeraustauschstoffe sind Magen-Darm-Probleme bei übermäßigem Verzehr. Es können Blähungen und Durchfälle auftreten, aber auch Unverträglichkeiten sind häufig. Erste Symptome treten beim Verzehr von 10 bis 20 Gramm am Tag auf.

Xylit

Ein für die Zahnmedizin wichtiger Zuckeraustauschstoff ist der Xylit. Neben seiner Süße bringt er keinen auffälligen Beigeschmack mit sich und ist natürlichen Ursprungs. Ausgangsstoff ist das Birkenholz. Deshalb wird Xylit auch gern als Birkenzucker bezeichnet.

GUT ZU WISSEN

Für viele Vierbeiner wie zum Beispiel Hunde kann der Xylit gefährlich werden. Einige wenige Gramm sind bereits tödlich.

Je nach Herstellungsart enthält Xylit zusätzlich noch Mais oder auch Stroh. Die Süßkraft ist ähnlich stark wie beim Haushaltszucker, der Zuckeraustauschstoff enthält aber nur etwa 50 Prozent der Kalorien. Wissenschaftliche Studien haben gezeigt, dass Xylit besonders zahnfreundlich ist. Zum einen können Kariesbakterien Xylit nicht verstoffwechseln und daraus zahnschmelzgefährdende Säuren produzieren. Zum anderen greift Xylit in den Stoffwechsel bestimmter Kariesbakterien ein und hemmt diesen. Zusätzlich erhöht Xylit den pH-Wert im Mund, da durch den Verzehr ein basisches Milieu erreicht wirkt. Xylit gilt deshalb als zahngesund und ist in vielen Kaugummis und Zahnpflegeprodukten wie Zahnpasta enthalten. Um zusätzlich einen kariesschützenden Effekt zu erzielen, müssten am Tag 15 Gramm Xylit konsumiert werden. Diese Menge ist bei Kindern jedoch nicht zu empfehlen, da es hier schnell zu Durchfallerscheinungen kommen kann. Geringe Mengen (zum Beispiel in der Zahnpasta) wirken sich aber positiv auf die Zahngesundheit aus und sind aus zahnärztlicher Sicht empfehlenswert.

Erythrit

Ein weiterer wichtiger Zuckeraustauschstoff ist das Erythrit. Es wird industriell durch die Gärung aus Mais gewonnen. Erythrit wird in der Regel besser vertragen als Xylit, süßt aber nur halb so stark. Die Kalorienzahl ist aber deutlich geringer als bei Haushaltszucker, deshalb findet man den Stoff in vielen Abnehm- und Diätprodukten. Auch der negative Einfluss auf die Tierwelt ist gering. In wissenschaftlichen Studien konnte eine Reduzierung des Biofilms, der Plaque und der Bakterienanzahl im Speichel nachgewiesen werden. Aufregung erweckte eine Studie im März 2023. Bei Teilnehmer*innen mit schwerwiegender kardiovaskulärer Erkrankung (Herzinfarkt, Schlaganfall) wurde eine gesteigerte Konzentration von Erythrit im Blut nachgewiesen. Weitere Analysen im Reagenzglas ergaben eine beschleunigte Blutgerinnung bei Zugabe des Zuckeraustauschstoffes. In der Studie findet sich allerdings nur ein statistischer Zusammenhang zwischen dem Konsum von Erythrit und dem erhöhten Risiko schwerer kardialer Komplikation. Zusätzlich können die Ergebnisse nicht auf die allgemeine Bevölkerung übertragen werden. Denn die Studienteilnehmer*innen waren bereits vorerkrankt beziehungsweise Hochrisikopatient*innen. Zudem gibt es keine Hinweise darauf, ab welcher

Menge schädliche Effekte auftreten. Es benötigt also weitere Studien, mit großer Fallzahl, um aussagekräftige Ergebnisse zu erhalten. Zusätzlich sollten langfristige Auswirkungen untersucht werden. Wie beim Zucker gilt auch hier: Ein mäßiger Konsum sollte zielführend sein.

Sorbit

Auch Sorbit zählt zu den Zuckeralkoholen. Er wird unter Einsatz von Enzymen aus Weizen- und Maisstärke hergestellt. Im Vergleich zu Haushaltszucker enthält er rund 60 Prozent der Kalorien bei halb so starker Süßkraft. Er wird häufig als Feuchthaltemittel eingesetzt und ist deshalb in vielen Kosmetikprodukten wie zum Beispiel Zahnpasta enthalten. Auch Sorbit kann nicht von Kariesbakterien verstoffwechselt werden. Der Einfluss auf Hunde, Katzen und Kaninchen ist vergleichbar wie mit dem Einfluss von Xylit. In größeren Mengen wirkt der Stoff abführend.

Süß- und Zuckerersatzstoffe

- Acesulfam K (E 950)
- Aspartam (E 951)
- Aspartam-Acesulfam-Salz (E 962)
- Cyclamat (E 952)
- Saccharin (E 954)
- Sucralose (E 955)
- Thaumatin (E 957)
- Neohesperidin DC (E 959)
- Stevia (Steviolglykosid) (E 960)
- Neotam (E 961)

Süßstoffe sind nicht kariogen, wirken sich nicht auf den Blutzucker aus und führen nicht zu einer Insulinausschüttung. Da unser Körper sie nicht verstoffwechseln kann, werden sie unverändert wieder ausgeschieden: Deshalb liefern sie auch keine relevanten Kalorien. Der Einsatz von Süßstoffen bei Kindern ist riskant und nicht empfehlenswert. Denn für Kinder gibt es keine erlaubten Höchstmengen. Zusätzlich sind sie übermäßig süß und überdecken den natürlichen Geschmack des Lebensmittels. Aktuell weiß die medizinische Forschung noch wenig über die Zuckerersatzstoffe beziehungsweise Süßstoffe. Überwiegt der Vorteil oder schaden sie vielmehr? Besonders die langfristigen Folgen bei regelmäßigem Konsum sind noch völlig unbekannt. Auch wenn es derzeit keine eindeutigen Belege für Giftigkeit oder Gesundheitsrisiken gibt, gilt es generell weniger süß zu essen und zu trinken.

Wie gesund sind Agavendicksaft, Kokosblütenzucker und Co wirklich?

Agavendicksaft, Kokosblütenzucker, Ahornsirup, Birnenkraut, Apfelsüße: Alle klingen zwar sehr gesund, bestehen zum überwiegenden Teil aber letztendlich auch aus Zucker. Sie beinhalten lediglich mehr Mineralstoffe als der übliche Haushaltszucker. Der Vitaminanteil dieser Alternativen ist allerdings verschwindend gering. Im Gegensatz dazu sind sie relativ teuer. Erschwerend kommt hinzu, dass diese Produkte häufig auf langen Transportwegen importiert werden müssen. Ein weiteres Problem dieser Alternativprodukte ist der hohe Fruktoseanteil. Wissenschaftliche Studien konnten eine Förderung der Gewichtszunahme und die Bildung einer sogenannten Fettleber bei übermäßigem Konsum fruktosehaltiger Lebensmittel belegen. Durch die hohe Süßkraft kann die Süßpräferenz bei Kindern gesteigert werden. Durch die klebrige Konsistenz sind sie zudem zahnschädigender als normaler Haushaltszucker. Durch den geringen glykämischen Index steigt der Blutzucker langsamer an und Heißhungerattacken werden vermieden. Möchte man auf die genannten Süßungsmittel zurückgreifen, sollten diese nicht anders behandelt werden als Zucker oder Honig.

Kauaktive Nahrung

Speichel und der Speichelfluss bieten einen natürlichen Schutz im Mund und sind besonders wichtig für die Gesundheit im oralen Bereich. Denn Speichel schützt sowohl die Zähne als auch das Zahnfleisch. Er hat die Funktion, den Mundraum zu spülen und stellt die erste Abwehrstation für Krankheitserreger und Keime des Körpers dar. Zusätzlich spaltet er Stärke und Proteine in der Nahrung zur weiteren Verarbeitung im Magen. Darüber hinaus werden durch den Speichel Geschmacksstoffe transportiert. Einer seiner wichtigsten Funktionen ist die Remineralisation der Zahnhartsubstanz zur Reparatur, Härtung und zum Schutz der Zähne deines Kindes. Den meisten Einfluss auf unseren Speichel haben dabei die verzehrten Nahrungsmittel. Die optimalen Bedingungen für einen gesunden Speichelfluss und den Schutz der Zähne sind gegeben, wenn die Zähne frei von Belägen sind. Nur so kann der Speichel an die Zähne herankommen und hat genügend Zeit für die Reparatur. Um einen Angriff durch Zucker über etwa acht Stunden ausgleichen zu können, benötigt der Speichel ungefähr 16 Stunden zur Reparatur. Um diese Regenerationszeit auf sinnvolle Weise zu erreichen, bieten sich besonders gut die Nacht und der darauffolgende Vormittag an. Unter diesem Aspekt entstand der zuckerfreie Vormittag (siehe Seite 128).

Unter den zahlreichen Ernährungsansätzen hat sich, insbesondere in Bezug auf Zahngesundheit, das Konzept der kauaktiven Nahrung herausgebildet. Dieser Ansatz legt den Fokus auf den Konsum von Nahrungsmitteln, welche einen längeren und intensiveren Kauaufwand erfordern. Zusätzlich werden so die Muskulatur des Mundraums als auch die Speichelproduktion positiv beeinflusst. Im Gegensatz zu verarbeiteten und leicht zu kauenden, weichen Lebensmitteln werden dabei Lebensmittel in ihrer natürlichen Form verzehrt. In erster Linie sind das Nahrungsmittel wie Obst, Gemüse, Vollkornprodukte, Nüsse und Samen. Von Natur aus enthalten sie zudem weniger bis gar keinen zugesetzten Zucker.

Unverarbeitete Lebensmittel

Lebensmittel in ihrer natürlichen Form bieten eine Bandbreite von Vorteilen. Dabei haben sie eine positive Auswirkung auf die Mundgesundheit, aber auch auf weitere Systeme und Prozesse im menschlichen Organismus.

Förderung der Mundgesundheit

Das intensive Kauen von kauaktiver Nahrung wirkt sich auch positiv auf die Mundgesundheit aus. Durch das Kauen wird die Speichelproduktion angeregt, was dazu beiträgt, den pH-Wert im Mund zu neutralisieren und das Wachstum von schädlichen Bakterien zu reduzieren. Darüber hinaus stärkt das Kauen auch die Kiefermuskulatur und fördert die Durchblutung im Mundraum. Zusätzlich sind kauaktive Nahrungsmittel in der Regel unverarbeitet und ohne zugesetzten Zucker.

Verbesserung der Verdauung

Der längere und intensivere Kauvorgang hilft dabei, die Verdauung zu verbessern. Durch das gründliche Kauen werden die Nahrungsmittel besser zerkleinert und vorverdaut, was die Aufnahme von Nährstoffen erleichtert. Darüber hinaus signalisiert es dem Körper deines Kindes, dass in diesem Moment Essen aufgenommen wird, und aktiviert die Produktion von Verdauungsenzymen.

Bessere Gewichtskontrolle

Kauaktive Nahrungsmittel erfordern mehr Zeit und Mühe beim Essen, was dazu führt, dass dein Kind langsamer isst und bewusster auf das Sättigungsgefühl achtet. Dadurch kann dein Kind besser kontrollieren, was es isst, und ein Überessen wird vermieden. Ein gesünderes Körpergefühl wird entwickelt und dieses wiederum verringert das Risiko von Übergewicht.

Verbesserung der Nährstoffaufnahme

Das gründliche Kauen von kauaktiver Nahrung hilft nicht nur bei der Verdauung, sondern auch bei der Freisetzung von Nährstoffen aus den Lebensmitteln. Durch das Kauen werden die Zellstrukturen der Lebensmittel aufgebrochen, was die Aufnahme von Nährstoffen im Verdauungstrakt deines Kindes erleichtert. Dies bedeutet, dass der Körper eine bessere Ausbeute aus den verzehrten Lebensmitteln erhält.

Zuckerfreier Vormittag

Das Konzept »Zuckerfreier Vormittag« ist bereits in vielen Kitas, Kindergärten und Schulen bekannt und etabliert. Er beginnt nach dem ersten Frühstück – welches zu Hause stattfinden sollte – und endet mit dem Mittagessen. Dadurch soll die Remineralisationszeit (siehe Seite 126) für die Zähne verlängert werden. Andernfalls erhöht sich leider das Kariesrisiko für alle Kinder der Einrichtung. Zusätzlich prägt der zuckerfreie Vormittag das Essverhalten der Kinder. Sie entdecken, probieren, experimentieren und dürfen autonom vieles selbst machen. Dadurch lernen sie die Lebensmittel kennen und lieben und gute Ernährungsgewohnheiten werden von klein auf gefördert.

Bestandteil des zuckerfreien Vormittages ist zudem das Trinken von zuckerfreien Getränken aus dem offenen Becher. Kinder sollen ausschließlich Wasser, Mineralwasser und ungesüßten Tee trinken (Kräutertees in kleinen Mengen). Auch in den jeweiligen Einrichtungen sollen diese Durstlöscher den Kindern den ganzen Tag zur Verfügung stehen. Damit werden Zähne vor häufigen Zuckerimpulsen geschützt und eine ausreichende kalorienfreie Flüssigkeitszufuhr gewährleistet. Gleichzeitig ist der zuckerfreie Vormittag die Lösung für den Umgang mit dem Thema Süßigkeiten, denn Kinder dürfen naschen! Mit Genuss und ohne schlechtes Gewissen nach dem Mittagessen oder am Nachmittag.

Was bedeutet das jetzt im Einzelnen? Nach dem ersten Frühstück zu Hause und dem Zähneputzen im Anschluss essen die Kinder in der Einrichtung bis zum Mittagessen nur Lebensmittel, die gut gekaut werden müssen, naturbelassen und ohne freie Zucker sind. Obst und Gemüse enthalten zwar Zucker verschiedenster Art, jedoch fließt beim Kauen eine große Menge an Speichel, sodass dieser den Zucker kompensiert. Kinder trinken einen Durstlöscher ohne Zucker. Dazu zählen auch pure Milch (Hinweis: Milch zählt hier nicht als Getränk, sondern gehört zu den Frühstücksbausteinen). Durch das Trinken aus dem offenen Becher üben alle Kinder zudem das richtige Schlucken, welches eine entscheidende Grundlage für das kräftige Kauen, das deutliche Sprechen und damit eine gute Sprachentwicklung ist. Die pädagogischen Fachkräfte besetzen Obst und Gemüse mit positiven Begriffen (zum Beispiel »Oh die Karotte schmeckt ganz süß«). Zusätzlich entfallen kontraproduktive Begriffe wie »gesund« und »ungesund«, da sie keine Verhaltensänderung bei Kindern bewirken können. Kinder sollen lernen, wie man ein Brot schmiert, Wasser in einen Becher füllt, wie man einen Apfel oder eine Paprika schneidet. Sie dürfen also bei der Frühstücksvorbereitung mithelfen. Gleichzeitig werden dadurch die sozialen, emotionalen, kognitiven und motorischen Fähigkeiten und Fertigkeiten trainiert. Da Kinder häufig genauso frühstücken wollen wie in der Einrichtung, führt dieses zu einer Veränderung der Essgewohnheiten auch zu Hause. Beispiele für zahngesunde Lebensmittel können sein:

Brot

- Vollkorntoastbrot
- Laugenbrezel
- Fladenbrot
- Mehrkornbrot
- Knäckebrot
- Vollkornbrot
- Mischbrot
- Körnerbrötchen
- Sesam- oder Mohnstange

Frisches Obst

- Äpfel
- Birnen
- Mandarinen
- Pflaumen
- Weintrauben
- Nektarinen
- Aprikosen
- Melonen
- Erdbeeren
- Kiwis

Belag und Aufstrich

- Butter oder Margarine
- Schnittkäse
- Frischkäse
- Pflanzliche Aufstriche (Tomate, Paprika, Linse ...)
- hart gekochte Eier

Gemüse (je nach Jahreszeit)

- Möhren
- Gurke
- Kohlrabi
- Rote oder gelbe Paprika
- Tomaten
- Radieschen
- Stangensellerie
- Zucchini
- Roher Blumenkohl
- Fenchel
- Oliven

Müsli und Nüsse

- Haferflocken
- Nüsse
- Nussmus
- Samen
- Kerne
- Dinkelflakes

Milch und Milchprodukte

- Kuhmilch
- Pflanzendrinks (auf Inhaltsstoffe achten)
- Naturjoghurt
- Pflanzenjoghurt ohne Zucker
- Dickmilch
- Buttermilch
- Speisequark

Getränke

- Wasser
- Mineralwasser
- Ungesüßter Tee

Beispiele für zahnungesunde Lebensmittel

- Gezuckerte Trockenfrüchte wie Rosinen und getrocknete Aprikosen, Datteln, Feigen oder Mango
- Alle getrockneten und gezuckerten Obstchips wie zum Beispiel Apfel- und Bananenchips
- Smoothies und Quetschies
- Süße Getränke wie Limonaden, Nektar, Fruchtsaftgetränke, Fruchtsäfte und Saftschorlen
- Gesüßte Früchte- und Kräutertees (roter Früchtetee hat ein hohes erosives Potential und sollte deshalb in Maßen getrunken werden)
- Süßungsmittel sind wegen der Prägung auf »süß« ebenso zu meiden
- Milchmixgetränke

Das Zahnmännchen-Symbol

Lebensmittel und Getränke ohne Zucker helfen, die Zähne gesund zu erhalten. Doch längst nicht alle »zuckerfreien« Produkte sind auch zahnfreundlich. Manchmal sind es versteckte Zucker, die auf den ersten Blick nicht auffallen, oder ein hoher Säuregehalt setzt den Zähnen zu. Nur mit Tests im Mund von Proband*innen kann wissenschaftlich nachgewiesen werden, ob ein Produkt zahnfreundlich ist. Dabei gelten strenge festgelegte Kriterien und Vorgaben. Erst, wenn weder Karies noch andere Säureschäden an der Zahnoberfläche verursacht werden, wird das sogenannte Zahnmännchen-Symbol vergeben. Es ist in der Schweiz seit März 2021 als Garantiemarke gültig und parallel auf EU-Ebene seit November 2021 als Gewährleistungsmarke für die Produktgruppen Nahrungs- und Genussmittel sowie Lebensmittelzusatzstoffe, Zahnreinigungs- und Zahnkosmetikprodukte und für Hilfsmittel für die Zahnpflege eingetragen. Das Zahnmännchen-Symbol ist geschützt und darf nur von Produkten getragen werden, die eine spezielle Prüfung erfolgreich absolviert haben. Die Hersteller*innen erhalten hierfür ein

Zertifikat. Laut Landeszahnärztekammer wird das Zahnmännchen weltweit als Zeichen sowohl für zahnfreundliche Süßwaren als auch für Zahngesundheit begriffen. Es stärkt damit das Vertrauen der Verbraucher*innen. Es stellt eine leicht identifizierbare Hilfe dar und transportiert die Philosophie der »Aktion Zahnfreundlich« zur zahngesunden Ernährung: keine Verbote, sondern kluge Alternativen und leicht umsetzbare Ernährungstipps. Leider ist darauf hinzuweisen, dass die so gekennzeichneten Süßigkeiten häufig Fruktose (Fruchtzucker) enthalten und/oder Zuckeraustauschstoffe wie z.B. Sorbit oder Xylit. Aufgrund ihrer langsamen Aufnahme im Darm sollten Kinder diese nur in sehr begrenzten Mengen aufnehmen. Nebenwirkungen können Blähungen oder Durchfall sein. Mit Fruktose werden zudem immer häufiger Unverträglichkeiten verbunden. Zusätzlich wird dein Kind an den Geschmack »süß« herangeführt. Deshalb die Empfehlung an Eltern: Orientiere dich nicht ausschließlich an diesem Zeichen, sondern schränke allgemein den Verzehr gesüßter Lebensmittel und Getränke ein.

Mit der Garantie- und Gewährleistungsmarke ZAHNMÄNNCHEN werden vor allem Süßigkeiten und Getränke ausgezeichnet, die garantiert wissenschaftlich getestet sind und nachweislich weder Karies noch sonstige Säureschäden an der Zahnoberfläche verursachen

Trinken lernen und die Wahl der Getränke

In den ersten Monaten sollte dein Baby ausschließlich Muttermilch beziehungsweise Formula-Nahrung erhalten. Die Empfehlungen, zusätzlich Wasser oder ungesüßten Tee zum Stillen zu verabreichen, sind veraltet. Erst sobald du mit der Beikost beginnst, kannst du deinem Baby die ersten Getränke anbieten. Hierbei sollte ausschließlich stilles Trinkwasser oder Mineralwasser das Getränk deiner Wahl sein. Wasser ist ein essenzieller Bestandteil unseres Körpers und lebensnotwendig. Zudem stellt Wasser keine Gefahr für die Zähne dar, sondern fördert die Mundgesundheit deines Babys. Biete deinem Kind Getränke direkt aus dem offenen Becher an. So gewöhnt es sich erst gar nicht daran, den Durst aus der Flasche zu stillen, beziehungsweise ständig daran zu nuckeln. Für unterwegs eignen sich ebenfalls kleine Becher. Du kannst aber auch zum Beispiel leere und ausgewaschene Babygläschen mit Wasser füllen und für unterwegs nutzen. Trinklernbecher sind leider nur für Eltern geeignet, nicht aber für Kinder. Der ständige Gebrauch von Trinklernhilfen gefährdet die Mundmotorik, das Sprechen und die myofunktionelle Entwicklung deines Babys. Zu langes Trinken aus einer Nuckelflasche oder einem Trinklernbecher beeinträchtigt die Entwicklung des richtigen Schluckmusters. Die Zunge deines Kindes wird dabei weit nach vorne in Richtung Zähne gedrückt. Die physiologische Zungenruhelage liegt aber oben am Gaumen. Das hat negative Auswirkungen auf die Atmung, die Mundmotorik und die myofunktionelle Entwicklung. Auch bekannte Trinklernbecher mit Membran beziehungsweise sogenannte 360-Grad- Becher haben wenig mit dem normalen Schlucken zu tun. Deshalb ist das natürlichste und beste Trinken durch die Verwendung eines normalen offenen Gefäßes gewährleistet. Ganz zu Beginn kannst du mit Espressotassen oder Schnapsgläsern dein Kind beim Trinkenlernen unterstützen. Du trainierst damit die Zunge und die richtige Haltung. Denke daran: Nichts zu verschütten sollte nicht das primäre Ziel sein. Das Trinken soll als Lernprozess verstanden werden, den wir als Eltern begleiten und unterstützen können. Wenn du dennoch Trinklernhilfen nutzt, sollten diese spätestens ab dem 18. Lebensmonat »abtrainiert« werden.

Strohhalmbecher können als Zwischenschritt, unterwegs oder in Kita und Kindergarten genutzt werden. Zusätzlich trainiert dein Baby dabei die Mund- und Gesichtsmuskulatur. Achte dabei auf Folgendes:

- Kürze den Strohhalm so weit wie möglich, damit dein Baby nur noch die Lippen darumlegen muss.
- Der Strohhalm sollte flexibel, aber auch fest genug sein, damit dein Baby an den Lippen unterstützt wird.
- Der Querschnitt sollte dünn gewählt werden.
- Unterstütze dein Baby dabei, dass der Becher zu dessen Mund kommt und nicht andersherum.

Vermeide zudem Becher mit Griffen, Klicköffnung, Kippneigung und Flüssigkeitsdosierung. Diese vermeintlichen Hilfsmittel beeinträchtigen dein Baby in der feinmotorischen Entwicklung.

Als Alternative zum Wasser kannst du gerne ungesüßten Tee anbieten. Bitte beachte, dass viele Kräutertees auch Heilmittel enthalten und deshalb nur bei Bedarf und nicht jeden Tag zum Trinken gegeben werden sollten. Im Gegensatz dazu sind viele Früchteemischungen nicht zu 100 Prozent zuckerfrei, da sie Fruchtzucker enthalten. Aber gerade bei älteren Kindern oder eher trinkfaulen Kindern kann ein wenig Abwechslung zu mehr Lust am Trinken verhelfen. Hierfür eignet sich *Infused Water* – Wasser mit frischem Obst, frischen Kräutern oder zum Beispiel auch Gurkenscheiben, welche das Wasser aromatisieren. Besonders im Sommer sorgen sie für eine extra Erfrischung.

Kariesursache Nummer eins: zuckerhaltige Getränke

In Deutschland konsumieren wir pro Kopf jährlich mehr als 80 Liter zuckerhaltige Getränke. Dass zuckerhaltige Getränke nicht nur Karies begünstigen, sondern generell ungesund sind, wissen viele Eltern. Trotzdem werden täglich große Mengen davon getrunken. Zuckerhaltige Getränke zählen zu einer der Hauptursachen der frühkindlichen Milchzahnkaries (ECC). Deshalb wird sie auch gerne als Nuckelflaschenkaries bezeichnet. Die Kombination aus mangelnder Zahnpflege mit der hochfrequenten Aufnahme zuckerhaltiger Getränke, zwischendurch und auch nachts, führt zur Demineralisation der Zahnhartsubstanz und gibt dem Speichel keine Chance zur Remineralisation. Durch das permanente Flaschennuckeln, oft auch nachts, werden besonders die oberen Schneidezähne ständig mit süßen Getränken umspült. Je häufiger diese kariogene Nahrung konsumiert wird, desto schneller entsteht die frühkindliche Milchzahnkaries.

Aber nicht nur der Zucker ist bei Getränken ein Problem für die Zähne, sondern auch der Säuregehalt. Limonaden, Eistee und Saftschorlen greifen zusätzlich den Zahnschmelz an.

Saftschorlen, Milch- und Pflanzenmilch, Kakao, Limonaden

Viele Eltern unterschätzen oftmals den Zuckergehalt von Getränken. Besonders bei Fruchtsaft oder Saftschorlen wird ihnen suggeriert, dass diese wichtige Vitamine enthal-

GUT ZU WISSEN

Warum fällt es so schwer, generell auf Zucker zu verzichten? Wissenschaftliche Studien konnten zeigen, dass Zucker ähnliche neurobiologische Effekte zu haben scheint wie Rauschgift und Drogen. Es ist bekannt, dass Zucker zur Ausschüttung von Dopamin im Gehirn führt und die Belohnungskaskade aktiviert.

ten und gesund seien. So enthält ein Glas frisch gepresster Orangensaft (250 Milliliter) durchschnittlich 27 Gramm Zucker. Das entspricht in etwa dem Zucker in einem Glas Cola. Zwar entsteht durch ein Glas Saft noch keine Karies, gefährlich wird es aber, wenn Kinder permanent Zugang zu zuckerhaltigen Getränken haben. Kinder, die immer wieder über den Tag verteilt Schluck für Schluck trinken, sind besonders gefährdet. Durch die ständigen Zuckerimpulse wird der pH-Wert im Mund reduziert. Mineralien werden aus dem Zahnschmelz herausgelöst, der Zahn wird porös und Karies bildet sich. Auch Saftschorlen sind keine guten Alternativen. Hier ist es von Vorteil, wenn du die Schorle selbst zubereitest. Denn Produkte aus dem Handel sind häufig viel zu zuckerhaltig (hoher Fruchtzuckergehalt beziehungsweise Zuckergehalt). Am besten ist ein Mischungsverhältnis von eins zu fünf, sprich ein Teil Saft auf fünf Teile Wasser.

Kuhmilch enthält den bekannten Milchzucker (Laktose), welcher ebenfalls von Kariesbakterien verstoffwechselt werden kann und dadurch als kariogen einzustufen ist. Daneben enthält Kuhmilch einen hohen Gehalt an Kalzium (durchschnittlich 120 Milligramm auf 100 Milliliter). Dieses Kalzium ist wichtig für eine gesunde Zahn- und Knochenentwicklung. Dennoch sollte Milch nicht als Getränk, sondern vielmehr als Mahlzeit angesehen werden.

Der Zuckergehalt von Pflanzenmilch unterscheidet sich teilweise sehr stark. Eine pauschale Angabe ist deshalb nur schwer möglich. Der Zuckergehalt entsteht durch die Umwandlung von Stärke in Zucker. Deshalb schmeckt diese Milch auch süßlich. Den stärksten Zuckergehalt hat dabei die Hafermilch. Teilweise werden zwei Zuckerwürfel pro 100 Milliliter gemessen. Hierbei handelt es sich um natürlichen Zucker, deshalb deklarieren die Hersteller*innen die Milch als zuckerfrei. Aussagen wie »ohne Zuckerzusatz« oder »ungesüßt« bedeuten demzufolge nicht gleichzeitig weniger Zucker. Insgesamt enthält Pflanzenmilch auf Hafer- und Reisbasis mehr Zucker als andere pflanzliche Alternativen. Ein Blick auf die Nährwerttabelle lohnt sich also.

Eine weitere Zuckerbombe ist Trinkschokolade. Viele fertige Pulver für Kinder enthalten bis zu 80 Prozent Zucker, der restliche Teil besteht aus Kakao und anderen Zusatzstoffen. Oftmals werden diese dann als »kakaohaltige Getränkepulver« deklariert. Pro Glas bedeutet dieses bis zu acht Stück Würfelzucker, die dein Kind trinkt. Allein durch dieses Getränk überschreitet es die täglich empfohlene Zuckermenge. Eine Alternative ist das reine Kakaopulver beziehungsweise purer Kakao. Du kannst diesen mit Zimt oder Vanille vermengen und den Zuckergehalt selbst bestimmen.

Kakaogehalt verschiedener Kakaopulver	
Kakaohaltiges Getränkepulver	bis zu 80 Prozent Zucker und nur wenig Kakao
Trinkschokolade	mindestens 25 Prozent Kakao, der Rest Zucker
Schokoladenpulver	mindestens 32 Prozent Kakao
Reines Kakaopulver	100 Prozent Kakao, frei von Zucker und Zusätzen

Softdrinks, zuckerhaltige Limonaden, Eistee und Co führen wissenschaftlich nachweislich zu ernährungsbedingten Krankheiten wie Übergewicht, Fettleibigkeit und Diabetes. Aber auch für die Zähne sind diese Getränke besonders gefährlich. Ein Glas Coca-Cola enthält circa sieben Zuckerwürfel. Zusätzlich enthalten diese Getränke aber auch Säure, meist Zitronensäure, welche den pH- Wert im Mund weiter absenkt. Hierdurch wird der Zahnschmelz nicht nur durch Kariesbakterien, sondern auch durch Säuren angegriffen. Light- oder Zero-Produkte enthalten keinen Zucker, sind aber mit Süßungsmitteln versetzt. Diese sind für Kinder nicht empfehlenswert.

Exkurs: Zuckersteuer

Der aktuelle Bundesernährungsminister Cem Özdemir (Bündnis 90/ Die Grünen) appelliert an die Lebensmittelindustrie: »Bitte reduzieren Sie den Anteil des Zuckers« und fordert unter anderem die verpflichtende Reduzierung dieses Inhaltsstoffes. Bisher gibt es nur die freiwillige Selbstverpflichtung der Hersteller*innen. Doch derzeitige Zahlen zeigen, viele Produkte für Kinder enthalten weiterhin viel zu viel Zucker. Diese Strategie ist offenkundig gescheitert. Leider gibt es zum heutigen Zeitpunkt in der Regierung keine Mehrheit für eine Zuckersteuer, wie sie beispielsweise in Großbritannien mit Erfolg eingeführt wurde.

GUT ZU WISSEN

Viele Hersteller*innen von Softgetränken mengen ihren Produkten Zitronensäure zusätzlich bei, damit sie besser schmecken und den Süßgeschmack maskieren.

Wenn der Beikoststart nicht gelingen will

Jedes Kind entwickelt sich individuell unterschiedlich und nach eigenem Tempo. Auch wenn es konkrete Zeiten für den Beginn der Beikost gibt, achte unbedingt auf Beikostreifezeichen. Denn um mit festen Nahrungsmitteln zu beginnen, sollte dein Kind sowohl motorisch als auch kognitiv dazu in der Lage sein. Folgende Reifezeichen sollten erfüllt sein, damit dein Baby bereit für feste Nahrung ist:

- Dein Baby kann den Kopf bereits selbstständig unter Kontrolle halten.
- Dein Kind kann (mit leichter Unterstützung) aufrecht sitzen.
- Dein Baby kann gezielt die Hand zum Mund führen (Hand-Mund-Koordination).
- Der Zungenstoßreflex ist nicht mehr stark ausgeprägt oder verschwunden.
- Dein Baby zeigt deutliches Interesse am Essen.
- Dein Baby macht eindeutige Kaubewegungen.

Mach dir bitte keine Sorgen, falls dein Baby in diesem Alter noch keine Zähne haben sollte. Denn diese sind nicht notwendig, um mit der Beikost zu beginnen. Der Kiefer und die Kaumuskulatur sind so stark, dass auch festere Lebensmittel zermahlen werden können. Zusätzlich sorgt der Speichel dafür, dass die Nahrungsmittel eingespeichelt und besser gekaut werden können.

Mache dir bewusst, dass die Einführung der Beikost eine große Umstellung für dein Baby bedeutet. Gelingt es auch nach mehreren Anläufen nicht, mit der Beikost zu beginnen, obwohl die Anzeichen erfüllt sind, können verschiedene Ursachen der Grund dafür sein. Eine Ursache könnte ein verkürztes Zungenband sein.

Orale Restriktionen im Kleinkindalter

Uneingeschränkte Zungenbewegung und gutes Kauen sind Voraussetzungen für die erfolgreiche Nahrungsaufnahme. Liegen hier Funktionseinschränkungen vor, kann dies zu Problemen bei der Aufnahme fester Nahrung in jedem Alter führen. Gerade Kinder mit verkürztem Zungenband gelten als mäkelige Esser, die nur bestimmte Nahrungsmittel essen können oder wollen und bestimmte Konsistenzen ablehnen. Orale Restriktionen können bereits in den ersten Lebenstagen zu Stillproblemen bei Mutter und Kind führen. Manchmal werden diese allerdings nicht erkannt oder sie manifestieren sich erst zu einem späteren Zeitpunkt wie zum Beispiel mit Beginn der Beikost. Die Symptome sind vielfältig, können alle Bereiche des orofazialen Systems (Mund- und Gesichtsbereich) betreffen und somit die Lebensqualität der betroffenen Kinder teilweise massiv einschränken. Mögliche Symptome im Kleinkindalter beim Essen können sein:

- Frustration beim Essen
- Schwierigkeiten bei fester Kost
- Langsames Essen
- Schmatzen
- Mahlzeiten werden nicht aufgegessen
- Essen über den Tag verteilt
- Essen wird in den Wangentaschen gespeichert
- Wählerisches essen, sogenannte *Picky eater*
- Lebensmittel werden mit den Fingern aus dem Mund geholt
- Stillprobleme (bereits als Säugling)
- Essen mit offenem Mund
- Würgereiz
- Reflux
- Ausspucken von Nahrung
- Kein Kauen
- Kein Schlucken
- Verschlucken

GUT ZU WISSEN

Da die Problematik so vielseitig ist, muss unbedingt eine ganzheitliche Abklärung erfolgen. Um unnötige Eingriffe zu vermeiden, müssen auch immer Differenzialdiagnosen in Betracht gezogen werden. Hierfür stehen Expert*innen zur Verfügung, die speziell in dieser Thematik fortgebildet sind. Die Behandlung erfolgt im Team! Weitere Unterstützung und Beratung bekommst du hier: www.defagor.de

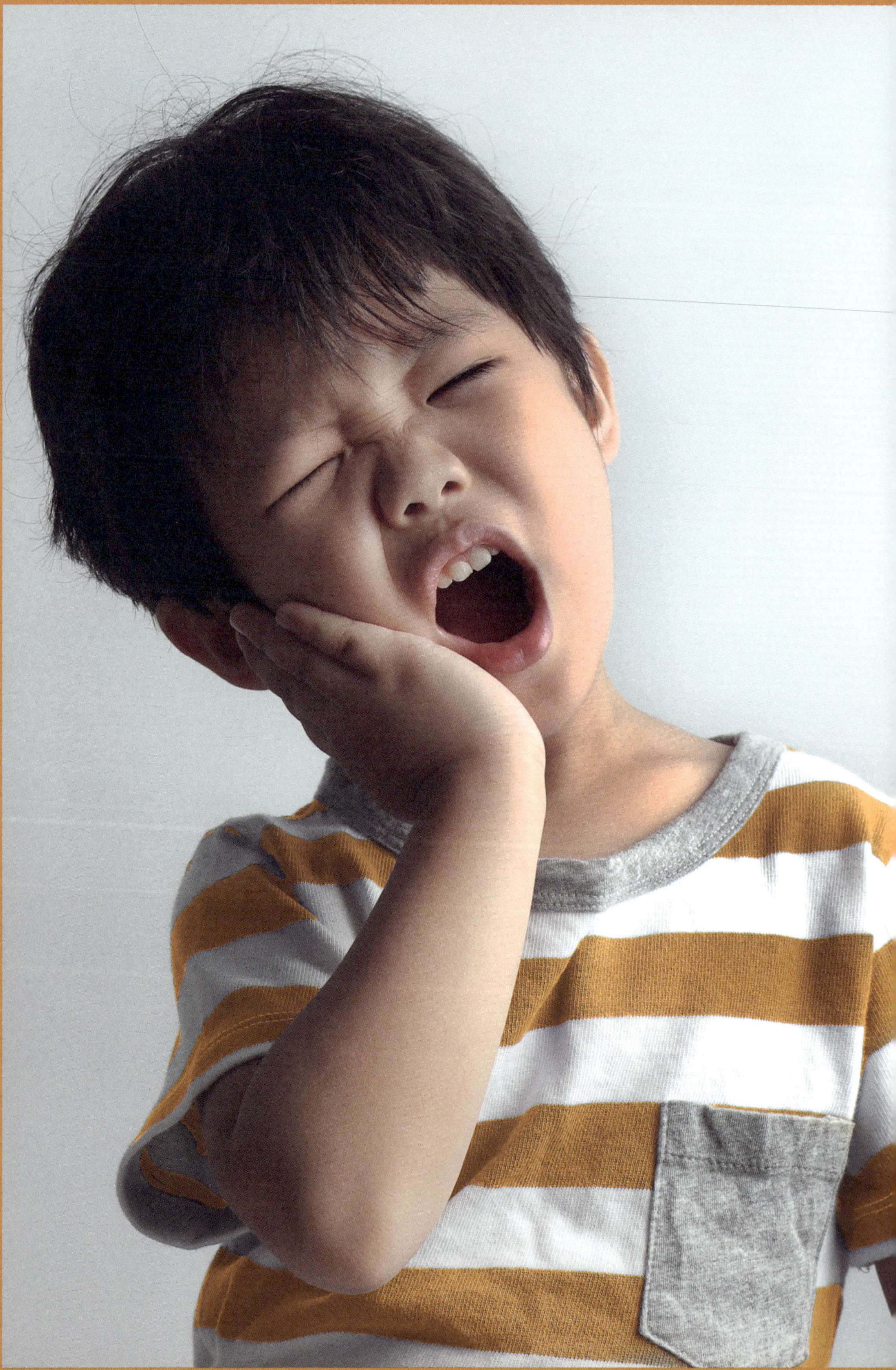

KAPITEL 5

Karies und andere Erkrankungen: Prophylaxe und Behandlung

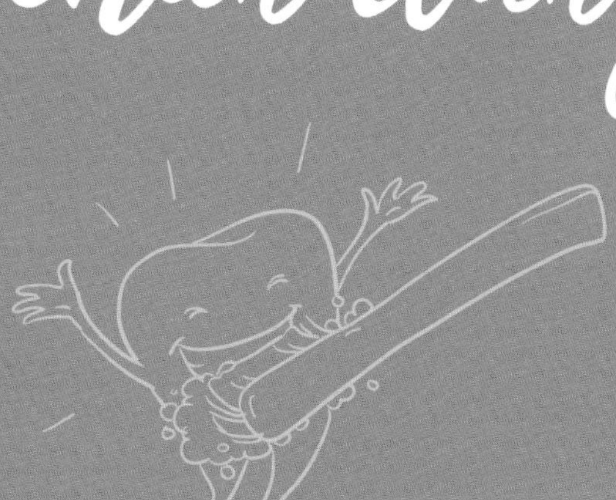

Karies und Kariesvorstufen erkennen

Karies ist eine der häufigsten chronischen Erkrankungen bei Kindern weltweit und betrifft insbesondere das Milchzahngebiss. Nach einem Ranking der Weltgesundheitsorganisation (WHO) zu den Behandlungskosten für chronische Erkrankungen steht die Karies weltweit an vierter Stelle. Die fünfte deutsche Mundgesundheitsstudie stellte zwar einen Kariesrückgang bei den zwölfjährigen Kindern fest, allerdings ist sie bei jüngeren Kindern, insbesondere an den Milchzähnen, noch weit verbreitet. Besonders hoch ist dabei der Anteil nicht behandelter kariöser Zähne. Karieswerte bei untersuchten Dreijährigen liegen im Bereich der Werte aus den letzten Jahrzehnten. Damit besteht in Deutschland ein deutliches Optimierungspotenzial bezüglich der Mundgesundheit im Milchgebiss. In diesem Kapitel geht es um die Karies und ich beleuchte die Herausforderungen, mit denen Eltern, Zahnärzt*innen und das Gesundheitssystem konfrontiert sind.

Was ist eigentlich Karies?

Karies leitet sich aus dem Lateinischen ab und bedeutet so viel wie »Morschheit« oder »Fäulnis«. Und dieser Begriff beschreibt sehr gut, was mit dem Zahn deines Babys passiert, wenn Kariesbakterien die Zahnhartsubstanz angreifen: Er wird morsch, weich und porös. Im Laufe der wissenschaftlichen Forschung gab es immer wieder neue Erkenntnisse und Theorien, wie sich Karies entwickelt. Heute weiß man, dass die Erkrankung multifaktoriell bedingt ist, das heißt, mehrere Einflüsse und Voraussetzungen müssen gegeben sein, damit sich Karies entwickeln kann. Dabei spielen fünf Säulen eine entscheidende Rolle bei der Entstehung der Karies.

Bakterien

Bakterien besiedeln Bereiche der Zahnoberfläche und bilden dort eine sogenannte Plaque. Diese Plaque besteht aus eng gepackten Bakterien, welche sich gegenseitig durch eine spezielle Mikroumgebung schützen. Leicht fermentierbare Kohlenhydrate (Glukose, Fruktose, Laktose, Saccharose, Maltose und dergleichen), die über die Nahrung aufgenommen werden, dienen den Bakterien als Nahrungsquelle. Sie verstoffwechseln die Kohlenhydrate, bilden organische Säuren und verursachen einen Abfall des pH-Wertes im Speichel. Ist der pH-Wert tief genug, lösen sich Mineralien aus der Zahnhartsubstanz. Das gilt als primärer Prozess der Karies und wird als Säureangriff oder auch als

Demineralisierung bezeichnet. Über den Speichel weißt du bereits, dass dieser in der Lage ist, eine Demineralisierung aufzuhalten, indem Mineralien dem Zahn wieder zugefügt werden. Der Kariesprozess verläuft deshalb nicht nur in eine Richtung, sondern umfasst einen dynamischen Prozess von Mineralverlust (Demineralisierung) und Mineralgewinn (Remineralisierung). Fällt die Bilanz zugunsten der Demineralisation aus, weiten sich kariöse Läsionen aus und der auftretende Schaden wird irreversibel, sprich unumkehrbar.

Zucker

Eine zuckerreiche Ernährung spielt die zentrale Rolle bei der Entstehung der Karies. Diese Schlüsselrolle wird dadurch bestätigt, dass Karies eine Erkrankung der modernen Zivilisation ist und in der früheren Menschheitsgeschichte fast nicht vorkam. Niedermolekulare Kohlenhydrate dienen den kariogenen Bakterien dazu, Säuren zu produzieren, welche zum Herauslösen von Mineralien aus der Zahnhartsubstanz führen. Hierdurch entstehen die charakteristischen Symptome der Karies. Nicht alle Zuckerarten dienen den Bakterien als Substrat und sind am Kariesprozess beteiligt. Es gibt drei verschiedene Zuckerarten: der herkömmliche Zucker, Zuckeraustauschstoffe und Zuckerersatzstoffe. Zuckeraustauschstoffe und Zuckerersatzstoffe hast du bereits kennengelernt (siehe Seite 123). Herkömmliche Zuckerarten sind Monosaccharide und Disaccharide, welche eine entscheidende Rolle bei der Kariesentstehung spielen. Zu den Monosacchariden gehören Glukose und Fruktose, zu den Disacchariden Saccharose, Laktose und Maltose. Sie sind gut verstoffwechselbar und erheblich kariogener als Stärke. Zwar gilt Stärke als nicht kariogen, sie kann aber unter bestimmten Umständen in ihre Bestandteile Maltose, Glukose und Dextrine gespalten werden. Bei der Kariesentstehung macht es keinen Unterschied, ob Fruktose, Glukose oder Saccharose aufgenommen wird. Wird regelmäßig viel Zucker verzehrt, nutzen ihn diese Bakterien nicht nur als Nahrungsquelle, sondern aktivieren weitere biochemische Vorgänge, welche für den Kariesprozess verantwortlich sind.

Zahnstruktur

Ein weiterer Einflussfaktor stellt die Zahnstruktur dar. Karies kann nur entstehen, wenn der Zahn auch dafür anfällig ist. Unsere Knochen und Zähne sind kompliziert aufgebaut und Mineralien spielen dabei eine wichtige Rolle. Was Fluorid für die Zahnstruktur bedeutet, hast du bereits auf Seite 85 erfahren. Haifischzähne sind besonders resistent gegenüber Karies, denn der Zahnschmelz der Wassertiere besteht hauptsächlich aus Fluorapatit. Und trotzdem sind Haifischzähne nicht unkaputtbar. In Untersuchungen konnte gezeigt werden, dass auch diese besonders »starken« Zähne von Säure zerstört werden.

Das Fluorid an der Zahnoberfläche ist verantwortlich für den Kariesschutz. Somit bedarf es einer stetigen und lebenslangen lokalen Fluoridzufuhr.

Zeit

Karies entsteht nicht über Nacht. Es ist deshalb durchaus legitim, bei Krankheit des Kindes oder wenn es zum Beispiel bereits abends im Auto eingeschlafen ist, das Zähneputzen einmal ausfallen zu lassen. Dies sollte aber nicht zur Routine werden: Bestehen Bakterienbeläge über längere Zeit und werden diese gar nicht oder nur unzureichend entfernt, wird die Zahnoberfläche immer weiter angegriffen. Es kommt zur oben beschriebenen Demineralisation der Zahnhartsubstanz. Je länger die Säuren angreifen, desto mehr Mineralstoffe können dem Zahn entzogen werden.

Entscheidenden Einfluss auf die Entstehung einer Karies spielt aber auch die Frequenz der Nahrungsaufnahme. Je häufiger am Tag auch nur kleine Mengen an Kohlenhydraten aufgenommen werden (zum Beispiel über gesüßte Getränke, Saftschorlen, Süßigkeiten), desto häufiger werden Kariesbakterien mit Energie versorgt und produzieren Säuren.

Lokalisation

Kariöse Läsionen entstehen spezifisch und in bestimmten Retentionsbereichen des Zahnes. Diese sind typische anatomische Stellen der Zähne, an denen Bakterien besonders gut haften und sich vermehren können. Zusätzlich findet an diesen Stellen keine mechanische Reinigung wie zum Beispiel durch die Bewegung von Zunge und Wange statt. Auch das Zähneputzen ist an diesen Stellen nur schwer möglich. Bei Kindern ist häufig in den Grübchen und Fissuren Karies vorzufinden. Dies sind rundliche Vertiefungen auf der Kaufläche von Backenzähnen. Sie können so klein und tief sein, dass sie die Zahnbürste nicht reinigen kann. Da Milchzähne im Seitenzahnbereich sehr eng stehen und ihre Kontaktpunkte flächig sind, ist Karies auch in diesem Bereich häufig anzutreffen. Das Problem hierbei ist, dass diese Stellen klinisch mit dem bloßen Auge nicht einsehbar sind und häufig erst mithilfe eines Röntgenbildes diagnostiziert werden können. Eine weitere typische Lokalisation ist der Zahnfleischrand, besonders im Frontzahnbereich. Da kleinere Kinder beim Zähneputzen die Oberlippe reflektorisch verkrampfen, fällt das Zähneputzen hier schwerer als an anderen Stellen. Bei häufigem Trinken zuckerhaltiger Getränke aus Nuckelflaschen finden sich kariöse Läsionen hauptsächlich an der Innen- und Außenseite der oberen und unteren Schneidezähne.

Kontrolliere darum unbedingt in regelmäßigen Abständen die Zähne deines Kindes, um erste Anzeichen einer Karies frühzeitig zu erkennen. Auch das Anheben der Oberlippe gehört dazu.

GUT ZU WISSEN

Früher dachte man, Karies sei eine klassische Infektionskrankheit, verursacht von einem speziellen Bakterium. Sieht man Karies als Infektionskrankheit an, so müsste die präventive Maßnahme die Vermeidung des Kontaktes mit dem Erreger sein. Dieses führte zu Ansätzen, welche auf die Vermeidung einer Übertragung des Bakteriums abzielten. Bestes Beispiel: die Vermeidung von Speichelkontakt zwischen Mutter und Kind. Auch Impfstoffe oder die Gabe von Antibiotika wurden diskutiert. Heute weiß man, dass Karies vielmehr eine Störung des Gleichgewichtes der oralen Mikroflora bedeutet. Und auch die Übertragung einer gesunden bakteriellen Mundflora von der Mutter auf das Kind erscheint sinnvoll.

Karies erkennen

Das klinische Erscheinungsbild einer kariösen Läsion ist abhängig von dem Stadium der Karies. Gerade zu Beginn treten in der Regel keine Beschwerden auf.

Initialkaries

Bei der sogenannten Initialkaries sind erste Hinweise weißlich veränderte Stellen an den Zähnen. Diese sogenannten »White Spots« findet man meist als ausgedehnte Linie dicht oberhalb des Zahnfleischrandes. Zwischen den Zähnen finden sich diese weißlichen Veränderungen in länglicher Form; für das bloße Auge sind sie erfahrungsgemäß nicht sichtbar. Auch in den Fissuren und Grübchen sind erste Kariesanzeichen zu erkennen. Häufig werden Farbpigmente in diese Läsion eingebaut – beispielsweise aus Nahrungsmitteln – und erscheinen deshalb als Braunfärbung. Sie werden als sogenannte »Brown Spots« bezeichnet. Dieser Einbau geschieht über einen längeren Zeitraum und ist deshalb älter als die White-Spot-Läsion. Diese ersten kariösen Läsionen bestehen aus einer intakten Oberfläche und einer porösen darunterliegenden Schicht. Je rauer die Oberfläche ist, desto aktiver ist die Karies. Eine aktive Initialkaries ist an einer matten und stumpfen Oberfläche zu erkennen. Die inaktive Initialkaries hingegen zeigt ein glänzendes Erscheinungsbild.

Schmelzkaries

Das zweite Stadium der Karies wird als Schmelzkaries bezeichnet. Sie betrifft zunächst nur die Oberfläche des Zahnes und ist an einer kreidigen, matten Verfärbung zu erkennen. Der Zahn reagiert empfindlich auf Kälte und Wärme, meist auch auf Süßes. Kinder spüren häufig ein »Ziehen«. Die Zahnoberfläche ist charakteristisch aufgebaut, dabei erscheint die obere Zone zunächst intakt. Man findet auf der Oberschicht vergrößerte Poren und einen Mineralverlust von bis zu zehn Prozent. Dieses ermöglicht den Bakterien, zur nächsttieferen Schicht vorzudringen.

Dentinkaries

Bei der Dentinkaries ist die Zerstörung des Zahnschmelzes bereits fortgeschritten und der Weg zum Zahninneren (dem Dentin) weit vorangeschritten. Erkennen lässt sich dieses Stadium an gelben bis hellbraunen kariösen Läsionen, die sich im Laufe der Zeit auch schwarz verfärben können. Die Oberfläche ist bereits eingebrochen und der Zahn wird weich und morsch. Zahnschmerzen gehören zu den typischen Symptomen, aber auch eine hohe Empfindlichkeit beim Essen. Kinder verweigern häufig in diesem Stadium das Essen bestimmter Nahrungsmittel oder beißen und kauen nur mit den Zähnen, die nicht von der Karies betroffen sind. Ist die Karies bis ins Dentin vorgedrungen, kann sie sich dort sehr schnell bis zum Zahnnerv ausbreiten.

Caries profunda

Ist die Karies bis zum Zahnnerv vorgedrungen, sind sehr starke Schmerzen zu erwarten. Im Zahnnerv finden sich Blutgefäße, Bindegewebe und Nervenzellen. Hier kommt es leicht zu einer Entzündung und einer Intensivierung der Schmerzen, da der Körper versucht, auf die Bakterien mit einer Immunantwort zu reagieren. Wird die Karies in diesem Stadium nicht behandelt, kommt es häufig zu einer Fistel am Zahnfleischrand des betroffenen Zahnes. Es handelt sich dabei um ein kleines Bläschen, aus dem Eiter austreten kann. Es kann sogar zur Ausbildung eines Abszesses kommen, welcher sich gefährlich in andere Regionen im Kopfbereich ausbreitet und zur Verschlechterung des Allgemeinzustandes führt, zum Beispiel durch Unwohlsein, Schwellungen oder Fieber.

Risikofaktoren, die zu Karies führen können

Bestimmte Faktoren können das Auftreten von Karies begünstigen. Dazu zählen, neben den allgemeinen, auch spezielle Risikofaktoren, zum Beispiel eine vorausgegangene Karies, die hochfrequente Aufnahme von Zuckern durch die Ernährung, eine ungünstige Zahnstellung (Zahnengstand), Speichelmenge und Speichelzusammensetzung, ein tief inserierendes Lippenband beziehungsweise orale Restriktionen, Zahnschmelzanoma-

Medikamente, die Karies begünstigen

- Zuckerhaltige Säfte und Sirupe (wie Schmerzsaft, Hustensaft oder Antibiotika)
- Kortison beziehungsweise Antiasthmatika
- Antidepressiva
- Parkinsonmedikamente
- Zytostatika
- Erkältungsmittel
- Benzodiazepine
- Zytokine
- Antihistaminika
- Antiemetika
- Retinoide
- Antiepileptika
- Anti-HIV-Medikamente
- Antihypertensiva
- Relaxanzien der Skelettmuskulatur
- Triptane
- Neuroleptika

Bitte setze Medikamente auf keinen Fall eigenhändig ab, dies kann zu gravierenden gesundheitlichen Problemen führen.

lien, Zahnaufbau, Mundatmung, die Einnahme von bestimmten Medikamenten (über 400 Arzneistoffe senken den Speichelfluss), das Tragen von Zahnspangen oder anderen kieferorthopädischen Hilfsmitteln. Aber auch Faktoren wie Wissen der Eltern oder sozioökonomische Aspekte haben Einfluss auf die Entwicklung einer Karies. Auch bestimmte Erkrankungen können ein vermehrtes Auftreten fördern.

Was ist bei der Gabe von Medikamenten zu beachten?

Wenn dein Baby täglich auf Medikamente angewiesen ist, diese aber nachweislich das Kariesrisiko erhöhen, habe ich folgende Tipps zur Verabreichung für dich:

Säfte und Sirupe lassen sich gut mit einem Strohhalm einnehmen. Dadurch kommen weniger Zahnflächen mit dem Zucker in Kontakt. Dieser Tipp hilft übrigens auch bei Medikamenten, die für Zahnverfärbungen bekannt sind. Sollte dein Baby noch nicht aus einem Strohhalm trinken können, fülle das Medikament am besten in eine Medikamentenspritze und verabreiche die Flüssigkeit in den hinteren Teil der Mundhöhle. Bei dem Gebrauch von kortisonhaltigen Inhalationssprays lasse dein Kind nach dem Sprühen den Mund mit einem großen Schluck Wasser ausspülen.

Generell gilt es bei Medikamenten, die für einen trockenen Mund verantwortlich sind, die Speichelproduktion zu aktivieren. Bei älteren Kindern können zuckerfreie Kaugummis angeboten werden. Bei kleineren Kindern kann durch intensive Kaubewegungen, zum Beispiel durch Beißhilfen, der Speichelfluss angeregt werden. Allgemein ist viel Trinken – hauptsächlich Wasser – ein einfaches und wirksames Mittel bei Mundtrockenheit.

Der Kariesbefall bei Kindern wird stark von der Qualität ihrer Betreuung durch die Bezugspersonen beeinflusst. Dies gilt besonders bei Themen wie Ernährung, Mundhygiene und der regelmäßige Besuch in der Zahnarztpraxis. Zudem wird Karies erheblich durch die Anwesenheit von Fluorid beeinflusst. Über 300 Studien beweisen den wissenschaftlichen Nutzen – die Weltgesundheitsorganisation stuft Fluorid zur lokalen Anwendung in der Mundhöhle 2021 als unentbehrliches Medikament ein. Sie bestätigt den hohen Stellenwert der Fluoridapplikation mittels Zahnpasta und erkennt es als wirksames Mittel zur Vorbeugung von Zahnkaries bei Kleinkindern und Kindern an.

Therapiemöglichkeiten bei Karies

In der Zahnmedizin gibt es eine Vielzahl an Therapie- und Behandlungsmöglichkeiten einer Karies. Dabei gibt es nicht den einen richtigen Weg, vielmehr führen mehrere Wege zum Erfolg. Diese sind immer abhängig von Alter und Mitarbeit des Kindes, dem Ausprägungsgrad der Karies, den wirtschaftlichen Bedingungen, dem Entwicklungsstand des Zahnes, dem »Know-how« des Behandelnden, dem Equipment in der Praxis und den finanziellen Möglichkeiten der Familie. Lass dich immer genau beraten, was konkret in eurem Fall die beste Therapiemöglichkeit darstellt und ob es Alternativen gibt. Mein Tipp als Mama: Sollte die behandelnde Person eigene Kinder haben, frage, wie sie in diesem Fall entscheiden würde.

Fluoridierung

Ganz zu Beginn kann eine Fluoridierung bei einer Initialkaries bereits ausreichend sein, um den Prozess zu stoppen und für eine Remineralisierung zu sorgen. Auch bei einer aktiven Karies kann zunächst versucht werden, den Fortgang zu stoppen und in eine inaktive Karies zu überführen. Bei der Fluoridierung wird in der zahnärztlichen Praxis lokal ein hochkonzentriertes Gel beziehungsweise ein Lack auf die betroffenen Zähne aufgetragen. Dieser Vorgang wird in festgelegten Intervallen wiederholt. Auch eine Fluoridierung zu Hause ist möglich. Hier ist der Fluoridgehalt jedoch weniger hoch dosiert.

GUT ZU WISSEN

Aktuell stehen zusätzlich Produkte mit Kalzium und Phosphat (zum Beispiel CPP-ACP-Komplex, Recaldent, Tooth Mousse) zur Wiedereinlagerung von Mineralien in den Zahnschmelz und zur Kariesprophylaxe zur Verfügung. Sie können neben der Fluoridierung sehr gut zu Hause angewendet werden. Die momentanen Studienergebnisse dazu sind vielversprechend. Einziger Kritikpunkt: Leider enthalten einige Produkte Titandioxid. Sollte dein Kind noch nicht ausspucken können, wäge Nutzen und Risiko des Gebrauchs ab.

Fissurenversiegelung

Zähne mit tiefen Rillen und Vertiefungen, den sogenannten Fissuren, sind besonders kariesanfällig. Denn in diesen Furchen sammeln sich oft Nahrungsmittelreste und dadurch Bakterien und Keime. Sie können mithilfe der Zahnbürste nur sehr schwer durch das Putzen entfernt werden. Da jeder Zahn individuell unterschiedlich gebaut ist, sind einige Kinder besonders gefährdet, andere wiederum nicht. Es kann durchaus sinnvoll sein, Zähne mit hohem Risiko zu versiegeln. Bei einer Versiegelung werden die Fissuren mit einem speziellen Material (meist Kunststoff) verschlossen. Das verhindert das Eindringen von Nahrungsmitteln und damit das Entstehen von Karies. Bohren ist in der Regel nicht notwendig und der Eingriff somit schmerzfrei. Manchmal enthalten die Materialien zusätzliches Fluorid, welches über einen längeren Zeitraum kontinuierlich an den Zahn abgegeben wird. Fissurenversiegelungen haben eine durchschnittliche Lebenszeit von acht bis zehn Jahren. Eine regelmäßige Kontrolle gewährleistet einen ausreichenden Schutz vor Karies. Milch- und auch bleibende Zähne können versiegelt werden. Gesetzliche Krankenkassen übernehmen die Kosten bei den bleibenden großen Backenzähnen.

Kariesinfiltration

Ein relativ neues Verfahren, um eine beginnende Karies frühzeitig zu stoppen, ist die sogenannte Kariesinfiltration. Ohne Bohren und ohne gesunde Zahnhartsubstanz zu entfernen, wird ein »Infiltrant« (meist ein flüssiger Kunststoff) in die poröse Initialkaries beziehungsweise Schmelzkaries eingebracht. Dadurch werden die Transportwege für Bakterien und kariogene Säuren versperrt. Dieses ist auf den Glattflächen und ebenso im Zahnzwischenraum möglich. Auch bei der Behandlung von Fluorosen im bleibenden Gebiss zeigen sich zufriedenstellende und ästhetisch schöne Endergebnisse. Die Voraussetzung für die Anwendung einer Kariesinfiltration ist das Vorhandensein einer intakten Oberfläche und die Mitarbeit des Kindes. Denn das Verfahren erfordert zwar nur eine Therapiesitzung, allerdings müssen dabei mehrere Schritte durchgeführt werden.

Silberdiaminfluorid

Silberdiaminfluorid ist eine Lösung, welche aus Silberionen und Fluoridionen besteht. Sie verhindern die Demineralisierung des Zahnes und den Abbau von Dentin. Zusätzlich fördern sie die Remineralisierung von kariösem, demineralisiertem Schmelz und Dentin. Die Haltbarkeit beträgt durchschnittlich sechs bis neun Monate. Hierfür wird zunächst die Zahnoberfläche gereinigt und die Flüssigkeit auf die betroffenen Zähne aufgetragen und trocken gepustet. Ein Bohren ist nicht nötig. Bei der Applikation bildet sich ein weißer, im Anschluss dunkler Niederschlag. Der Zahn verfärbt sich einige Tage nach der Behandlung schwarz. Diese Verfärbung ist allerdings leider dauerhaft. Zugelassen ist das in Deutschland verfügbare Mittel hauptsächlich bei überempfindlichen Zähnen. Für die Kariestherapie ist die Nutzung dieses Produktes bisher hierzulande »off-Label«, die Zulassung ist also für diese Indikation nicht genehmigt. Trotz alledem gilt die Behandlung als sicher und effektiv. In den USA zählt die Anwendung bereits zur Standardtherapie und wird von der ADA (American Dental Association) empfohlen. Silberdiaminfluorid kann helfen, insbesondere bei ängstlichen Kindern, Zeit zu gewinnen und zunächst ein Vertrauen für spätere notwendige Zahnbehandlungen aufzubauen. Dadurch kann eine Narkose vermieden werden. Der Zeitgewinn kann aber auch wichtig werden, wenn frei verfügbare OP-Termine erst später möglich sind und das Voranschreiten der Karies bis dahin eingegrenzt werden soll.

Füllungstherapie

Ist der kariöse Defekt ausgedehnt und die Schmelzoberfläche eingebrochen, erfolgt die Versorgung mit einer Füllung. Erweichtes Zahnmaterial wird dabei unter Mitwirken von Bohrern oder Handinstrumenten entfernt und der entstandene Schaden mithilfe von verschiedenen Füllungsmaterialien wieder »aufgefüllt«. Da sich die Milchzahnanatomie von der Anatomie bleibender Zähne unterscheidet, können Therapiemöglichkeiten nicht ohne Weiteres aus der Erwachsenenzahnmedizin übernommen werden. Einige Materialien sind kompliziert und aufwendig bei der Anwendung und erfordern ein hohes Maß an Mitarbeit seitens des Kindes. Da die Lebenszeit von Milchzähnen zudem begrenzt ist, darf der Faktor Wirtschaftlichkeit nicht außer Acht gelassen werden. So macht es wenig Sinn, einen kariösen Milchzahn, welcher kurz vor dem natürlichen Ausfallen steht, mit einer teuren mehrgeschichteten Kunststofffüllung zu versehen.

Glasionomerzemente

Glasionomerzementfüllungen zeichnen sich durch eine schnelle und einfache Handhabung aus. Dabei handelt es sich um schneeweiße Füllungen, die in der Lage dazu sind, konstant über einen längeren Zeitraum Fluorid abzugeben. Charakteristisch für das Material ist die gute Gewebeverträglichkeit und das Fehlen von Kunststoffen. Sie bestehen aus einer Mischung aus Carbonsäuren, Füllkörpern und Wasser. Die Füllung geht dabei eine chemische Verbindung mit dem Zahn ein und sorgt für die Haftung. Sie ist weniger bruch- und biegefest und verschleißt durch Reibung sehr schnell. Die Haltbarkeit ist deshalb geringer im Vergleich zu anderen Füllungsmaterialien. Auch die Ästhetik ist weniger schön, verglichen mit Kunststofffüllungen *(Kompositen)*. Gerade aber für schwangere Patientinnen als Provisorium oder bei Kindern mit Unverträglichkeiten kann diese Art der Füllung zur Anwendung kommen. Auch für Kinder mit sehr hoher Kariesaktivität, mit Kreidezähnen oder für solche, die nur sehr wenig mitarbeiten, können Glasionomerzemente das Mittel der Wahl sein.

Kompomere

Kompomere sind Kombinationsmaterialien aus Kunststoff und Glasionomerzement. Sie ähneln chemisch den Kompositen, können aber auch Fluoridionen freisetzen. Sie haften durch einen Klebeverbund am Zahn und müssen durch ein spezielles Licht gehärtet werden. In Europa scheinen diese Materialien Mittel der Wahl zu sein, wenn es um die Versorgung der Milchzähne geht. Denn sie sind relativ einfach in der Anwendung und zahnfarben. Insgesamt gelten sie als weniger abrasiv (also abriebfest) als Kunststoffe, ihre Haltbarkeit ist deshalb als etwas geringer einzuschätzen als bei Kompositen. Durchschnittlich kooperative Kinder mit kleineren Zahndefekten sind gut für dieses Füllungsmaterial geeignet.

Komposite

Komposite sind Füllungsmaterialien, welche aus Kunststoffen und Füllkörpern wie zum Beispiel Kieselsäure oder Glasteilchen zusammengesetzt sind. Damit zählen Kompositfüllungen zu den Kunststoffen, ähneln aber der Keramik. Sie sind zahnfarben und hochästhetisch. Das Einbringen erfordert jedoch ein hohes Maß an Mitarbeit von Seiten des Kindes. Bei der Verarbeitung darf kein Speichel mit dem Material in Kontakt kommen, da der Verbund zwischen Füllung und Zahn durch Kleben erreicht wird. Im Anschluss erfolgt eine Lichthärtung. Für sehr unruhige Kinder scheidet diese Füllung deshalb aus. Die Haltbarkeit und Festigkeit sind insgesamt als sehr hoch einzustufen. Auch größere Defekte können mit dieser Füllung behandelt werden.

Pulpotomie

Ist die Karies bereits weit bis ins Dentin vorgedrungen, ist häufig auch schon der Zahnnerv betroffen. Anders als bei bleibenden Zähnen schaffen es Milchzähne nicht mithilfe von zahneigenen Abwehrreaktionen, den Zahnnerv zu schützen. Bei der sogenannten Pulpotomie wird versucht, die Kariesausbreitung zu stoppen und den Zahn zu erhalten. Dabei wird Karies und der infizierte obere Teil des Zahnnervs mithilfe von Bohrern entfernt. Im Anschluss wird ein spezielles Medikament aufgetragen, welches leicht antibakteriell und heilungsfördernd wirkt. Hierdurch wird der restliche Zahnnerv zum Wachstum angeregt. Am Ende erfolgt der dichte Verschluss des Zahnes mit einer Füllung oder gegebenenfalls mit einer Krone.

Wurzelkanalbehandlung

Eine Wurzelkanalbehandlung wird durchgeführt, wenn die bakterielle Infektion bis ins Innere des Zahns vorgedrungen ist. Auch Unfälle an den bleibenden Zähnen können zu einer Reizung des Zahnnervs führen und eine Behandlung nötig machen. Bei Kindern mit Milchzähnen sollte ganz genau abgewogen werden, ob diese Therapie sinnvoll erscheint: Dieses ist der Fall, wenn der natürliche Zahnwechsel erst in mindestens zwei Jahren zu erwarten ist, die Prognose insgesamt als positiv zu bewerten ist und das Kind entsprechend mitarbeitet. Der Ablauf der Wurzelkanalbehandlung bei Kindern gleicht in etwa dem des bleibenden Gebisses: Nach Eröffnung des Zahnes mit Bohrern wird mit feinen Instrumenten das gesamte Gewebe entfernt. Es folgen mehrere Spülungen und die Füllung der Hohlräume mit einem wiederauflösbaren Material. Im Gegensatz dazu löst sich bei bleibenden Zähnen dieses Füllmaterial nicht wieder auf. Am Ende erfolgt eine dichte Füllung, welche direkt oder zeitnah überkront werden sollte.

Kronen

Milchzähne, die stark von Karies befallen sind und nicht mehr mit einer Füllung versorgt werden können, erhalten eine Milchzahnkrone. Auch wurzelkanalbehandelte Zähne sollten überkront werden, da diese nach der Therapie stark instabil sind und abbrechen können. In der Kinderzahnmedizin galten Stahlkronen lange Zeit als Versorgungsoption Nummer eins. Seit einiger Zeit sind allerdings auch zahnfarbene Versorgungen für Kinder möglich.

Stahlkronen

Stahlkronen sind vorgefertigte Kronen aus medizinisch-chirurgischem Stahl. Sie werden gerne als »Ritterkronen«, »Piratenkronen« oder »Prinzessinnenkronen« bezeichnet. Die

Krone wird direkt am Zahn aufgesetzt und mit Zement befestigt. Die Haltbarkeit ist sehr gut und in der Regel fällt der Milchzahn, bei korrekter Mundpflege, zusammen mit der Krone, zum natürlichen Zeitpunkt aus. Kinder tolerieren die Krone in der Regel sehr gut. Kritisch zu betrachten ist hierbei die Ästhetik. Im Seitenzahnbereich durchaus akzeptabel, im Frontzahnbereich allerdings nicht. Hier sollte aufwendig mit Kunststoff gearbeitet werden oder die Versorgung mit Keramikkronen erfolgen.

Keramikkronen

Zahnfarbene Keramikkronen sind seit einiger Zeit auch im deutschsprachen Raum erhältlich. Sie sind ästhetisch hochwertig, sehen fast aus wie natürliche Zähne, sind langlebig und gut verträglich. Jedoch ist die Passung auf den Zahn zeitintensiver und aufwendiger als bei Stahlkronen. Zusätzlich muss mehr Zahnhartsubstanz vom Zahn abgetragen werden. Die Krone wird im Anschluss an den Zahn geklebt.

Zahnextraktion

Milchzähne sollen in ihrer Funktion möglichst bis zum natürlichen Ausfallen erhalten werden. Mehrere Faktoren können jedoch dazu beitragen, dass sie frühzeitig gezogen werden müssen. Dieses kann der Fall sein, wenn die Karies bereits sehr weit vorangeschritten ist, sodass der Zahn nicht mehr erhalten und versorgt werden kann. Ein weiterer Faktor ist die Gefahr der Schädigung des Zahnkeimes des darunterliegenden bleibenden Zahnes. Hat sich die Entzündung bereits bis in die Nähe dieses Keimes vorgearbeitet, kann diese den Nachfolger massiv schädigen. Aber auch bei Komplikationen nach Wurzelkanalbehandlungen, bei tief abgebrochenen Zähnen oder bei schlechtem allgemeinen Gesundheitszustand nach Abszess ist die Erhaltung des stark zerstörten Milchzahnes in der Regel nicht mehr möglich.

Zudem gibt es kieferorthopädische Gründe zum Ziehen des Zahnes. Dieses können sein: Platzmangel für den Durchbruch bleibender Zähne, wenn der Milchzahn nicht auf natürliche Weise zum erwarteten Zeitpunkt ausfallen will oder die Behinderung des Durchbruchs bleibender Zähne.

Als Zahnextraktion bezeichnet man das schonende Ziehen eines Zahnes. Sie erfolgt mit einer kleinen örtlichen Betäubung, unter Lachgasbehandlung oder in Narkose. Dabei wird der Zahn zunächst mit Instrumenten aus dem Zahnfleisch gelöst und gelockert und im Anschluss mit einer Zange gezogen. In der Regel wird die Wunde nicht vernäht.

Platzhalter

Manchmal müssen Milchbackenzähne gezogen werden, bevor der Zeitpunkt des natürlichen Ausfallens bevorsteht. Milchzähne erfüllen aber eine wichtige Platzhalterfunktion, sollen also den Platz für den nachfolgenden Zahn freihalten. Wenn Kinder durch Karies oder einen Unfall Milchzähne im Seitenzahnbereich verlieren, kann die gesamte Funktion und Entwicklung behindert werden. Deshalb sollten in manchen Fällen sogenannte Platzhalter eingesetzt werden. Sie halten die Lücke so lange offen, bis der bleibende Zahn durchbricht. Hierbei kommen festsitzende Platzhalter oder herausnehmbare Platzhalter zum Einsatz. Herausnehmbare Geräte ähneln einer kleinen Zahnspange, bestehen aus einer Kunststoffplatte mit Metallschlaufen und können zum Essen, Trinken und Zähneputzen herausgenommen werden. Festsitzende Geräte werden fest am Nachbarzahn zementiert. Es handelt sich dabei um ein kleines Metallband mit Metallbügel, welches die Lücke stützt. Essen, Trinken und Zähneputzen sind ohne Weiteres möglich.

Kinderprothesen

Große Zahnlücken oder fehlende Zähne im Schneidezahnbereich können durch Kinderprothesen geschlossen werden. Dadurch werden Funktionen wie Kauen, Abbeißen und Sprechen sowie die Ästhetik wiederhergestellt. Sie erfüllen zusätzlich die wichtige Funktion eines Platzhalters. Die Prothesen sind herausnehmbar und bestehen aus Kunststoff sowie künstlichen kleinen Milchzähnen. Es stehen Voll- und Teilprothesen zur Verfügung; nachts müssen diese Geräte nicht getragen werden. Leider ist nicht jedes Kind dazu in der Lage, eine solche Prothese mithilfe eines Abdrucks bei sich anfertigen zu lassen und anschließend auch zu tragen.

Hypnose

Kinder, die wenig Mitarbeit zeigen, aber verbal für Kommunikation zugänglich sind, zeigen sich häufig aufgeschlossen für eine Ablenkung mit Elementen aus der Hypnose. Es gibt verschiedene Hypnosetechniken und Hypnosestufen. In der zahnärztlichen Praxis haben sich unterschiedliche Reizschwellen durch Anfluten mehrerer Sinne bei Kindern bewährt. Visuell kann dieses zum Beispiel durch tonlose Deckenbildschirme erfolgen. Motorisch können diverse Handbewegungen vom Kind durchgeführt werden und verbal kann das Kind durch einfache Geschichtenerzählungen abgelenkt werden. Die Entscheidung, welche Technik angewendet werden kann, muss individuell und stets neu beschlossen werden.

Lachgas

Bei leichter bis moderater Angst vor Zahnbehandlungen kann die Anwendung von Lachgas hilfreich für das Kind sein. Lachgas ist ein ungiftiges, betäubendes, farbloses, nicht brennbares Gas mit leicht süßlichem Geruch und Geschmack. Es besteht aus Distickstoffmonoxid und gelangt über die Lunge in den Körper des Kindes. Etwa drei bis fünf Minuten nach der Inhalation tritt die angstlösende und entspannende Wirkung ein. Die Anwendung erfolgt über eine Nasenmaske, welche permanent während des Eingriffes getragen wird. Das Kind ist während der gesamten Behandlung bei Bewusstsein, kann den ärztlichen Anweisungen folgen und empfindet weder Schmerz noch Angst. Nach der Verabreichung erholen sich die Kinder sehr schnell wieder und können nach kurzer Zeit die Praxis verlassen.

Voraussetzungen für die Anwendung sind die Mitarbeit des Kindes und die Fähigkeit, konsequent durch die Nase zu atmen. Kinder sollten mindestens zwischen vier und sechs Jahre alt sein.

Kontraindikationen sind: Chronisch-obstruktive Atemwegserkrankungen (COPD), schwere psychische Verhaltensstörungen, Behandlung mit Bleomycinsulfat, erhöhter zerebraler Druck, *Myasthenia gravis*, Multiple Sklerose, Mundatmung, wenig Kooperation bei schwerer Behinderung, starke Erkältung und Mittelohrentzündungen. Nebenwirkungen sind Schwindel, Übelkeit und Erbrechen. Wird das Verfahren von speziell fortgebildetem Personal korrekt durchgeführt, gilt die Behandlung in der Zahnmedizin als sicher.

Sedierung

Die Sedierung bezeichnet einen Dämmerzustand, welcher medikamentös durch Psychopharmaka ausgelöst wird. Das Medikament wird entweder in flüssiger Form als Saft, als Zäpfchen oder über einen Venenzugang verabreicht. Wirkungseintritt und Wirkdauer sind schwer beurteilbar und dosierbar. Die Anwendung erfolgt durch eine Anästhesistin oder einen Anästhesisten mit Überwachung der Vitalwerte. Der Vorteil für das Kind ist die Schmerzausschaltung und in der Regel das ausgeschaltete Erinnerungsvermögen an die Behandlung. Behandler*in und Stuhlassistenz müssen gut eingespielt und erfahren sein, um auf jede Eventualität reagieren zu können. Für Eltern ist es jedoch beruhigend, eine Narkose umgehen zu können, das Kind noch bei Bewusstsein und eigenständig atmend zu wissen. In der Regel können sie bei der Behandlung anwesend sein und zuschauen.

Narkose

Ob Unfall, Krankheit oder Karies, manchmal muss ein Eingriff vorgenommen werden, der sich ohne Narkose nicht bewerkstelligen lässt. Starke Schmerzen oder Angst lassen sich bei kleinen Kindern nicht ohne Weiteres wegreden. Diese Behandlungsart ist teilweise die einzige Möglichkeit, einem nicht behandlungsfähigen Kind zahnmedizinisch zu helfen. Bei der Vollnarkose schläft das Kind während der gesamten Behandlung. Bewusstsein, Angst, Stress und Schmerzen werden nicht wahrgenommen.

Die Narkose ist wesentlich aufwendiger als die zuvor genannten Verfahren. Dafür ist eine besondere Überwachung zwingend notwendig. Das Kind darf mindestens sechs Stunden vor dem Eingriff nichts mehr essen; trinken ist ab zwei Stunden vor der Behandlung nicht mehr erlaubt. Das Kind sollte gesund sein und der letzte fieberhafte Infekt mindestens zehn Tage zurückliegen. Eltern sind während der Behandlung nicht anwesend, können aber ihr Kind im Aufwachraum in Empfang nehmen.

Direkt nach dem Eingriff wird das Kind medizinisch überwacht und kann nach mehreren Stunden die Klinik oder Praxis wieder verlassen. Kurzzeitige Nebenwirkungen können Schwindel, Übelkeit, Erbrechen und Kreislaufprobleme sein. Auch der Einfluss auf die seelische Gesundheit darf nicht außer Acht gelassen werden: Viele Kinder berichten im Anschluss von Albträumen. Regelmäßige Besuche in der zahnärztlichen Praxis nach dem Eingriff sind notwendig und unbedingt empfehlenswert.

Narkosen sind immer mit einem erhöhten gesundheitlichen Risiko verbunden und sollten nur als letzte Therapiemöglichkeit zum Einsatz kommen! Die Indikation sollte streng gestellt werden! Zielführend ist ein konsequentes Therapiekonzept, sodass nachfolgend keine weiteren Narkosen in Anspruch genommen werden müssen.

GUT ZU WISSEN

Bitte bedenke, dass jede hier genannte Therapiemöglichkeit individuell zu betrachten ist und nicht in eurem konkreten Fall passend sein muss. Die Behandlung ist immer eingebettet in ein Gesamtkonzept und kann nie isoliert betrachtet werden. Auch wenn die wichtigsten Therapiemöglichkeiten in der Kinderzahnmedizin genannt worden sind, ist die Liste nicht vollständig. Einige Leistungen werden nicht von den gesetzlichen Krankenkassen übernommen und müssen privat gezahlt werden.

Erosionen im Milchzahngebiss

Erosionen sind Zahnschäden, welche durch den direkten Kontakt mit Säuren entstehen. Ähnlich wie bei der Karies werden Mineralien aus dem Zahn herausgelöst. Hierdurch wird der Zahn erweicht und Defekte an der Zahnhartsubstanz entstehen. Diese Erosionen können zu ernsthaften Zahnschäden führen und langfristige Auswirkungen auf die Mundgesundheit der Kinder haben. In den letzten Jahren konnte dieses Erscheinungsbild bei Kindern vermehrt beobachtet werden. Gründe sind unter anderem ein veränderter Lebensstil mit saurer Nahrung.

Wie entstehen Erosionen?

Eine Vielzahl von Faktoren kann zur Entstehung von Erosionen im Milchgebiss beitragen. Ein wesentlicher Faktor ist der übermäßige Konsum von säurehaltigen Lebensmitteln (Obst, Tomaten, Essig oder Essigprodukte) und Getränken wie Saft, Früchtetee oder Limonade. Diese sauren Substanzen können den Zahnschmelz erweichen, indem Mineralien wie Phosphat und Kalzium aus dem Zahn herausgelöst werden. An diesem Prozess sind keine Kariesbakterien beteiligt!

Ein weiterer Faktor ist die saure Magensäure, die bei Kindern mit Reflux (Sodbrennen) auftreten kann. Aber auch Kinder mit einer bekannten Essstörung (beispielsweise bei regelmäßigem Erbrechen) sind von Erosionen vermehrt betroffen.

Nicht zu vernachlässigen sind Säuren in Medikamenten und Nahrungsergänzungsmitteln, zum Beispiel Vitamin C oder Magnesium in Brause- oder Kautabletten. Aber auch Zahnhygienegewohnheiten, mechanische Belastungen der Zähne (Knirschen) oder der Speichel spielen eine Rolle bei der Entstehung von Erosionen.

- Der pH-Wert der sauren Lebensmittel, Getränke, Magensäure und Medikamente ist niedriger als der pH-Wert von Kariessäuren
- Der Fluoridgehalt der Zahnpasta muss mindestens 1000 ppm betragen, besser wirksam sind Lacke und Gele
- Zahnpflegeprodukte für Kinder sind ebenfalls leicht sauer, um eine bessere Wirksamkeit des Fluorids am Zahn zu gewährleisten
- Trotz des sauren pH-Werts schädigen diese Produkte nicht die Zahnhartsubstanz

GUT ZU WISSEN

Eine hilfreiche Tabelle mit Getränken, Lebensmitteln, Medikamenten und Mundspülungen findest du hier:
https://www.swissdentaljournal.org/fileadmin/upload_sso/2_Zahnaerzte/2_SDJ/SDJ_2023/SDJ_7-8_2023/457-472_T2-1-pf_lussi_D.pdf

Wichtig: Saure Lebensmittel, welche viel Kalzium enthalten, sind unbedenklich. Dazu zählen Milchprodukte, Mineralwasser und Säfte mit Kalziumzusatz.

Späte Symptome

Erste Anzeichen bleiben zunächst unbemerkt, da keine akuten Beschwerden verursacht werden. Anfänglich kann der Zahn an der Kaufläche und Außenfläche ausgehöhlt erscheinen. Kleine muldenförmige Defekte sind charakteristisch für Erosionen. Im fortgeschrittenen Stadium können Empfindlichkeiten auf heiß, kalt und sauer sowie Verfärbungen auftreten. Die Schneidekanten erscheinen durchscheinend oder kürzer. Da die Schmelzdicke von Milchzähnen geringer als diejenige von bleibenden Zähnen ist, kommt es bei Milchzähnen früher zu einer Freilegung von Dentin und der Schweregrad der Läsionen nimmt schneller zu.

Letztendlich wirken die Zähne wie »zerschmolzen«. Die Kinder können außerdem anfälliger für Karies sein, da der Schutz des Zahnschmelzes geschwächt ist.

Prävention ist die beste Therapie

Die Behandlung ist immer abhängig vom Ausmaß der Erosionen. Zunächst sollten die Ursachen genau analysiert werden. Auch die Information über das erosive Potenzial einzelner Lebensmittel und Getränke ist von enormer Wichtigkeit. Hier kann ein Ernährungstagebuch helfen und die anschließende Auswertung in der zahnärztlichen Praxis erfolgen. In milden Fällen können Fluoridpräparate aus der Praxis helfen und den Zahnschmelz stärken und zusätzlich Überempfindlichkeiten reduzieren. In fortgeschrittenen Situationen kann eine defektorientierte Sanierung der Zähne erfolgen.

Von Bedeutung ist es allerdings, dass Zahnschmelzabbau nie wieder rückgängig gemacht werden kann. Umso größer ist der Stellenwert der Prävention – den Abbau also von vornherein zu verhindern.

So kannst du Erosionen verhindern

Um die Zahngesundheit deines Kindes zu erhalten, ist die Vorbeugung von entscheidender Bedeutung. Wichtige Maßnahmen zur Prävention von Erosionen sind:

Steuerung des Säurekonsums:

- Säurehaltige Lebensmitteln reduzieren und auf wenige Mahlzeiten beschränken (möglichst zu den Hauptmahlzeiten)
- Saure Getränke mit Kalziumzusatz trinken
- Saures Obst mit Joghurt oder Quark kombinieren

Steuerung der Säureeinwirkungsdauer:

- Getränke rasch trinken und mit Wasser nachspülen
- Nach Saureattacken den Speichelfluss anregen (beispielsweise mit zuckerfreien Kaugummis)
- Nach der Einnahme von Medikamenten viel Wasser trinken (auch bei Inhalativa)

Steuerung der Zahnhygiene:

- Fluoridhaltige Zahnpasta verwenden
- Weiche Zahnbürsten nutzen
- Schwach abrasive Zahnpasten verwenden
- Eine schonende Zahnputztechnik anwenden
- Regelmäßige Fluoridapplikation in der Praxis vornehmen lassen
- Regelmäßig die zahnärztliche Praxis besuchen

Einleitung einer kausalen Therapie bei Säurebelastung durch Magensäure:

- Bei Verdacht auf Reflux eine Gastroenterologie aufsuchen
- Bei Anorexie-Bulimie eine psychologische oder psychiatrische Betreuung veranlassen

Folgen der Mundatmung

Bei der korrekten Atmung wird Luft über die Nase in Richtung Lunge befördert. Dabei wird sie auf ihrem Weg angewärmt, angefeuchtet und gereinigt. Bei der Mundatmung hingegen gelangt die Luft ungefiltert über den Mundraum zu ihrem Ziel. Dieses hat Auswirkungen auf den gesamten Körper. Allgemein kommen circa 10 bis 15 Prozent weniger Sauerstoff in den Lungen deines Kindes an; dies führt zu Unruhe, Tagesmüdigkeit, Erschöpfung, einer verminderten Leistungsfähigkeit, Schlafstörungen, Konzentrationsproblemen und einer erhöhten Infektgefahr.

Aber auch auf den Mund- und Gesichtsbereich hat die Mundatmung Auswirkungen. Oftmals findet sich bei Mundatmer*innen eine falsche Zungenruhelage: Die Zunge findet ihren Platz nicht oben am Gaumen. Häufig fallen Kinder durch eine fehlerhafte Aussprache auf. Der Oberkiefer ist schmal, Zähne bekommen zu wenig Platz im Zahnbogen und Zahn- und Kieferfehlstellungen sind die Folge. Der Biss kann sich öffnen, sodass Abbeißen und Kauen Schwierigkeiten bereiten. Insgesamt fällt der Unterkiefer zurück, das Gesicht wirkt verlängert. Es kommt bei der Mundatmung zudem zu einer Mundtrockenheit – die Speichelproduktion ist reduziert, wodurch auch Lippen trocken und spröde sind. Aber auch das Kariesrisiko ist deutlich erhöht.

Dieses Video veranschaulicht die korrekte Zungenruhelage bei deinem Baby.

So erkennst du, ob dein Kind durch den Mund atmet:

- Schnarcht dein Kind?
- Liegen die Lippen nicht aufeinander?
- Wirkt das Gesicht lang?
- Ist die Unterlippe dick und wulstig?
- Sind die Lippen trocken und rissig?
- Sabbert dein Kind?
- Ist der Gaumen schmal und hoch?
- Ist der Biss offen?
- Liegt die Zunge oben am Gaumen?
- Sind die Zähne schief?

Anatomische Ursachen der Mundatmung:

- Vergrößerte Rachen- und/oder Gaumenmandeln
- Angeschwollene Nasenmuscheln
- Unterentwickelte Nasenhöhlen
- Verkrümmungen der Nasenscheidewand
- Polypen der Nase
- Allergien
- Orale Restriktionen (verkürztes Zungenband)
- Syndrome wie Trisomie 21 oder Lippen-Kiefer-Gaumenspalte

Erworbene Ursachen der Mundatmung:

- Ungleichgewicht der Muskeln, zum Beispiel der Zunge und der Lippen
- Bewegungsmangel
- Weiche Kost
- Großes Saugloch in der Milchflasche
- Falsche Körperhaltung
- Geringe Körperspannung
- Daumenlutschen und Schnullergebrauch
- Falsches Schluckmuster
- Nägelkauen, Kauen am Stift, Beißen oder Saugen an Wange und Lippe

Um Auswirkungen auf die körperliche Entwicklung deines Kindes zu minimieren, sollte eine bestehende Mundatmung frühzeitig abgeklärt werden. Zunächst schließe anatomische Ursachen aus oder lasse diese gegebenenfalls therapieren. Wenn Kinderärzt*innen nicht weiterhelfen können, wende dich an eine Hals-Nasen-Ohren-Praxis oder an eine kinderzahnärztliche Praxis. Gewohnheiten wie Schnuller- oder Daumenlutschen sollen so früh wie möglich abgewöhnt werden – spätestens mit Durchbruch aller Milchzähne.

Übungen für Lippen- und Zungenmuskulatur

Um die Muskeln in den Lippen und in der Zunge deines Kindes zu stärken und somit einer Mundatmung entgegenzuwirken, gibt es ein paar einfache Tricks und Übungen, die nicht nur wirkungsvoll sind, sondern auch Spaß machen:

- Seifenblasen pusten
- Kerze auspusten
- Spaghetti einsaugen
- Wangen platzen lassen
- Pusteblume pusten
- Aus einem Strohhalmbecher trinken

GUT ZU WISSEN

50 bis 56 Prozent aller Kinder atmen durch den Mund. Kein guter Schnitt, wenn man bedenkt, dass Mundatmung mehr negative als positive Effekte für die Gesundheit hat. Achte darauf, dass dein Kind möglichst durch die Nase atmet. Nur während eines Infekts ist Mundatmung normal!

Aktiviere die Kaumuskulatur, indem du weiche Kost vermeidest und kauaktive Nahrungsmittel anbietest. Auch myofunktionelles Training durch Logopäd*innen kann zur Verbesserung der Nasenatmung führen. Körpertherapie unterstützt ebenfalls. Um einen bestehenden offen Biss zu therapieren, können verschiedene Mundvorhofplatten zum Einsatz kommen. Je nach Symptom und Alter des Kindes stehen diverse Apparaturen zur Verfügung. Lass dich unbedingt zahnärztlich bei der Therapie begleiten.

Black Stain: dunkle Zahnverfärbung

Zahnverfärbungen können sowohl ein klinisches als auch ein ästhetisches Problem darstellen. Sie unterscheiden sich in der Ursache, im Aussehen, in der Entstehung, in der Zusammensetzung, Lokalisation, Härte und der Festigkeit der Anhaftung am Zahn. Grundsätzlich werden zwei Arten von Zahnverfärbung unterschieden: interne und externe. Eine besondere Form der externen Verfärbung, welche vorwiegend bei Kindern anzutreffen ist, sind sogenannte *Black Stains* (»schwarze Flecken«). Sie sorgen bei Eltern oft für Verunsicherung und Schamgefühl, da sie häufig mit kariösen Läsionen verwechselt werden.

Sind Black Stains gefährlich?

Der Begriff Black Stains wird definiert als fest an der Zahnoberfläche haftender, dunkel erscheinender Belag. Er tritt vorwiegend bei Kindern im Milchzahngebiss und im Wechselgebiss auf. Häufig verschwindet die Verfärbung gegen Ende der Pubertät. Hiervon sind etwa 23 Prozent der Kinder betroffen. Black Stains verlaufen wie eine Girlande am Zahnfleischrand entlang, sind schmal bis punktförmig und finden sich im unteren Drittel des

Zahnes. Die Ausprägung ist individuell unterschiedlich. Aus medizinischer Sicht sind Black Stains harmlos, denn unter den Belägen finden sich karies- und entzündungsfreie Zähne. Lediglich die Ästhetik kann stören und das soziale Zusammenleben des Kindes beeinträchtigen. Mit der normalen Mundhygiene sind diese Beläge nicht zu entfernen, hier kann nur die zahnärztliche Praxis durch eine professionelle Zahnreinigung unterstützen. Die Verfärbungen treten allerdings nach circa drei bis acht Wochen erneut auf.

Die genauen Ursachen der Verfärbung sind zum aktuellen Zeitpunkt noch nicht vollständig geklärt. Man vermutet, dass es sich bei den schwarzen Belägen um unlösliche Eisenverbindungen handelt, welche entstehen, wenn Schwefelwasserstoff produzierende Bakterien mit Eisen oder Eisenverbindungen in Kontakt kommen. Zudem wurden höhere Konzentrationen an Schwefel, Kupfer und Eisen in den Belägen von Kindern gefunden. Es ist ein Zusammenspiel von Bakterien, Speichel und körpereigenen Stoffwechselprodukten zu vermuten. Kinder mit Black Stains zeigen zudem höhere Kalziumkonzentrationen im Speichel als nicht betroffene Kinder. Außerdem wurden in den Belägen weniger kariogene Bakterien gefunden – vermutlich interagieren die unterschiedlichen Bakterienpopulationen miteinander. Daraus ergibt sich ein selektiver Vorteil: Betroffene Kinder weisen ein geringeres Kariesrisiko auf.

Kinder leiden unter den Reaktionen, denen sie im Kindergarten, in der Schule oder ihrem Umfeld ausgesetzt sind. Erkläre deshalb auch deinem Kind, dass es keine schlechten Zähne hat und nichts für die Verfärbung kann. Die Zähne sind nicht krank, wurden nicht falsch geputzt, sondern haben einfach eine besondere und andere Farbe. Diese Farbe schützt die Zähne wie ein Superhelden-Umhang (auch Batman hat einen schwarzen Umhang). Erkläre auch dem betreuenden Umfeld (zum Beispiel Erzieher*innen), warum dein Kind diese Beläge hat. Dadurch können sie in der jeweiligen Situation besser und angemessener reagieren.

GUT ZU WISSEN

Viele Eltern machen sich verantwortlich für die schwarzen Verfärbungen. Hier ist es ganz wichtig zu betonen, dass Black Stains nicht im Zusammenhang mit einer mangelnden Mundhygiene stehen und auch kein Symptom der Karies darstellen. Du hast nichts falsch gemacht – die Bakterienzusammensetzung im Mund deines Kindes unterscheidet sich einfach nur von der anderer Kinder.

Viruserkrankung Hand-Fuß-Mund

Die Hand-Fuß-Mund-Erkrankung ist eine hoch ansteckende, durch Viren (in der Regel Coxsackie-A-Viren) ausgelöste Krankheit, die in der Regel Kinder im Kleinkindalter betrifft. Charakteristisch ist der Ausschlag an den Handflächen, den Fußsohlen und im beziehungsweise um den Mund herum. Aber auch die Ellenbogen, der Genitalbereich, das Gesäß und die Knie können betroffen sein. Die Ansteckung erfolgt von Mensch zu Mensch durch direkten Kontakt mit Körperflüssigkeiten oder durch Niesen und Husten über die Luft. Auch verunreinigte Gegenstände können zur Infektion beitragen. Die Krankheit beginnt oft mit Fieber, Appetitverlust und Schmerzen im Hals. Ein bis zwei Tage nach Fieberbeginn entwickeln sich die typischen kleinen roten Flecken an der Mundschleimhaut. Nach drei bis vier Tagen zeigt sich der Hautausschlag in den anderen genannten Regionen. Zwar verläuft die Erkrankung meist harmlos, jedoch können die Läsionen im Mundbereich sehr schmerzhaft sein.

GUT ZU WISSEN

Mehr als 80 Prozent der Menschen, die sich mit dem Coxsackie-A-Virus angesteckt haben, zeigen keine Krankheitsanzeichen, können aber trotzdem das Virus verbreiten.

Unterstützende Maßnahmen

Eine gezielte Therapie der Hand-Fuß-Mund-Erkrankung gibt es leider nicht. In der Regel werden lediglich die Symptome behandelt und nach fünf bis sieben Tagen ist die Infektion überstanden. Hier erfährst du, wie du dein Kind dabei unterstützen kannst.

Achte darauf, dass dein Kind genügend Flüssigkeit zu sich nimmt. Biete ihm am besten stilles Trinkwasser oder Muttermilch an und verzichte auf saure Getränke wie Orangensaft oder Ähnliches. Häufig ist es angenehm, wenn das Getränk gut gekühlt ist und über einen weichen Strohhalm getrunken wird. Abgekühlter Kamillen- oder Salbeitee ist ebenfalls eine gute Möglichkeit, da beides entzündungshemmend und heilungsfördernd wirkt. Nahrungsmittel sollten leicht zu kauen sein, möglicherweise ist weiche Kost wie Suppe, Püree, Brei oder Joghurt am angenehmsten für dein Kind. Auch hier gilt: wenig sauer und scharf und wenn möglich etwas gekühlt. Solltest du noch Muttermilcheis eingefroren haben, kannst du auch dieses vorsichtig anbieten – bitte aber nicht direkt, sollte dein Kind noch sehr klein sein.

Örtlich betäubende Gele, Tinkturen oder Spülungen enthalten häufig Lidocain. Diese wirken allerdings meist nur kurzfristig, werden schnell heruntergeschluckt und es besteht die Gefahr der Überdosierung. Zudem ist bei kleinen Kindern nur ein direktes Auftragen möglich, da diese motorisch noch nicht in der Lage dazu sind, Spüllösungen vollständig auszuspucken. Das Auftragen ist für viele Kinder aber sehr schmerzhaft und deshalb nur schwer möglich. Entzündungshemmende Mittel wie Chlorhexidin sind geschmacklich nicht sehr attraktiv und stellen dadurch vermutlich keine Therapieoption für kleine Kinder dar.

Schmerzlindernde und, wenn nötig, auch fiebersenkende Mittel wie Paracetamol oder Ibuprofen können helfen, die Beschwerden zu lindern. Wer bereits Aphthen im Mund hatte, weiß wie unangenehm Läsionen im Mundbereich sein können. Schmerzmittel sind deshalb das Mittel der Wahl.

Verständlicherweise lehnen Kinder, aufgrund der Schmerzen, während der Infektion das Zähneputzen ab. Leider vermehren sich infolgedessen eine Vielzahl an Keimen und Bakterien und sorgen zusätzlich für Entzündungen und Blutungen im Mundbereich. Ein Teufelskreis entsteht, der das Zähneputzen irgendwann unmöglich macht. Deshalb ist es von enormer Wichtigkeit, eine optimale Mundpflege durchzuführen. Hier bieten sich ultrasofte Nano-Zahnbürsten an, auch der kurzfristige Einsatz von Fingerwaschlappen oder Silikonfingerlingen ist möglich. Passe am besten den Zeitpunkt des Wirkungseintrittes (in der Regel 30 Minuten nach Medikamentengabe) des Schmerzmedikamentes ab und putze im Anschluss die Zähne.

Was hat es mit Mundgeruch auf sich?

Ganz zu Beginn verströmen neugeborene Babys einen ganz eigenen herrlichen Duft und Eltern können sich nicht satt riechen an ihrem Kind. Auch der Atem erinnert an den süßlichen Geruch von Butterkeksen. Irgendwann sind diese Zeiten leider vorüber und manchmal kann es sogar vorkommen, dass Eltern bei ihren Kindern Mundgeruch bemerken. Meist sind Bakterien dafür verantwortlich. Warum du dann genauer hinschauen solltest, erfährst du hier.

Ursachen und Therapiemöglichkeiten

Laut dem Berufsverband der Kinder- und Jugendärzte sind schätzungsweise 10 bis 15 Prozent der Kinder von Mundgeruch betroffen. Die Ursachen sind im Prinzip dieselben wie bei Erwachsenen. Dabei musst du dir bewusst machen, dass Mundgeruch keine eigene Krankheit ist, sondern vielmehr ein Ausdruck beziehungsweise Symptom dafür, dass etwas bei deinem Kind nicht stimmt.

Mundgeruch nach dem Schlafen

In der Regel ist diese Art des Mundgeruchs normal. Aus Studien ist bekannt, dass der Körper während des Schlafens viel weniger Speichel produziert als tagsüber. Zudem verändert sich in der Nacht die Speichelzusammensetzung, der pH-Wert fällt ab und die Temperatur im Mundraum erhöht sich – ideale Voraussetzungen, damit sich Bakterien im Mund fröhlich vermehren können. Besonders wohl fühlen sich hierbei schwefelbildende Bakterienarten. Diese Schwefelverbindungen gelten als Hauptursache für Mundgeruch. Deshalb die Empfehlung: Reinige vor dem Schlafengehen besonders gründlich die Zähne deines Kindes. Direkt nach dem Aufstehen sollte dein Kind aber zunächst frühstücken und erst im Anschluss die Zähne putzen.

Karies

Wenn die Zähne deines Kindes nicht regelmäßig morgens und abends geputzt werden, lagern sich auf und zwischen den Zähnen Speisereste und Beläge ab. Keime und Bakterien können sich vermehren, das Zahnfleisch entzündet sich und Karies entsteht. Hierbei wird organisches Material zersetzt und es entstehen übel riechende Fäulnisprozesse. Dieser Mundgeruch verschwindet nicht mehr, auch wenn etwas getrunken oder gegessen wird. Manche Kinder empfinden mit der Zeit selbst einen unangenehmen Geschmack im Mund. Hier besteht die einzige Therapiemöglichkeit in der Beseitigung des kariösen Defektes und einer Optimierung der Mundpflege.

Infekte

Oft entsteht Mundgeruch auch bei Kindern, wenn sie einen Infekt haben. Auf der Zunge oder im Bereich der Mundschleimhaut sammeln sich Keime und Bakterien besonders gut an, wenn dein Kind eine verstopfte Nase oder Probleme mit den Nasennebenhöhlen hat und zusätzlich durch den Mund atmet. Dann können sich Erreger ungestört vermehren und werden nicht oder ungenügend durch die Selbstreinigungsfunktion des Körpers heruntergespült. Du kannst dein Kind unterstützen, indem du genügend Flüssigkeit zum Trinken anbietest. Sorge zudem für eine gute Belüftung der Atemwege, je nach Alter des Kindes mit abschwellenden Nasentropfen oder mit Kochsalzlösungen. Du kannst zudem versuchen, die Luftfeuchtigkeit bei euch zu Hause zu erhöhen, indem du nasse Tücher auf die warme Heizung legst. Nach überstandenem Infekt normalisieren sich die Gerüche wieder.

Mundatmung

Sollte dein Kind durch den Mund atmen, kann dieses ebenfalls Mundgeruch begünstigen. Durch die Mundatmung kommt es vermehrt zu einer Mundtrockenheit, die Speichelproduktion ist zusätzlich reduziert. Damit fehlt deinem Kind die Selbstreinigungsfunktion durch Speichel und Zunge. Und auch auf der Zunge selbst finden sich mehr Bakterien und Keime als bei Kindern, die durch die Nase atmen. Lass deshalb eine bestehende Mundatmung immer abklären! Und auch hier gilt: Genügend Wasser trinken, um die Zahl der Bakterien im Mund zu reduzieren. Ist das Kind alt genug, bieten sich zuckerfreie Kaugummis zur Erhöhung der Speichelproduktion an.

Fremdkörper

Gerade bei Kindern kommt es häufig vor, dass kleinere Gegenstände unbemerkt in die Nase gesteckt werden. Verbleibt der Fremdkörper dort, kommt es nach einiger Zeit zu unangenehmen Gerüchen. Versuche bitte nicht, den Gegenstand selbstständig mit der Pinzette oder den Fingern herauszuholen. Dadurch kann er tiefer in die Nase geschoben werden, Verletzungen verursachen oder die Atemwege verlegen. Wenn dein Kind bereits die Nase schnäuzen kann, lass es tief in ein Taschentuch schnauben. Funktioniert das nicht, wende dich bitte an eine Hals-Nasen-Ohren-Praxis oder -Klinik.

Andere Erkrankungen

In seltenen Fällen stecken andere Erkrankungen hinter dem unangenehmen Geruch. So können Säuglinge zum Beispiel an einem Reflux leiden. Dabei ist der Muskel zwischen Magen und Speiseröhre noch sehr schwach und kann sich nicht komplett schließen. Dadurch fließt ein Teil des Mageninhaltes wieder zurück bis in den Mund. Ebenfalls möglich sind Stoffwechselerkrankungen der Leber oder *Diabetes mellitus*. Auch Allergien und Nahrungsmittelunverträglichkeiten können Auslöser sein. Wenn alle zuvor genannten Ursachen ausgeschlossen werden können, wende dich bei anhaltendem Mundgeruch an eine kinderärztliche Praxis.

Zungenbelag

Eine weitere und besonders häufige Ursache für Mundgeruch bei Kindern ist die Entwicklung eines Zungenbelages. Besonders im hinteren Drittel der Zunge bleiben oft Bakterien, Nahrungsreste und abgestorbene Hautzellen haften. Auch die Oberfläche der Zunge trägt dazu bei, dass Beläge auf der Zunge eingeschlossen werden. Etwa 60 bis 80 Prozent der Mundgeruch verursachenden Bakterien befinden sich auf der Zungenoberfläche. Deshalb kann die Zungenreinigung bei deinem Kind sinnvoll sein. Mehr zu diesem Thema erfährst du auf Seite 93.

Nahrungsmittel

Neben Knoblauch gibt es zahlreiche andere Lebensmittel, die für einen unangenehmen Atem sorgen können. Grund dafür sind auf der einen Seite schwefelreiche Inhaltsstoffe, wie sie in Zwiebeln oder Knoblauch enthalten sind. Auf der anderen Seite kann ein hoher Eiweißanteil in Lebensmitteln schlechten Atem fördern. So zum Beispiel in Produkten wie Eiern, Milch oder Käse. Bestimmte Fäulnisbakterien, die ohne Sauerstoff leben können, nutzen bevorzugt die Reste von diesen eiweißreichen Nahrungsmitteln und sorgen für einen schlechten Atem. Es gibt allerdings auch Nahrungsmittel, die bei gelegentlichem Mundgeruch helfen können:

- Zitronen (Vorsicht: Die Säure greift den Zahnschmelz an.)
- Zitronenmelisse
- Petersilie
- Minze
- Fenchel
- Apfel
- Kräutertee wie zum Beispiel Salbei
- Naturjoghurt

Kreidezähne oder Molaren-Inzisiven-Hypomineralisation

Schlagzeilen wie »Das rätselhafte Bröckeln« oder »Kreidezähne: Zahnärzte warnen vor neuer Volkskrankheit« erwecken seit geraumer Zeit ungebrochen das mediale Interesse. Das Krankheitsbild der MIH hat sich zu einem hochaktuellen Thema entwickelt und stellt Familien und behandelnde Zahnärzt*innen weltweit vor große Herausforderungen. Das Phänomen an sich ist allerdings nicht neu. Bereits 2001 findet der Begriff »MIH« Eingang in die Fachliteratur. Doch worum geht es hierbei genau und was können Eltern machen, um ihre Kinder bestmöglich zu unterstützen?

Was ist MIH?

Bei der Molaren-Inzisiven-Hypomineralisation handelt es sich per Definition um einen bestehenden qualitativen Schmelzdefekt *(Hypomineralisation)* an mindestens einem der ersten bleibenden Backenzähne *(Molaren)* mit oder ohne Beteiligung der bleibenden Schneidezähne *(Inzisiven)*. Auffällig sind kreidige Eintrübungen, welche weißlich bis gelbbraun erscheinen können. Manchmal wird zudem von intensiven Zahnempfindlichkeiten berichtet. Je nach Ausprägung kann es zu massiven Einbrüchen der Schmelzoberfläche kommen und der Zahn bröckelt förmlich ab. Weitere bekannte Begriffe für das Krankheitsbild sind »Kreidezähne«, »Schmelzhypomineralisation« oder »Cheese Molars«. Da mittlerweile charakteristische Defekte vereinzelt auch an anderen bleibenden Zähnen beobachtet wurden und immer häufig auch an Milchzähnen auftreten, kann von der klassischen Definition abgewichen werden. Wissenschaftliche Daten hierzu sind allerdings noch sehr schwach.

Es ist bekannt, dass MIH weltweit auftritt. Es gibt jedoch länderspezifische Unterschiede: So reicht das Spektrum von 1,6 Prozent in Indien bis hin zu 40,2 Prozent in Brasilien. Insgesamt wird weltweit von einer Häufigkeit von circa 14 Prozent ausgegangen, dabei gibt es keine Abweichungen zwischen männlichen und weiblichen Personen. Studien gehen davon aus, dass pro Jahr weltweit mit fünf Millionen Neuerkrankungen gerechnet werden muss.

Bis heute sind die Ursachen für die MIH nicht abschließend sicher geklärt. Zwar wurden zahlreiche mögliche Ursachen diskutiert, jedoch konnte bisher kein Faktor als hundertprozentig sicher bestätigt werden. Da die Entwicklung des Schmelzes der bleibenden Schneide- und der ersten Backenzähne eine Zeitspanne zwischen dem achten Schwangerschaftsmonat und dem vierten Lebensjahr umfasst, gestaltet sich die Ursachenforschung als sehr schwierig. Folgende Ursachen werden diskutiert:

Vorgeburtliche Ursachen	**Perinatale Ursachen (um den Zeitpunkt der Geburt herum)**	**Nachgeburtliche Ursachen**
• Erkrankungen der Mutter (Toxoplasmose, Präeklampsie, systemische Erkrankungen, Anämie) • Medikamenteneinnahme • Stress • Rauchen der Mutter	• Frühgeburt • geringes Geburtsgewicht • Kaiserschnitt • Geburtskomplikationen	• Erkrankungen in den ersten Lebensjahren (Fieber, Atemwegserkrankungen, Masern, Windpocken, Nierenerkrankungen, Magen-Darm-Erkrankungen, Mandelentzündungen, Mittelohrentzündungen) • Medikamente, zum Beispiel Antibiotika (unter anderem Amoxicillin) • Mangel an Vitamin D
Insgesamt lässt sich sagen, dass vorgeburtliche Faktoren nur sehr selten mit dem Auftreten einer MIH in Zusammenhang gebracht werden können.	Auch hier muss festgehalten werden, das perinatale Ursachen nur selten mit dem Auftreten einer MIH in Zusammenhang gebracht werden können.	

Zum aktuellen Zeitpunkt finden sich keine eindeutigen Ursachen, um das Krankheitsbild MIH zu erklären. Sicher ist, dass es sich um ein multifaktorielles Geschehen handelt: Mehrere Faktoren müssen zeitgleich zutreffen. Die größte Schwierigkeit besteht darin, den Zeitpunkt der Schädigung festzumachen, da das Zeitfenster der Schmelzbildung bis zu sechs Jahre beträgt. Dies macht das Krankheitsbild schwer greifbar. Und verständlicherweise sind viele Eltern verunsichert und verängstigt, da sie ihre Kinder bestmöglich schützen möchten.

GUT ZU WISSEN

Das Bundesinstitut für Risikobewertung (BfR) kam 2018 zu dem Ergebnis, dass Bisphenol A (zum Beispiel aus Saugerflaschen) nicht im Zusammenhang mit dem Auftreten einer MIH bei Kindern steht. Trotz alledem enthalten fast alle Produkte für Babys und Kleinkinder kein BPA mehr.

MIH erkennen

Bei der MIH gibt es verschiedene Ausprägungsgrade. Die gute Nachricht ist, dass circa 90 Prozent aller Fälle lediglich Verfärbungen aufweisen, die Zahnstruktur aber weitestgehend intakt erscheint. Betroffene Zähne zeichnen sich durch eine verminderte Mineralisation aus, die Zähne sind weniger hart und stärker porös. Der Defekt ist scharf abgegrenzt und kann dabei linienförmig, fleckig oder zerfließend auftreten. Der Schmelz erscheint glatt und nicht durchscheinend. Betroffene Areale können weiß, cremefarben, gelb oder braun sein. Die Zahnoberfläche kann entweder ganz oder bis zu weniger als einem Drittel betroffen sein. Je nach Ausprägung sind Zahnempfindlichkeiten zum Beispiel auf Temperatur oder mechanischen Druck möglich. Kinder haben dann Einschränkungen bei der Nahrungsaufnahme und Probleme beim Zähneputzen. Schwere Ausprägungen sind durch Strukturdefekte und Struktureinbrüche sowie Veränderungen der Zahnform gekennzeichnet.

Leichte Formen der MIH sind selbst für Fachleute schwer erkennbar und erfordern ein hohes Maß an Erfahrung. Wenn du dir unsicher bist, ob dein Kind an dieser Schmelzfehlbildung leidet, lass dieses in der zahnärztlichen Praxis abklären. Folgende Anzeichen können auf eine MIH hindeuten:

- Weißlich, gelbliche bis bräunlich scharf abgegrenzte Flecken auf den Zähnen
- Fehlende Zahnhöcker
- Furchen und Rillen auf der Zahnoberfläche
- Abgeplatzter Schmelz
- Schmerzen beim Zähneputzen und Essen

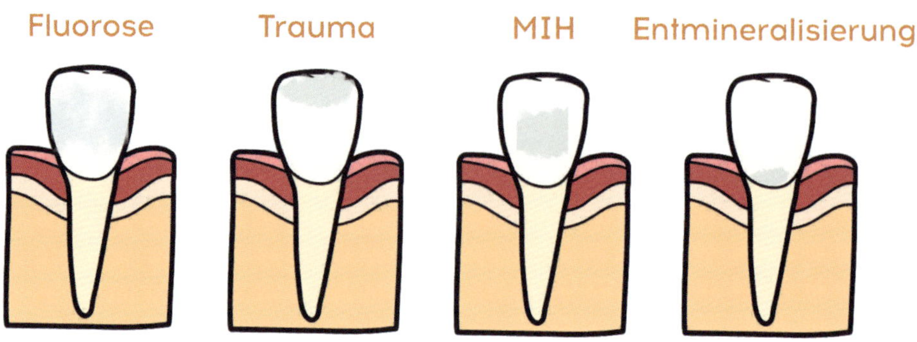

MIH ist an den scharf umrissenen Flecken auf den Zähnen zu erkennen.

Therapiemöglichkeiten – kann ich selbst etwas tun?

Die Behandlung der Molaren-Inzisiven-Hypomineralisation erfordert ein hohes Maß an Erfahrung und sollte stets ein individuelles Konzept zwischen Eltern und zahnärztlicher Praxis verfolgen. Zu beachten sind das Kariesrisiko, die Schwere und das Ausmaß der MIH. Die Therapie erfolgt immer im Team, deshalb ist ein enges Vertrauensverhältnis zwischen Praxis, Kind und Eltern von großer Bedeutung. Wichtig ist es, zu Hause mit dem Kind über MIH zu sprechen: Erkläre deinem Kind, dass der Zahn weniger stark als andere Zähne ist (zum Beispiel »Der Superheld*innen-Umhang fehlt und der Zahn muss deshalb besonders geschützt werden«). Mache dir und deinem Kind bewusst, dass niemand schuld an dieser Mineralisationsstörung ist und dass sie nicht verhindert werden kann. Bitte beachte die folgenden Punkte.

Möglichkeiten für zu Hause

MIH-Zähne sind zwei- bis sechsmal kariesanfälliger als gesunde Zähne. Deshalb ist eine optimale Zahnpflege von enormer Wichtigkeit. Achte zu Hause darauf, dass dein Kind regelmäßig und gründlich die Zähne putzt. Unterstütze es dabei und putze so lange nach, bis dein Kind die Schreibschrift beherrscht. Sollte dein Kind Schmerzen beim Zähneputzen haben, besprich bitte mit der zahnärztlichen Praxis, welche Zahnpasta speziell in diesem Fall zu nutzen ist. Nutze einmal pro Woche ein hochdosiertes Fluoridgel, wenn dein Kind es toleriert, um den Zähnen einen wirksamen Kariesschutz zu bieten. Zahncremes, welche Hydroxylapatit, Casein-amorphes Calciumphosphat oder Arginin enthalten, können zusätzlich täglich zur fluoridhaltigen Zahnpasta angewendet werden. Fluoridhaltige Mundspüllösungen sind ebenfalls empfehlenswert. Achte darauf, dass diese für Kinder geeignet sind und keinen Alkohol enthalten.

Besonders wichtig ist eine zuckerreduzierte Ernährung, und biete stets Wasser als Getränk an. Zuckerfreie Kaugummis können die Speichelproduktion anregen und ebenfalls dazu beitragen, die Zähne vor Karies zu schützen.

Vor einer geplanten größeren Behandlung in der zahnärztlichen Praxis kann eine Schmerzmedikation, welche bereits zu Hause genommen wird, eine enorme Hilfestellung für dein Kind sein. Besonders wenn dein Kind unter hochsensiblen und schmerzempfindlichen Zähnen leidet. Besprich dieses am besten mit deinem Zahnarzt oder deiner Zahnärztin.

Behandlung in der zahnärztlichen Praxis

Die Therapieansätze sind individuell zu betrachten und richten sich nach dem Schweregrad der MIH. Sie beginnen bei der Intensivprophylaxe und enden mit der Zahnextraktion. Wichtig ist, dass du mit deinem Kind regelmäßig zur zahnärztlichen Kontrolle gehst. Da MIH-Zähne ein höheres Kariesrisiko aufweisen, sind Termine einmal im Quartal zu empfehlen. Möglicherweise werden dort regelmäßig hochdosierte fluoridhaltige Lacke aufgetragen. Auch Mundhygienesitzungen, die dein Kind motivieren und bei der Zahnpflege unterstützen, sind sinnvoll. Das Gleiche gilt für professionelle Zahnreinigungen. Sollte bei deinem Kind noch keine Fissurenversiegelung durchgeführt worden sein, solltest du diese in Anspruch nehmen.

Bei der Füllungstherapie ist zu beachten, dass MIH-Zähne einen anderen Schmelzaufbau aufweisen als gesunde Zähne. Das ist der Grund dafür, dass Kunststofffüllungen schlechter am Zahn haften können. Häufig wird deshalb ein großer Teil gesunder Zahnoberfläche miteingefasst, um den Halt insgesamt zu verbessern. Manchmal kann es nötig sein, Zähne zunächst provisorisch zu füllen, zum Beispiel, wenn diese noch nicht vollständig in die Mundhöhle durchgebrochen sind oder Kinder noch nicht optimal mitarbeiten können.

Größere Defekte werden in der Regel durch Kronen versorgt. Stahlkronen dienen hierbei als Übergangslösung. Sie schützen den Zahn und geben Halt und Stabilität. Bis eine laborgefertigte Krone eingesetzt werden kann, ist diese, etwas kostengünstigere Variante, Mittel der Wahl. Zudem bietet diese Versorgungsoption die Möglichkeit, Zähne mit schlechter Prognose so lange zu erhalten, bis der ideale Zeitpunkt zur Extraktion gegeben ist.

Die Extraktion eines MIH-Zahnes ist immer dann sinnvoll, wenn die Langzeitprognose des Zahnes ungünstig erscheint. Voraussetzung ist die Mitarbeit von kieferorthopädischer Seite, um ein zufriedenstellendes Ergebnis in Bezug auf Funktion und Ästhetik zu erreichen.

GUT ZU WISSEN

Die Ästhetik der Schneidezähne bei MIH kann stark beeinträchtigt sein und bereits im Kindesalter psychosoziale Auswirkungen haben. Folgende Behandlungsmöglichkeiten sind aktuell möglich, um das Aussehen betroffener Schneidezähne zu verbessern:

- Zahnaufhellung durch Bleichen
- Entfernung von Oberflächenschmelz (Mikroabrasion): als alleinige Therapie wenig erfolgreich, besser in Kombination mit der Infiltration
- Einbringen von Kunststoff in Porositäten (Infiltration)

Sonderfall MMH – Hypomineralisierungen an Milchzähnen

Auch im Milchgebiss nehmen Schmelzveränderungen zu. Dabei sind häufig die zweiten Milchbackenzähne betroffen. Aber auch die Milcheckzähne und die Milchschneidezähne können Defekte aufweisen. Das Krankheitsbild wird – analog zur Molaren-Inzisiven-Hypomineralisation – als Milchmolaren-Hypomineralisation (MMH) bezeichnet. Im Vergleich zur klassischen MIH sind wissenschaftliche Studien aktuell kaum vorhanden. Auch die MMH erfordert eine frühzeitige Therapie. Das Vorkommen liegt aktuell und je nach Studie zwischen 2 und 20 Prozent. Die große Spannbreite der Zahlen erklärt sich durch unterschiedlich genutzte Diagnosekriterien. Das Erscheinungsbild der MMH ist mit dem der klassischen MIH vergleichbar. Auch hier werden potenzielle Ursachen diskutiert:

Vorgeburtliche Ursachen	Perinatale Ursachen (um den Zeitpunkt der Geburt herum)	Nachgeburtliche Ursachen
• Rauchen der Mutter • Alkoholkonsum • In-vitro-Fertilisation • Medizinische Probleme während der Schwangerschaft • Medikamenteneinnahme	• Komplikationen während der Entbindung • niedriges Geburtsgewicht	• Fieber im ersten Lebensjahr • akute Kinderkrankheiten • Ekzem in den ersten 18 Monaten • medizinische Probleme beim Neugeborenen

Das Behandlungsspektrum reicht von einer Prophylaxe mit Casein-amorphem Calciumphosphat und Fluorid über Füllungstherapien bis hin zur Zahnextraktion. Neben dem Alter des Kindes ist auch die Mitarbeit bedeutend bei der Therapiewahl.

Prophylaxe

Da strukturgeschädigte Zähne kariesanfälliger sind, sollten diese besonders gut gereinigt werden. Die Zahnpflege sollte zweimal täglich mit einer fluoridhaltigen Zahnpasta erfolgen. Auch die Anwendung von Casein-amorphem Calciumphosphat kann, besonders bei schmerzempfindlichen Zähnen, vorteilhaft sein und zusätzlich die Mineralisierung unterstützen. In der zahnärztlichen Praxis können mehrmals im Jahr Fluoridlacke aufgetragen werden.

Füllungstherapie

Sind die Zähne bereits zerstört, wird eine Füllungstherapie notwendig. Speziell im Milchzahngebiss ist das Abdecken des betroffenen Zahnes mit Glasionomerzementen das Mittel der Wahl. Bei kleineren Defekten können auch Kompomere und Komposite genutzt werden. Allerdings setzt ihre Nutzung die Mitarbeit des Kindes voraus. Einzelheiten zu den jeweiligen Füllungen findest du auf Seite 148.

Kronen

Bei sehr großen Defekten kommen Stahlkronen oder Keramikkronen zum Einsatz. Sie schützen vor weiteren Einbrüchen und stellen die Kaufunktion und Ästhetik wieder her.

Zahnextraktion

Bei starker Zerstörung muss der betroffene Zahn gezogen werden.

GUT ZU WISSEN

Aufgrund der Ähnlichkeit von MMH und MIH wird über einen möglichen Zusammenhang beider Erkrankungen diskutiert. Eltern stellen sich oft die Frage, ob Kinder mit MMH ein höheres Risiko haben, später an einer MIH zu erkranken. Studien konnten zeigen, dass Kinder mit einer MMH ein fünffaches Risiko aufweisen, später eine MIH zu bekommen.

Umgang mit einem Zahntrauma

Als Zahntrauma wird die akute mechanische Verletzung von Zähnen, Zahnfleisch, Alveolarknochen und benachbarten Strukturen bezeichnet. Weltweit wird eine Häufigkeit von 25 bis 30 Prozent angegeben. Damit stellt das Zahntrauma die fünfthäufigste Erkrankung weltweit dar. Die Chance, dass dein Kind im Laufe seiner Entwicklung eine Verletzung der Zähne erleidet, ist also relativ hoch. Hier erfährst du, wie du, im Fall eines Falles, richtig handelst, damit die Zähne deines Kindes rechtzeitig versorgt und gerettet werden können.

Zahntrauma im Milchgebiss

Eine Verletzung im Milchzahngebiss ist bei Kleinkindern eine häufig anzutreffende Unfallart. Je nach Studie hat bereits jedes dritte Kind bis zum fünften Geburtstag ein Milchzahntrauma erlitten. Das größte Unfallrisiko besteht zwischen dem 18. und 30. Lebensmonat. Das liegt daran, dass Kinder in dieser Entwicklungsphase motorisch eingeschränkt sind und andererseits Risiken im Umfeld noch nicht abschätzen können. Am häufigsten betroffen sind die oberen mittleren Schneidezähne. Aufgrund des Alters des Kindes und der damit verbundenen geringen Mitarbeit ist der Erhalt des Milchzahnes nach einem Unfall oftmals nicht möglich. Da Milchzähne aber im Seitenzahngebiet eine wichtige Platzhalterfunktion übernehmen und im Frontzahngebiet für die Ästhetik von großer Bedeutung sind, sollte eine optimale Versorgung der Zähne erfolgen. Auch in Hinsicht auf den Schutz des Zahnkeimes der bleibenden Zähne sollte der Fokus auf einer rechtzeitigen Behandlung liegen. Insgesamt richtet sich die Therapie von Milchzahnverletzungen jedoch immer nach der individuellen Behandlungs- und Belastungsfähigkeit des Kindes.

Klinisches Erscheinungsbild und Therapie

Bei den Milchzahnverletzungen unterscheidet man zwischen Milchzahnfrakturen und sogenannten Milchzahndislokationen (Lageveränderungen, Verschiebungen oder Verdrehungen).

Milchzahnfrakturen

- Kronenfraktur ohne Zahnnervbeteiligung
  - Sie betreffen nur den Zahnschmelz.
  - Kanten werden geglättet.
  - Gegebenenfalls erfolgt eine Abdeckung mit Kunststoff.

Kronenfraktur mit Zahnnervbeteiligung

- Der Zahnnerv wird teilentfernt.
- Füllungstherapie folgt.

Kronen-Wurzel-Fraktur

- Zähne können in der Regel nicht erhalten werden und müssen gezogen werden.

Wurzelquerfraktur

- Bei nur geringer Lockerung des Zahnes wird keine Therapie eingeleitet.
- Bei starker Lockerung muss der »lose« obere Zahnanteil gezogen werden, wobei der »feste« Teil im Knochen verbleibt und vom Körper aufgelöst wird.

Dislokationsverletzungen

Erschütterung *(Konkussion)* und Lockerung

- Die Zähne sind berührungsempfindlich.
- Auf Mundhygiene achten.
- Weiche Kost essen.

Verlagerung *(Extrusion)* oder seitliche Lageveränderung *(laterale Dislokation)*

- Nicht selbstständig wieder in Position schieben! Es besteht Gefahr der Verletzung des Zahnkeimes des bleibenden Zahnes.
- Bei starker Lockerung oder Verlagerung muss der Zahn gezogen werden.

Hineinschlagen *(Intrusion)*

- Dies ist die häufigste Art der Milchzahnverletzung.
- Gefahr der Schädigung des Zahnkeimes des bleibenden Zahnes ist sehr groß.
- Abwartendes Verhalten mit regelmäßiger Kontrolle in der zahnärztlichen Praxis wird empfohlen, wenn der Zahnkeim nicht beschädigt worden ist.
- Bei Verletzung des Zahnkeimes ist die Entfernung des Milchzahnes nötig.

vollständig herausgeschlagener Zahn *(Avulsion)*

- Wenn der Zahn nicht gefunden werden kann, ist die Abklärung eines versehentlichen Einatmens nötig.
- Möglicherweise kann der Zahn auch komplett eingeschlagen sein (Intrusion).
- In der Regel werden ausgeschlagene Milchzähne nicht wieder vollständig eingesetzt, da dabei der Zahnkeim verletzt werden könnte.

GUT ZU WISSEN

Wenn du nach einem Zahntrauma deines Kindes die zahnärztliche Praxis aufsuchst, ist es wichtig, den Impfpass mitzubringen, damit abgeklärt werden kann, wann die letzte Tetanusimpfung durchgeführt worden ist.

Sofortmaßnahmen – was tun?

Bei einem Zahntrauma gilt es zunächst, Ruhe zu bewahren und deinem Kind Sicherheit zu vermitteln. Verschaffe dir zuallererst einen Überblick über die Situation. Befindet sich dein Kind in einer lebensgefährlichen Situation, hol dir Hilfe und alarmiere den Rettungsdienst. Kontrolliere das Bewusstsein deines Kindes und leite gegebenenfalls Erste-Hilfe-Maßnahmen ein. Ist dein Kind in keiner lebensgefährlichen Lage, kontrolliere die Mundhöhle auf eventuelle Zahnverletzungen. Blutungen kannst du mit einem kalten Waschlappen stillen. Lose im Mund liegende Zähne oder Bruchstücke solltest du aus der Mundhöhle entfernen und idealerweise in eine Zahnrettungsbox einlegen. Auch wenn Milchzähne in der Regel nicht wieder eingesetzt werden, kann die zahnärztliche Praxis mithilfe des ausgeschlagenen Zahnstückes gegebenenfalls eine genaue Farbbestimmung durchführen oder einen Teil des Zahnes wieder am noch vorhandenen Zahn befestigen. Wenn du bei der Untersuchung der Mundhöhle feststellst, dass ein Zahn oder ein Teil des Zahnes nicht auffindbar ist, solltest du das Stück umgehend an der Unfallstelle suchen. Kühle die betroffene Stelle mit einer Kältekompresse, um eine übermäßige Schwellung zu vermeiden. Wenn ein Zahn verletzt worden ist, spielt der Faktor Zeit eine große Rolle. Er entscheidet über die Wahrscheinlichkeit des Zahnerhaltes oder des Zahnverlustes. Deshalb solltest du in jedem Fall die zahnärztliche Praxis aufsuchen. Auch bei kleineren Verletzungen, die zunächst unkompliziert erscheinen, ist eine Untersuchung sinnvoll. Nur dort kann entschieden werden, ob und wie der Zahn zu behandeln ist. Es ist immer besser, einmal zu viel als einmal zu wenig zu kontrollieren.

Nachsorge

Die engmaschige Nachsorge nach Abschluss der Soforttherapie dient der Früherkennung möglicher Komplikationen und ist von enormer Wichtigkeit. Die Kontrollintervalle gibt die zahnärztliche Praxis vor und sie müssen individuell festgelegt werden. Der Zeitraum erstreckt sich dabei bis zum Zahnwechsel. Eine der häufigsten Komplikationen ist eine Infektion des Zahnnervs. Auch die Bildung von Fistelgängen oder Abszessen ist

GUT ZU WISSEN

Zahnverletzungen erfordern ein hohes Maß an Mitarbeit deines Kindes. Es ist für dich, dein Kind und die behandelnde Praxis deshalb am hilfreichsten, wenn bereits ein gewisses Vertrauen zum Personal aufgebaut worden ist. Deshalb ist es von enormer Wichtigkeit, dein Kind so früh wie möglich an den Besuch der zahnärztlichen Praxis zu gewöhnen.

möglich. In der Regel treten nach Zahnverletzungen gräuliche Verfärbungen der Zahnkrone auf. Ergebnisse einer aktuellen klinischen Langzeitstudie belegen, dass diese Dunkelfärbung kein Anzeichen für ein Absterben des Zahnnervs ist. Die Verfärbung kann fortbestehen, sich aber auch wieder normalisieren.

Ernährungstipps und Pflege

Generell ist es wichtig, nach Zahnverletzungen für mindestens eine Woche nur weiche Kost zu sich zu nehmen. Das kann in Form von Brei, Püree oder Suppe geschehen. Auch scharfe und säurehaltige Lebensmittel sollten vermieden werden. Lösungen zur Wundheilung wie zum Beispiel Kamille oder Salbei sind empfehlenswert. Dafür kannst du einen Sud aus Teebeuteln herstellen oder dich in der Apotheke über bereits fertig hergestellte Lösungen und Tinkturen beraten lassen. Achte darauf, dass diese speziell für Kinder geeignet sind. Bei Schmerzen gilt: Schmerzmedikation nach Bedarf und nach Rücksprache mit Arzt beziehungsweise Ärztin. Biete außerdem deinem Kind genug zum Trinken an, falls nötig mithilfe eines Strohhalms.

Die verletzten Zähne benötigen eine optimale Zahnpflege. Auch wenn das Putzen im verletzten Bereich anfangs unangenehm ist, sollten Zahnbelag und Essensreste entfernt werden. Ansonsten kann es zu zusätzlichen Entzündungen und zu einer erhöhten Kariesgefahr kommen. Nutze dazu am besten eine ultrasofte Zahnbürste, auch der Gebrauch eines Silikonfingerlings oder eines Fingerwaschlappens sind kurzzeitig möglich. Sollten die Zähne deines Kindes geschient worden sein, bietet sich eine schmale Zahnzwischenraumbürste an. Zusätzlich ist die Anwendung einer Mundspüllösung sinnvoll. Achte auch hier wieder darauf, dass sie für Kinder geeignet ist und keinen Alkohol enthält.

Zahntrauma im bleibenden Gebiss

Über 50 Prozent der Kinder bis zum siebzehnten Lebensjahr erleiden ein Zahntrauma, dabei sind Jungen dreimal häufiger betroffen als Mädchen. Im bleibenden Gebiss passieren Zahnunfälle besonders oft zwischen dem siebten und elften Lebensjahr. Wie bei den Milchzähnen auch, sind die oberen Frontzähne am häufigsten betroffen. Im Gegensatz zum Milchzahngebiss können die verletzten Zähne meist erhalten werden. Wichtig hierbei ist die Art der Verletzung, der Zustand des Zahnhalteapparates und das Stadium des Wurzelwachstums.

Zahnunfälle sind Folge von Unfällen im ganz normalen Alltag – besonders oft kommen sie allerdings beim Sport, vor allem bei sogenannten Kontaktsportarten (wie Fußball, Karate, Boxen, Handball oder Hockey) und bei Sportarten mit erhöhter Sturzgefahr vor. Wie im Milchzahngebiss unterscheidet man Dislokationsverletzungen und Frakturverletzungen:

Frakturverletzungen	Dislokationsverletzungen
• Schmelzriss • Schmelzfraktur • Schmelz-Dentin-Fraktur • Fraktur mit Beteiligung des Zahnnervs • Kronen-Wurzel-Fraktur • Wurzelfraktur • Wurzellängsfraktur • Fraktur des bezahnten Alveolarfortsatzes	• Erschütterung *(Konkussion)* • Lockerung *(Subluxation)* • Verlagerung *(Dislokation)* • Hineindrücken *(Intrusion)* • Vollständiges Herausschlagen *(Avulsion)*

Sofortmaßnahmen nach einem Unfall

Auch im bleibenden Gebiss gilt: Das Verhalten unmittelbar nach einem Zahnunfall kann für die Therapie und die Prognose des verletzten Zahnes entscheidend sein. Die Sofortmaßnahmen entsprechen denen des Milchzahngebisses. Auch hier spielt Zeit eine große Rolle, um die Überlebenschancen für den Zahn zu erhöhen. Deshalb begib dich umgehend nach einem Zahntrauma in eine zahnärztliche Praxis oder eine Zahnklinik.

In einigen öffentlichen Sportstätten und Schulen gibt es Zahnrettungsboxen. Aber auch für die Haus- und Reiseapotheke sind diese unbedingt empfehlenswert. Die

Boxen enthalten ein zellphysiologisches Medium, welches verhindert, dass der Zahn austrocknet und lebensnotwendige Zellen absterben. In dieser Box kann der Zahn außerhalb der Mundhöhle bis zu 48 Stunden überleben. Du kannst eine Zahnrettungsbox in jeder Apotheke bestellen. Sie ist in der Regel drei Jahre haltbar und kann bei Raumtemperatur gelagert werden. Alternative Aufbewahrungsmöglichkeiten findest du unten im Infokasten.

Prävention von Traumata

Einige anatomische Gegebenheiten können das Risiko für ein Frontzahntrauma erhöhen. Dazu zählen eine vergrößerte Zahnstufe, eine unzureichende Lippenbedeckung, ein vorderer offener Biss, das Alter des Kindes, Karies im bleibenden Gebiss, Übergewicht, ein bereits vorangegangenes Zahntrauma und sportliche Aktivitäten (Zungenpiercings und Alkoholkonsum klammere ich bei Kindern aus). Bei besonders gefährdeten Kindern ist deshalb eine frühzeitige kieferorthopädische Korrektur der vergrößerten Frontzahnstufe sinnvoll sowie das Tragen eines Sportmundschutzes bei Kontaktsportarten.

Ausgeschlagene Zähne richtig lagern

Trockenlagerung, zum Beispiel im Taschentuch: ungeeignet
Wasser: ungeeignet
Speichel: 15 bis 30 Minuten
Frischhaltefolie: 15 bis 30 Minuten
Kochsalzlösung: 30 bis 60 Minuten
H-Milch: 1 bis 2 Stunden
Zahnrettungsbox: 24 bis 48 Stunden

Wichtig: Bitte fasse herausgeschlagene Zähne niemals an der Wurzel an! Dadurch können die sehr empfindlichen Zellen zerstört werden und ein Wiederanwachsen des Zahnes im Knochenfach unmöglich werden.

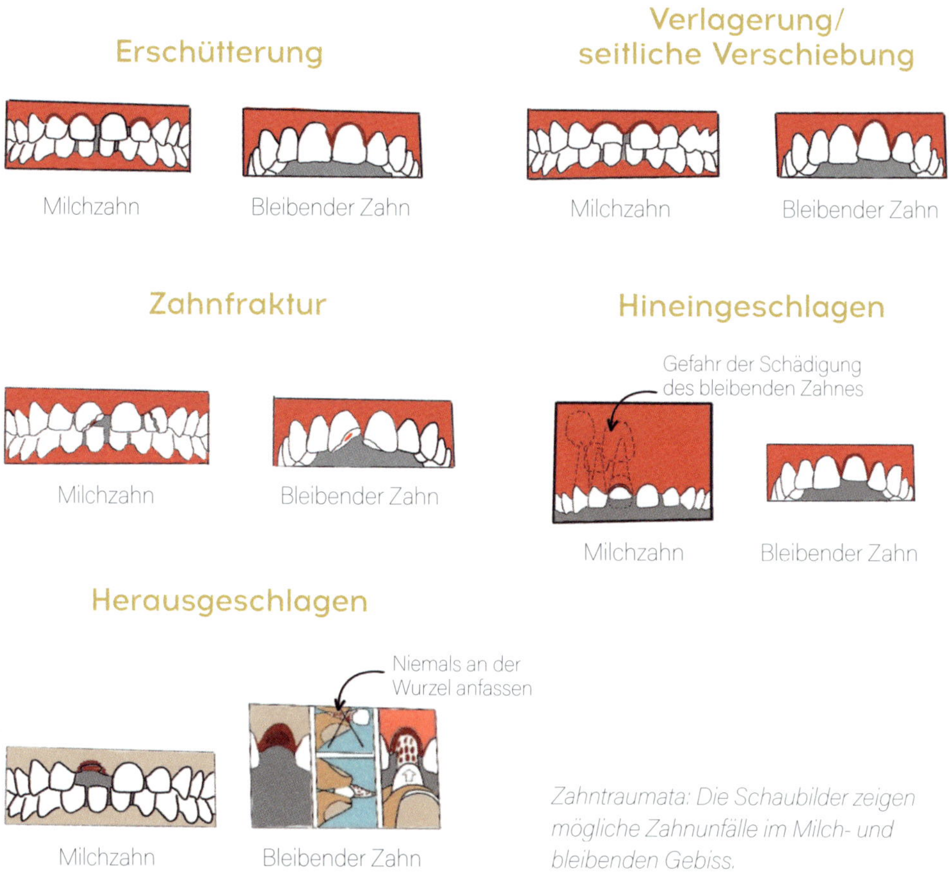

Zahntraumata: Die Schaubilder zeigen mögliche Zahnunfälle im Milch- und bleibenden Gebiss.

Knirschen mit den Zähnen

Bruxismus, das Knirschen und Aufeinanderpressen der Zähne, betrifft einen Großteil der Kinder. Aufeinanderreibende Zähne erzeugen ein Geräusch, das für Eltern sehr unangenehm werden kann und viele Eltern sind besorgt, wenn ihr Kind mit den Zähnen knirscht. In vielen Fällen ist das aber ganz normal und nichts Ungewöhnliches.

Beim Bruxismus handelt es sich um eine immer wiederkehrende Kaumuskelaktivität, die durch Pressen oder Knirschen mit den Zähnen beziehungsweise durch Verspannen oder Pressen der Kiefer aufeinander charakterisiert ist. Man unterscheidet dabei zwei Formen: Knirschen im Wachzustand und während des Schlafens. Bei jüngeren Kindern tritt in der

Regel das Knirschen während des Schlafens auf. Je nach Literaturangabe weisen bis zu 50 Prozent Symptome von Bruxismus auf. Klinisch charakteristisch ist ein Abrieb der Zahnoberfläche sowie eine Vergrößerung des Kaumuskels. Kinder berichten vermehrt über Kopfschmerzen, Beschwerden der Muskulatur im Mund und Gesichtsbereich, besonders am Morgen, und empfindliche Zähne.

Ursachen des Knirschens

Die Ursachen können völlig unterschiedlich sein und sind oft auch vom Alter des Kindes abhängig. Meist hat es sogar biologische Gründe, welche von der Natur gewollt sind. In diesen Fällen bedarf das Knirschen im Kindesalter keiner Therapie. Dennoch kann es sinnvoll sein, das Knirschen zahnärztlich abzuklären und untersuchen zu lassen.

Zahndurchbruch

Zähneknirschen bei Kindern beginnt oft mit dem Durchbruch der ersten Milchzähne. Zum einen erkunden die Kleinen ihre neuen Zähne und zum anderen schleifen sie diese unbewusst ein, damit sie optimal aufeinanderpassen. Es werden neuronale Bahnen zwischen Gehirn und Kaumuskulatur ausgebildet, welche immer wieder angepasst und trainiert werden müssen. Diese Form des Knirschens ist völlig normal und bedarf in der Regel keinerlei Therapie.

Platzmangel

Als Platzmangel wird ein Missverhältnis zwischen Platzangebot und Platzbedarf bezeichnet. Typische Symptome sind ein zu schmaler Kiefer und ein daraus resultierender Zahnengstand. Der Körper versucht nun durch Knirschen auf diese Ungleichheit zu reagieren. Haben Zähne nicht genügend Platz im Kiefer, sollte die Ursache dafür gefunden werden. Meist spielt die Zungenruhelage dabei eine entscheidende Rolle. Mithilfe von myofunktionellem Training kann versucht werden, diese Ruhelage zu optimieren. Bei älteren Kindern sollte der Platzmangel kieferorthopädisch abgeklärt werden.

Skelettwachstum

Der Zusammenhang zwischen gesunder Skelettentwicklung und Knirschen kann eine weitere Ursache des Bruxismus sein. Denn die Knochen im Mund und Gesichtsbereich ändern ihre Größe und Form aufgrund von mechanischer Belastung. Durch das Knirschen werden also aktive Wachstumsreaktionen hervorgerufen. Diese Form ist von der Natur gewollt und bedarf in der Regel keinerlei Therapie.

GUT ZU WISSEN

Gerade kurz vor der Einschulung beginnen Kinder erneut zu knirschen. Durch die bevorstehende Bissänderung – hervorgerufen durch den ersten bleibenden Backenzahn – versucht der Körper mithilfe des Knirschens, den Unterkiefer weiter nach vorn zu schieben.

Vergrößerte Gaumen- und Rachenmandeln

Kinder mit vergrößerten Mandeln (*Tonsillen* und *Adenoide*) leiden häufig unter Schlafbruxismus. Es wird vermutet, dass dadurch die Atemwege im Schlaf geöffnet werden, denn diese sind eingeschränkt durch das vergrößerte Gewebe. Hier kann eine Zusammenarbeit mit der HNO-Praxis sinnvoll sein. Dort wird man dich beraten und dir sagen, ob eine Entfernung des Gewebes beziehungsweise eine Verkleinerung bei deinem Kind nötig ist.

Mundatmung

Knirschen kann auch ein Hinweis auf eine Zungenfehlfunktion *(orale Restriktion)* sein. Diese wiederum ist häufig mit einer Mundatmung des Kindes verbunden. Die Sauerstoffversorgung bleibt dabei unterdurchschnittlich und der Körper schüttet vermehrt Stresshormone aus. Durch das Knirschen und das Verschieben von Ober- und Unterkiefer verschafft sich das Kind unbewusst Erleichterung beim Atmen. Wenn dein Kind permanent durch den Mund atmet und die Zungenruhelage unten am Mundboden zu finden ist, wende dich bitte an deine zahnärztliche Praxis.

Erkältungen

Häufig bemerken Eltern nächtliches Zähneknirschen, wenn das Kind erkältet ist. Auch diese Form ist ganz natürlich und hilft dem Körper dabei, die Atemwege offen zu halten. In der Regel verschwindet das Knirschen wieder, sobald der Infekt überstanden ist. Je nach Alter des Kindes kannst du mithilfe von abschwellenden Nasentropfen oder Kochsalzlösungen für eine freie Nase sorgen.

Stress

Bei älteren Kindern kann Stress zum Knirschen führen. Im Schlaf verarbeiten Kinder, was sie am Tag erleben. Nicht selten kann nächtliches Knirschen also auch auf das Verarbeiten eines besonderen Tagesablaufs hindeuten. Hier hilft es, vor dem Zubettgehen noch einmal mit dem Kind den Tag Revue passieren zu lassen und über Ängste und Sorgen offen zu sprechen. Auch Kinderyoga, eine kleine Massage, ein schöner Duft für die Duftlampe, Traumgeschichten, entspannende Hörbücher und vor allem viel Nähe können deinem Kind dabei helfen, Stress abzubauen.

In Studien konnte zudem ein Zusammenhang zwischen Mobbing und Schlafbruxismus gefunden werden. Hier gilt es, genau bei deinem Kind nachzufragen und Vertrauen aufzubauen.

Medikamente und Nikotin

Auch die Einnahme von bestimmten Medikamenten wie Antidepressiva, Medikamente zur Behandlung von ADHS, dopaminhaltige Präparate, Antikonvulsiva, Antipsychotika, Antihistaminika oder kardioaktive Wirkstoffe können zum Knirschen beitragen. Ebenso wichtig für Eltern: Auch Passivrauchen gilt als Risikofaktor.

Schlafapnoe

Fast 50 Prozent der Kinder mit bekannter Schlafapnoe leiden unter nächtlichem Knirschen. Durch den Schlafmangel kommt es zudem häufig zu Hyperaktivitätsstörungen und Aufmerksamkeitsdefiziten. Solltest du also Verhaltensauffälligkeiten bei deinem Kind, verbunden mit nächtlichem Knirschen, bemerken, hole dir Hilfe von Schlafmediziner*innen.

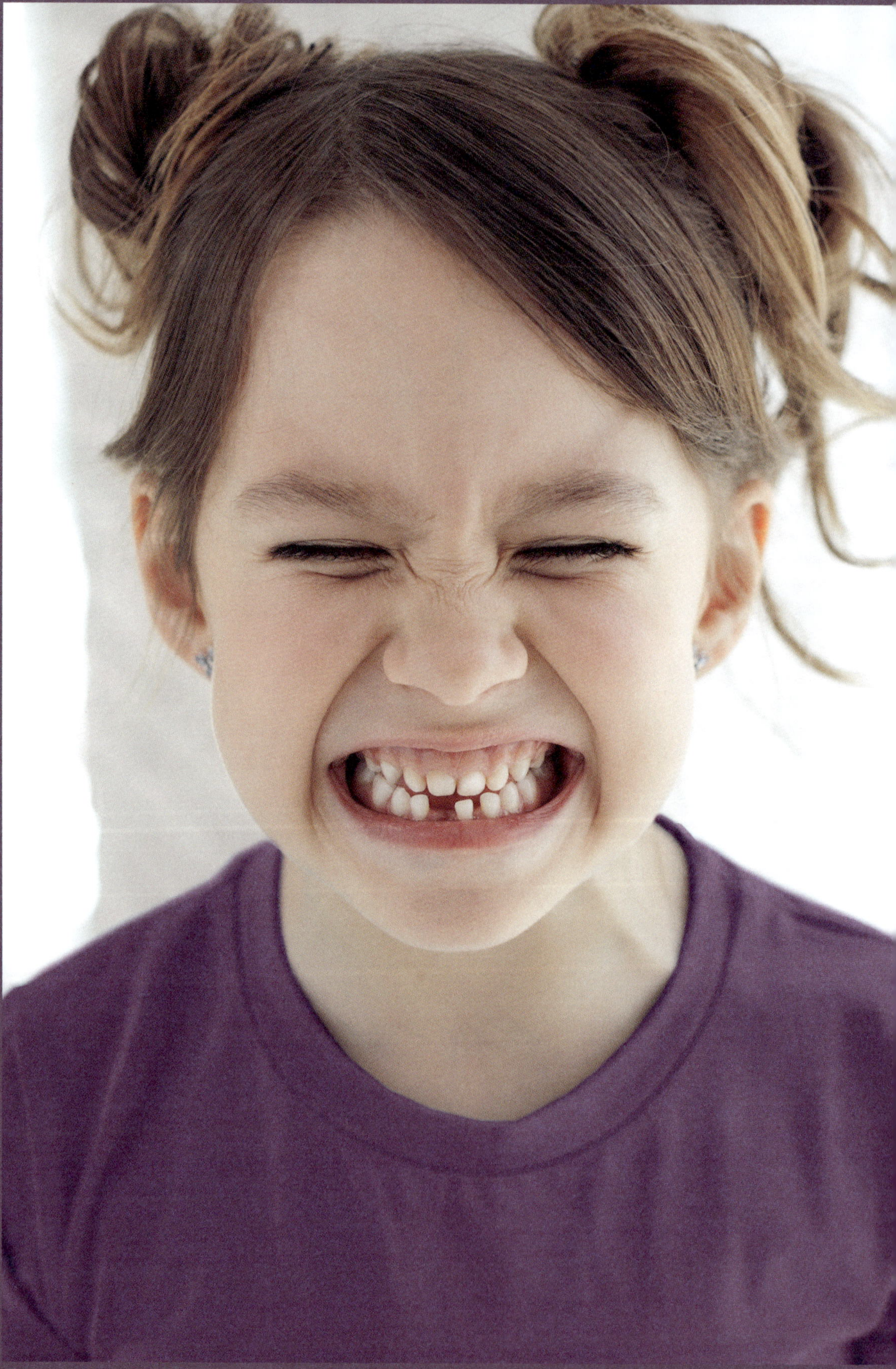

KAPITEL 6

Zahnwechsel – das bleibende Gebiss

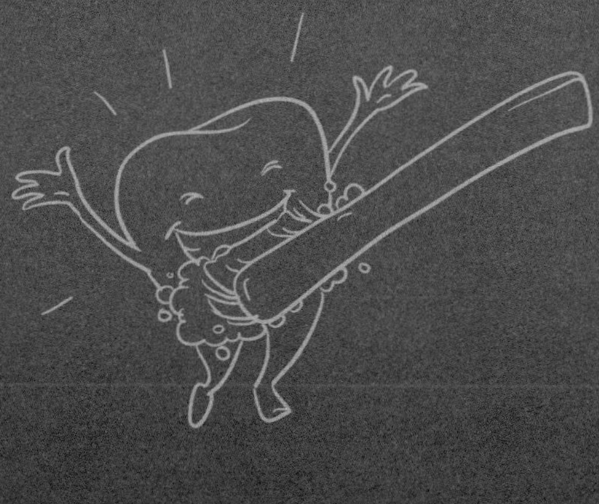

Zahndurchbruch und Wechselgebiss

Zähne wechseln vom Milchgebiss zum bleibenden Gebiss zwischen dem 6. und 24. Lebensjahr; es wird in dieser Zeit als Wechselgebiss bezeichnet. Wenn der Zeitpunkt der Einschulung näherrückt, beginnen in der Regel die Milchzähne deines Kindes zu wackeln und fallen allmählich aus. Bleibende Zähne werden deshalb umgangssprachlich auch gern als Schulzähne bezeichnet. Anders als der Zahndurchbruch der ersten Milchzähne verläuft der Zahnwechsel im bleibenden Gebiss in der Regel schmerz- und komplikationslos. Manchmal kann es sogar passieren, dass Zähne unbemerkt durchbrechen. Vielleicht ist das die Entschädigung und Wiedergutmachung von Mutter Natur für die vielen schlaflosen Nächte der Baby- und Kleinkindzeit.

Zeitpunkt und Reihenfolge – wann kommen die bleibenden Zähne?

Die bleibenden Zähne werden bereits vor der Geburt im Kiefer gebildet und durchbrechen das Zahnfleisch um den sechsten Geburtstag. Vom ersten bis zum siebten Lebensjahr werden Mineralstoffe wie Kalzium und Phosphat in die Zähne eingelagert und beim Durchtritt in die Mundhöhle sind zwar die Zahnkronen (der sichtbare Teil des Zahnes) entwickelt, die Bildung der Zahnwurzeln ist allerdings erst mit circa 18 Jahren komplett abgeschlossen. Im Durchschnitt beträgt die vollständige Entwicklung eines menschlichen Zahnes acht bis zehn Jahre. Kein anderes Organ in unserem Körper benötigt diese lange Zeit, um sich vollständig zu formen und zu bilden!

Sobald die ersten bleibenden Backenzähne vorhanden sind, lösen sich rund um den sechsten Geburtstag die ersten Wurzeln der Milchschneidezähne auf und die Zähne werden locker. Die Wurzel wird dabei immer kürzer, bis sie sich komplett aufgelöst hat und der Zahn ausfällt. In der Regel beginnen die unteren Schneidezähne als Erste zu wackeln, die bleibenden Zähne schieben sich dann aus dem Kiefer in Richtung Mundhöhle heraus. Der gesamte Zahnwechsel vollzieht sich in drei Phasen. Zwischen den einzelnen Phasen gibt es immer wieder Ruhepausen. Dabei sollten Essen, Sprechen und Wachstum durchgehend gewährleistet sein.

GUT ZU WISSEN

Wenn dein Kind im Kleinkindalter ein Spätzahner war, ist die Wahrscheinlichkeit sehr hoch, dass auch die bleibenden Zähne später durchbrechen werden. Auch hier spielt die Genetik eine große Rolle und hat Einfluss auf die individuelle Zahnentwicklung. Acht von zehn Kindern zahnen aber zu den angegebenen Zeitpunkten.

Erste Phase

Die erste Phase des Zahnwechsels findet rund um den sechsten Geburtstag statt, mit Beginn der Schulzeit. In der Regel bricht zunächst – meist unbemerkt – der erste bleibende Backenzahn durch. Er ist Teil der sogenannten Zuwachszahnleiste; kein Milchzahn muss ausfallen, damit der Backenzahn in Richtung Mundhöhle wachsen kann. Er wird gerne als Sechsjahrmolar bezeichnet. Mithilfe der Backenzähne stabilisiert sich das Gebiss deines Kindes, der Oberkiefer weitet sich und der Unterkiefer wächst weiter nach vorn. Oftmals beginnen Kinder in dieser Zeit mit dem Knirschen (siehe Seite 180).

Im Alter von sechs bis acht fallen dann die ersten Milchzähne aus. Meist handelt es sich um die Zähne, welche das Kind als Erste bekommen hat. Danach werden nach und nach alle Schneidezähne des Ober- und Unterkiefers ersetzt. Wundere dich nicht, dass die bleibenden Zähne unverhältnismäßig groß erscheinen. Das Gesicht deines Kindes entwickelt sich noch in seiner Größe, Länge und Form.

Zweite Phase

Nach der ersten Phase des Zahnwechsels pausiert der weitere Zahndurchbruch meist für ein bis zwei Jahre. Dann beginnen die Milcheckzähne und die Milchbackenzähne zu wackeln. Mit elf bis vierzehn Jahren ist die Phase beendet und alle Milchzähne sind durch bleibende Zähne ersetzt worden. Hinter dem ersten bleibenden Backenzahn wächst der zweite. Er wird auch als Zwölfjahrmolar bezeichnet. Nach Abschluss der zweiten Phase hat dein Kind insgesamt 28 neue Zähne. Sollten keine dritten Backenzähne angelegt sein, ist der Zahnwechsel abgeschlossen.

Dritte Phase

Zwischen dem 17. und 30. Geburtstag können insgesamt vier weitere Backenzähne das Gebiss vervollständigen: die sogenannten Weisheitszähne.

Wann kommt welcher Zahn?

- Erster großer Backenzahn (erster Molar oder Sechsjahresmolar): mit 6 Jahren
- Mittlere Schneidezähne; zunächst die unteren, circa sechs Monate später die oberen: mit 6 bis 8 Jahren
- Seitliche Schneidezähne: mit 8 bis 9 Jahren
- Eckzahn im Unterkiefer: mit 9 bis 11 Jahren
- Erster kleiner Backenzahn (erster Prämolar): mit 10 bis 12 Jahren
- Eckzahn im Oberkiefer und zweiter kleiner Backenzahn (zweiter Prämolar): mit 11 bis 13 Jahren
- Zweiter großer Backenzahn (zweiter Molar oder Zwölfjahrmolar): mit 12 bis 14 Jahren
- Dritter großer Backenzahn (dritter Molar oder Weisheitszahn): mit 17 bis 30 Jahren

Wichtiges für die Zeit des Zahnwechsels

Der erste ausgefallene Milchzahn ist für Eltern und Kinder immer sehr besonders und aufregend. Kinder warten ungeduldig und voller Spannung darauf, dass die Zähne anfangen zu wackeln und ausfallen. In einer kleinen Dose können sie gesammelt und bestaunt werden. Reinige den herausgefallenen Zahn am besten mit Wasser und entferne eventuelle Blut- oder Zahnfleischreste. Eine Reinigung mit hochprozentigem Alkohol kann sinnvoll sein, ist aber nicht wirklich notwendig. Trockne den Zahn gründlich und lagere ihn dunkel. Dann habt ihr lange Freude daran. Auch das Ritual der Zahnfee oder der Zahnmaus kann den Zahnwechsel positiv begleiten. Diese Fabelwesen kommen häufig in der Nacht, nehmen den ausgefallenen Zahn mit und hinterlassen dafür ein kleines Geschenk, eine liebe Nachricht oder eine kleine Geldmünze. Dadurch werden die Kinder gleichzeitig zum Zähneputzen motiviert und sogar die Angst vor dem Besuch in der zahnärztlichen Praxis kann gemildert werden.

GUT ZU WISSEN

Milchzähne enthalten ähnlich wie die Nabelschnur Stammzellen, die das Potenzial haben, sich zu teilen, zu verschiedenen Gewebstypen heranzureifen und somit zu überleben. Außerdem besitzen sie ein enormes Regenerationspotenzial und können zur Heilung verschiedenster Krankheiten beitragen. Dafür müssen die Zähne an spezielle Stammzellbanken geschickt, bearbeitet und gelagert werden. Diese Lagerung ist kostenintensiv und startet bei circa 450 Euro; danach werden jährliche Gebühren fällig. Aber! Schenkt man diesen Stammzellbanken Glauben, können Erkrankungen wie Krebs, Autismus, Diabetes, Drogenabhängigkeit oder neuronale degenerative Erkrankungen geheilt werden. Aktuell gibt es jedoch noch keinen einzigen klinischen Erfolgsfall – es fehlen Beweise. Bisher konnten lediglich verletzte bleibende Zähne mithilfe von Milchzähnen regeneriert werden.

Probleme beim Zahnwechsel

Der Zahnwechsel ist dazu angelegt, das Verhältnis zwischen Kiefergröße und Zahngröße sowie der Anzahl der Zähne während der Wachstumsphase des Kindes anzupassen. Das ausgeglichene Verhältnis geht bei diesen Vorgängen verloren und der Körper versucht, dieses Gleichgewicht wiederherzustellen. Während des Zahnwechsels kann es darum zu verschiedenen Problemen mit den bleibenden Zähnen kommen. Worauf du achten solltest und welche Herausforderungen diese mit sich bringen können, erfährst du hier.

Haifischgebiss

Manchmal kann es vorkommen, dass Milchzähne nicht ausfallen wollen und sich die bleibenden Zähne bereits durch das Zahnfleisch drücken. Häufig passiert dieses im Unterkiefer, sodass die Schneidekante des bleibenden Zahnes zu sehen ist, während der Milchzahn entweder gar nicht oder nur wenig wackelt. Beide Zahngenerationen stehen dann meist hintereinander. Dieser Engstand wird als Haifischgebiss beziehungsweise Revolvergebiss bezeichnet (Haie besitzen eine Vielzahl an Zähnen, welche sich oft hintereinander im Gebiss anordnen). Sollte der Milchzahn schon wackeln, musst du dir in der Regel keine Sorgen machen. Ermutige dein Kind dazu, den Zahn weiter zu lockern und achte auf eine gründliche Mundpflege. Häufig trauen sich die Kinder nicht, in diesem Bereich ihre Zähne zu putzen, es bilden sich sogenannte Schmutznischen und das

Kariesrisiko steigt. Oft weisen Kinder mit einem Haifischgebiss einen zu schmalen Unterkiefer auf, welcher sich in Rücklage befindet. Hier kann myofunktionelles Training zur Stärkung der Muskulatur im Gesichtsbereich sinnvoll sein. Lass dich gerne in der zahnärztlichen Praxis dazu beraten und übe je nach Kapazität zu Hause. Sollte der Milchzahn gar nicht wackeln, kann es sein, dass die zahnärztliche Praxis nachhelfen muss und der Milchzahn sanft gezogen wird. Die Position von schief wachsenden Schneidezähnen wird nach und nach durch den Druck der Zunge nach vorne an den richtigen Platz verändert.

Auch an anderen Stellen im Gebiss kann es vorkommen, dass sich bleibende Zähne vor oder hinter die Milchzähne schieben. Oft sind dabei die Eckzähne im Oberkiefer und die Milchbackenzähne (im Ober- und Unterkiefer) betroffen. Deine zahnärztliche Praxis kann sich die Situation anschauen, einschätzen und weiterhelfen.

Durchbruchstörungen

Der Durchbruch der bleibenden Zähne ist ein komplexer Vorgang, welcher zeitlich auf die körperliche Entwicklung von Kiefer und Gesicht abgestimmt ist. Eine Störung des Durchbruchs ist in der Regel lokal an einzelnen Zähnen zu finden. Folgende Symptome können erste Hinweise auf Probleme beim Zahndurchbruch geben und sollten zahnärztlich abgeklärt werden:

- Milchzähne fallen nicht aus.
- Bleibende Zähne brechen seitenungleich durch.
- Im Zahnbogen befinden sich Lücken.
- Es herrscht starker Platzmangel.
- Bleibende Zähne lockern sich.
- Zahnbögen sind asymmetrisch.
- In der Familie sind Durchbruchstörungen bekannt.
- Unfälle haben das Milchgebiss beeinträchtigt.
- Syndrome oder systemische Erkrankungen liegen vor.

Je nach Art der Durchbruchsstörung können systemische und lokale Ursachen unterschieden werden.

Zu den systemischen Ursachen zählen Syndrome und Erkrankungen wie das Downsyndrom, die Lippen-, Kiefer- und Gaumenspalte, hormonelle Störungen, das Apert-Syndrom, *Morbus Crouzon* oder *Dysostosis cleidocranialis*. Zu den lokalen Störfaktoren zählen:

Frühzeitiger Milchzahnverlust durch Karies und Unfälle

Wenn Milchzähne frühzeitig durch Karies oder aufgrund von Unfällen – mehr als eineinhalb Jahre vor dem natürlichen Ausfallen – verloren gehen, ist häufig ein verzögerter Zahndurchbruch des bleibenden Zahnes zu erwarten. Grund hierfür ist Bildung einer Knochen- oder Schleimhautschicht über dem Zahnkeim, welche den Durchtritt in die Mundhöhle erschwert. Auch Entzündungen der Zahnwurzel des Milchzahnes können auf den Zahnkeim des bleibenden Zahnes übergreifen und schwerwiegende Folgen für die Entwicklung des Gebisses haben.

Unfall

Unfälle in der Kleinkindzeit bleiben oft unbemerkt, können aber Einfluss auf den Durchbruch bleibender Zähne haben. Die Entwicklung des Zahnkeimes kann aufgrund des Traumas gestört werden, der Zahnkeim kann in tiefere Regionen verlegt werden und den späteren Durchtritt des Nachfolgers behindern. Schlimmstenfalls kann es bei einem Unfall zum Abknicken der Zahnwurzel des bleibenden Zahnes kommen, was zum Auflösen der Wurzel führt.

Retention und Verlagerung

Wenn bleibende Zähne mindestens eineinhalb Jahre über ihrer eigentlichen Durchbruchszeit den Durchtritt nicht vollständig beendet haben, wird von einer sogenannten Retention gesprochen. Der Zahn »verharrt« in seiner Position. Diese Störung kann durch Platzmangel oder lokale Hindernisse wie Zysten, Knochendefekte oder Geschwülste hervorgerufen werden. Auch bei Fehlbildungen und Syndromen sind diese Retentionen oder Verlagerungen möglich.

Auflösen der Zahnwurzel des Nachbarzahns

Manchmal kann es vorkommen, dass der bleibende Zahn nicht nur die Milchzahnwurzel seines Vorgängers auflöst, sondern zusätzlich die Wurzel des Nachbarzahns. Die Ursache für diese sogenannte unterminierende Resorption ist oft ein Raummangel bei sehr enger oder untypischer Keimlage des bleibenden Zahnes. In der Regel handelt es sich dabei um den Sechsjahresmolaren, der Oberkiefer ist zudem häufiger betroffen als der Unterkiefer. Folglich entsteht ein Platzmangel und Durchbruchhindernis für den Nachfolger des Milchzahnes, dessen Wurzel fälschlicherweise aufgelöst worden ist.

Störung beim Auflösen der Milchzahnwurzel

Probleme beim Auflösen der Milchzahnwurzeln entstehen meist bei den ersten und zweiten Milchbackenzähnen. Die bleibenden sogenannten Prämolaren entwickeln sich zwar regelgerecht fort, ein Zahndurchbruch kann aber nicht stattfinden. Hier kann zahnärztlich nachgeholfen werden – der verbleibende Milchbackenzahn wird sanft entfernt.

Milchzahn steht unterhalb der Kauebene

Tritt der eigentlich bereits vollständig durchgebrochene Milchzahn plötzlich unterhalb in die Kauebene ein, kann von einer Störung im Bereich des Knochenfaches ausgegangen werden. Manchmal verschwindet der Milchzahn sogar komplett unter der Schleimhaut. Dieser Prozess schränkt den Nachfolger beim Durchtritt in die Mundhöhle ein oder kann diesen sogar vollständig verhindern. Der Milchzahn muss zahnärztlich gezogen werden. Oftmals verzögert sich aber auch im Anschluss an die Zahnextraktion der spontane Durchbruch, da eine Wachstumsstörung im Knochenfach stattgefunden hat. Ein Grund für das Tiefertreten des Milchzahnes kann aber auch im Zusammenhang mit nicht angelegten bleibenden Zähnen stehen.

Wenn Zähne nicht angelegt sind

Es gibt Fälle, in denen die Milchzähne deines Kindes nicht von allein herausfallen. Die Ursache hierfür kann ein nicht angelegter bleibender Zahn sein. Eigentlich sind die bleibenden Zähne unterhalb der Milchzähne im Knochen angelegt. Sie wachsen und schieben sich dabei langsam durch das Zahnfleisch an die Oberfläche. Der Zahndurchbruch ist das Resultat von komplexen und zeitlich aufeinander abgestimmten, zellulär gesteuerten Abläufen. Die genauen Prozesse, warum es zum Auflösen und Zersetzen der Milchzahnwurzel kommt, sind bisher nicht eindeutig geklärt. Fest steht aber, sollte kein bleibender Zahn angelegt sein, löst sich auch die Milchzahnwurzel nicht auf. Milchzähne verbleiben dann ein Leben lang im Mund – vorausgesetzt, die Zahnpflege stimmt. Oft sind nicht angelegte bleibende Zähne genetisch bedingt und das Erscheinungsbild wird vererbt. Etwa acht Prozent der Bevölkerung sind davon betroffen. Das Fehlen von Zähnen ist eine der am weitesten verbreiteten Anomalitäten. Dabei tritt folgende Häufigkeitsverteilung auf:

- Oberer seitlicher Schneidezahn
- Unterer zweiter Prämolar
- Untere mittlere Schneidezähne
- Übrige Prämolaren und untere seitliche Schneidezähne
- Sehr selten: Eckzähne, Backenzähne und obere mittlere Schneidezähne

GUT ZU WISSEN

Das erblich bedingte Fehlen von Zähnen beruht auf einer Mutation verschiedenster Gene. Aber auch das Zigarettenrauchen während der Schwangerschaft erhöht die Wahrscheinlichkeit für eine spätere Zahnunterzahl beim Kind. Eine wissenschaftliche Studie konnte zeigen, dass Frauen mit Ovarialkarzinom eine achtmal höhere Wahrscheinlichkeit für das Fehlen von Zähnen aufweisen. Weitere Ursachen sind Schwangerschaften im fortgeschrittenen Alter, ein niedriges Geburtsgewicht, Mehrlingsschwangerschaften und Rötelvirusinfektionen während der Schwangerschaft.

Weisheitszähne werden häufig bei der Diagnosestellung nicht berücksichtigt und beim Berechnen der Zahnunterzahl nicht mitgezählt. Ihr Fehlen ist relativ häufig, bewirkt keine Zahnlücke und hat kaum Auswirkungen auf Funktion und Ästhetik im Gebiss. Weisheitszähne sind ein Überbleibsel aus unserer Zeit als Jäger und Sammler. Nahrungsmittel mussten von unseren Vorfahren unverarbeitet zerkaut werden. Der moderne Mensch hat sich im Laufe der Evolution jedoch an die weiche und gekochte Nahrung angepasst. Das Gebiss hat sich entwicklungsbedingt verkleinert und zurückgebildet und lässt kaum mehr Platz für diese Zähne (häufig auch Achter genannt). Sie sind entweder nicht angelegt oder bereiten Schmerzen und Beschwerden beim Zahndurchbruch. Bei anhaltenden Problemen müssen die Weisheitszähne gezogen werden. Zum Beispiel wenn die Wurzel des Nachbarzahns unwiderruflich geschädigt wird oder wenn sich zwischen Schleimhaut und Zahn immer wieder Entzündungen bilden.

Zahnfleischentzündung und Zahnfleischrückgang

Manchmal kann es vorkommen, dass das Zahnfleisch im Bereich des neu durchbrechenden Zahnes anschwillt, sich entzündet und auf Druck Schmerzen verursacht. Besonders in sogenannten Schleimhautkapuzen – das Zahnfleisch sitzt locker auf der durchbrechenden Zahnkrone auf und bildet eine kleine Tasche – sammeln sich gerne Nahrungsreste, die nur schwer durch die Selbstreinigungswirkung des Speichels oder mithilfe der Zahnbürste zu erreichen sind. Besonders Weisheitszähne und bleibende Backenzähne sind davon betroffen. Umso wichtiger ist die optimale Mundpflege in diesem Bereich, sowie der regelmäßige Besuch in der zahnärztlichen Praxis. Hier kann die Tasche vorsichtig gespült und gereinigt werden. Abhilfe können zudem Mundspülungen oder antientzündliche Mundpasten schaffen. Bei Schmerzen können Wirkstoffe wie Ibuprofen oder Paracetamol helfen.

GUT ZU WISSEN

Sollte dein Kind bei einer Zahnfleischentzündung Fieber entwickeln, sich allgemein unwohl fühlen und sich die Schwellung auf den Gesichtsbereich ausbreiten, kontaktiere bitte umgehend deine zahnärztliche Praxis.

Auch bei Kindern kann es, besonders in der Wechselgebissphase, zu einem Zahnfleischrückgang kommen. Dieser ist oftmals auf nur einzelne Zähne begrenzt und bildet sich meist wieder zurück. Die Ursachen können verschieden sein und entstehen bei guter, aber auch bei schlechter Mundhygiene. Unterschieden werden anatomische Gegebenheiten (dünner Knochen, hoch ansetzende Bänder) und äußere Einflüsse wie zu starkes Zähneputzen, eine falsche Zahnputztechnik, die Verwendung von aggressiver Zahnpasta oder das Benutzen von zu harten Zahnbürstenborsten. Auch kieferorthopädische Apparaturen oder eine Fehlstellung der Bisslage können zu einem Rückgang des Zahnfleisches führen. In der Regel bedarf es keiner speziellen Therapie. Übe die Zahnputztechnik mit deinem Kind oder lass sie dir in der zahnärztlichen Praxis in einer Zahnputzschule zeigen. Verwende weiche Borsten und kaufe Junior-Zahnpasta, damit das Zahnfleisch schonend gereinigt wird. Hoch ansetzende Bänder können chirurgisch entfernt werden, Fehlstellungen mithilfe der Kieferorthopädie behoben werden. Beachte dabei, dass – im Gegensatz zur generalisierten Zahnfleischentzündung beziehungsweise Parodontitis – die Schleimhaut entzündungsfrei ist und Sondierungstiefen nicht erhöht sind.

Wackelzahnpubertät

Der Zahnwechsel bringt nicht nur sichtbare körperliche Veränderungen deines Kindes mit sich. Eine Betrachtung bezieht daher auch die seelischen Veränderungen mit ein. Diese Phase wird gerne als Wackelzahnpubertät beziehungsweise Zahnlückenpubertät bezeichnet. In dieser Zeit entwickeln sich die Kinder sehr schnell. Zum Teil fühlen sie sich schon richtig groß, viele Sachen verunsichern sie aber noch. Besonders im emotionalen Bereich sind sie mit dem Tempo der Entwicklung oftmals überfordert. Sie können ihre Gefühle noch nicht gut regulieren und reagieren sensibel und empfindlich auf ihr Umfeld. Wutausbrüche kennzeichnen diese Phase und können täglich vorkommen. Kinder brauchen in dieser Zeit viel Rückhalt, Nähe und Geborgenheit. Auch klare und feste Strukturen können Sicherheit vermitteln. Auf der anderen Seite fordern Kinder in der Wackelzahnpubertät immer mehr Autonomie ein. Auch das Verantwortungsbewusstsein wächst in diesem Alter und sollte aktiv gefördert werden. Das Austesten von Grenzen charakterisiert ebenfalls diesen Entwicklungsabschnitt des Zahnwechsels. Für dich als Eltern eine schwierige Zeit und Situation. Mache dir aber stets bewusst, dass es anderen Familien genauso geht und auch diese Phase irgendwann vorbeigehen wird.

Pflege der durchbrechenden Zähne

Die neuen Zähne sollten ein Leben lang gesund und lange kariesfrei bleiben. Vor allem in den ersten zwei Jahren sind diese Zähne aber besonders kariesanfällig. Das liegt an der anfangs geringen Mineralisierung der Zahnoberfläche, und auch der Zahnschmelz selbst ist noch nicht vollständig entwickelt. Zucker, Säuren und Bakterien können somit leicht den weichen Zahn zerstören. Zusätzlich entstehen durch den Zahnwechsel viele Schmutznischen, welche schlecht zu reinigen sind und für die Bakterien ein idealer Bereich für die weitere Vermehrung darstellen. Zusätzlich benötigen bleibende Zähne relativ lange, bis sie vollständig durch das Zahnfleisch durchgetreten sind.

Was Eltern bei der Zahnpflege beachten sollten

Der Zahnschmelz der frisch durchbrechenden Zähne deines Kindes ist noch nicht komplett mineralisiert und erst in einem zweijährigen Prozess der Reifung vollständig entwickelt. Dabei werden Mineralien aus dem Speichel in den Schmelz eingelagert und machen ihn dadurch widerstandsfähiger gegenüber Säureangriffen und Karies.

Zahnpasta

Auch fluoridhaltige Zahnpasta kann diesen Prozess nachweislich unterstützen. Der Fluoridgehalt der üblichen Kinderzahnpasta von 1000 ppm ist allerdings zu niedrig, um effektiv den Zahn zu schützen. Sobald der erste bleibende Zahn durchgebrochen ist, solltest du deshalb Zahnpasta mit einem Fluoridgehalt von 1400 bis 1450 ppm nutzen. Er fördert die Mineralisation des Zahnschmelzes und schützt die neuen Zähne vor Karies. Der Geschmack sollte weiterhin mild sein und das empfindliche Zahnfleisch und der Zahnschmelz geschützt werden. Deshalb nutze am besten sogenannte Junior-Zahnpasta. Verzichte auch hier besser auf unnötige Farb- und Zusatzstoffe, da es in diesem Alter noch immer Kinder gibt, die gerne ihre Zahnpasta herunterschlucken. Ein Ausspülen am Ende des Putzens ist weiterhin nicht nötig, das Ausspucken ist ausreichend und schützt noch einmal mehr vor Karies. Behalte das Zähneputzen zwei- bis dreimal am Tag bei und putze bitte noch so lange bei deinem Kind nach, bis es die Schreibschrift flüssig beherrscht (circa bis zum achten Geburtstag).

Zahnbürste

Es ist nun sinnvoll, auf eine größere Zahnbürste umzusteigen, da sowohl die Zähne als auch der Mund deines Kindes größer geworden sind. Im Handel findest du Zahnbürsten mit spezieller Bürstenanordnung. Wissenschaftliche Studien, welche die Überlegenheit zu einer normalen Handzahnbürste belegen, gibt es zwar nicht, dennoch kann die Anwendung besonders in Bereichen von Schmutznischen sinnvoll sein. Auch eine elektrische Zahnbürste kann selbstverständlich zum Einsatz kommen. Achte aber bitte weiterhin darauf, dass diese für die Altersklasse deines Kindes passend ist.

Sechsjahresmolar

Häufig bricht der Sechsjahresmolar still und heimlich unbemerkt in die Mundhöhle durch. Anders als bei den durchbrechenden vorderen Zähnen fällt dafür kein Milchzahn heraus und selten bereitet der Durchtritt Beschwerden oder Schmerzen. Er befindet sich zusätzlich ganz hinten im Mund und erreicht anfangs nicht die Höhe der davorstehenden Milchbackenzähne. Dadurch wird er oft gar nicht von den Eltern oder dem Kind bemerkt und bei der Mundpflege übersehen und vergessen. Kontrolliere deshalb am besten um den fünften Geburtstag herum in dreimonatigen Abständen die Anzahl der Zähne deines Kindes: Im Milchzahngebiss sind es fünf Zähne pro Kieferseite, im Wechselgebiss sechs beziehungsweise sieben Zähne pro Kieferseite. Schenke dem Zahn bei der Zahnpflege besondere Aufmerksamkeit.

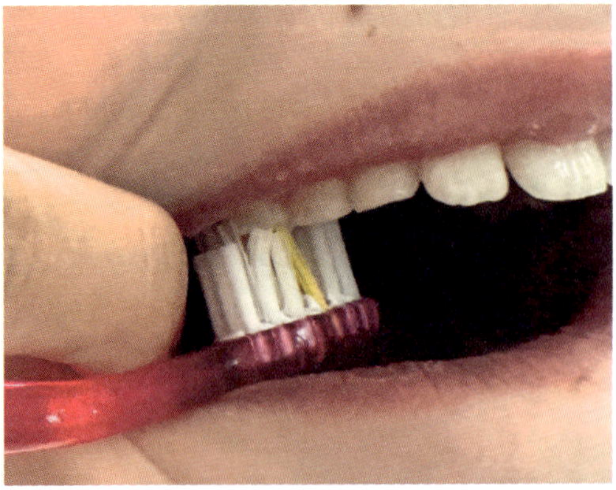

Bei Durchbruch der Sechsjahres- und Zwölfjahresmolaren sollte die Querputztechnik angewendet werden.

Zahnzwischenraumreinigung

Im Wechselgebiss stehen die Zähne oftmals noch nicht in richtiger Position. Zahnengstand und Platzmangel begünstigen das Ansammeln von Nahrungsresten und Bakterien in den Zahnzwischenräumen. Diese sollten regelmäßig mit Zahnseide oder Zahnseidesticks entfernt werden. Zahnzwischenraumbürstchen sind in der Regel noch zu groß, da weiterhin Milchzähne eng nebeneinanderstehen. Falls ihr bisher noch keine Zahnseide genutzt habt, gewöhne dein Kind spätestens jetzt daran und sei dabei Vorbild. Beginne zunächst langsam mit der Anwendung und steigere dich dann nach und nach.

Mundspüllösungen

Neben der mechanischen Reinigung können Mundspüllösungen zusätzlich Bakterien und Mikroorganismen bekämpfen. Wissenschaftliche Studien beweisen, dass der Einsatz derartiger Präparate zu einer Keimreduktion in der Mundhöhle führt. Die Datenlage zur Kariesreduktion im gesunden Erwachsenengebiss ist zwar schwach, aber gerade bei Kindern und Jugendlichen, die keine optimale Zahnpflege betreiben, bei denen Zähne durchbrechen oder die Zahnspange tragen, kann der Nutzen sinnvoll sein. Achte unbedingt auf alkoholfreie Lösungen, welche speziell an Kinder gerichtet sind und im optimalen Fall Fluorid enthalten. Wende die Spüllösung am besten abends und nach dem Zähneputzen an.

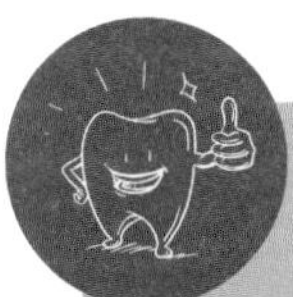

GUT ZU WISSEN

Passe unbedingt bei Durchbruch der Sechsjahresmolaren die Putztechnik an. Hier eignet sich die sogenannte Querputztechnik. Anders als im Milchgebiss wird nicht mehr längs auf der Kaufläche geputzt, sondern quer. Diese Technik wird bereits mit Erfolg in den skandinavischen Ländern als Kariesschutz für die bleibenden Zähne propagiert. Die Zahnbürste wird dabei im rechten Winkel zur Zahnreihe vor- und wieder zurückbewegt. Lass dir und deinem Kind gerne in der zahnärztlichen Praxis die Technik genau erklären. Dasselbe Vorgehen wird übrigens auch bei durchbrechenden zweiten Backenzähnen (Zwölfjahresmolaren) empfohlen.

Fluoridgel

Das Putzen der Zähne einmal wöchentlich mit sogenannten Fluoridgelen wirkt nachweislich kariesschützend und reduziert das Kariesrisiko um bis zu 40 Prozent. Das Gel ist hochdosiert an Fluorid (in der Regel 12 500 ppm), mineralisiert die Zähne, baut eine schützende Schicht an der Zahnoberfläche auf und kann eine beginnende Karies inaktivieren. Du kennst bestimmt noch das eindrucksvolle Experiment einer bekannten Zahnpastafirma und dem Ei. Dabei wurde auf einer Ei-Oberfläche ein Fluoridgel aufgetragen und für einige Minuten in Säure gelegt. Die Eierschale wurde dabei nicht angegriffen und blieb, im Gegensatz zur nicht mit Fluoridgel behandelten, intakt.

GUT ZU WISSEN

Fluoridgel wird zwei bis drei Minuten lang eingebürstet und im Anschluss ausgespuckt. Achte bitte unbedingt darauf, dass dein Kind das Gel nach dem Putzen nicht herunterschluckt. Von den Hersteller*innen wird das Ausspülen mit Wasser empfohlen. Ein vorheriges Zähneputzen mit normaler Zahnpasta ist in der Regel nicht nötig (allerdings abhängig vom jeweiligen Präparat). Am sinnvollsten ist die Anwendung direkt vor dem Schlafengehen.

Häufig empfinden Kinder den Geschmack als sehr scharf und verzichten deshalb auf die Anwendung. Hier ist es ratsam, sich in der zahnärztlichen Praxis zu Ausweichpräparaten beraten zu lassen. Beispiele:

- Elmex gelée
- Sensodyne Pro Schmelz Fluorid Gelée
- Dynexamin Fluorid Gelée
- Miradent mirafluor-gel
- Mara Expert Fluorid Gelée

Die gesetzlichen Krankenkassen übernehmen die Kosten des apothekenpflichtigen Fluoridgels bei Kindern.

Prophylaxeprogramm in der Zahnarztpraxis

Mit Durchbruch der bleibenden Zähne bekommt die Prophylaxe in der zahnärztlichen Praxis eine besonders große Bedeutung. Sie verfolgt das Ziel, die Zähne deines Kindes ein Leben lang gesund zu erhalten. Diese Prophylaxe wird als Individualprophylaxe bezeichnet und die gesetzlichen Krankenkassen übernehmen hierfür die Kosten für Kinder von sechs bis siebzehn Jahren.

Folgende Punkte beinhaltet das Programm: die Erhebung des Mundhygienestatus und Beurteilung der Mundhygiene, um eventuelle Zahnschäden, Entzündungen, Karies, Entwicklungsstörungen oder Zahnfehlstellungen frühzeitig zu erkennen und das Kariesrisiko einzuschätzen. Die Zähne deines Kindes werden mit einer speziellen Farblösung angefärbt, um Schwachstellen beim Zähneputzen zu erkennen und deinem Kind Tipps und Tricks zum gründlichen Putzen an die Hand zu geben. Es findet zudem eine Mundgesundheitsaufklärung statt, um über die Ursachen von Karies und Zahnfleischerkrankungen zu informieren und diese vorzubeugen. Fluoridierungsmittel werden empfohlen und gegebenenfalls verordnet. Zusätzlich werden Hinweise zur Ernährung gegeben. Außerdem wird zum Putzen motiviert und noch einmal die Zahnputztechnik eingeübt und trainiert. Hochdosierter fluoridhaltiger Lack wird aufgetragen, um die Zähne deines Kindes intensiv zu mineralisieren und vor Säuren, Bakterien und Karies zu schützen. Weiche Beläge werden entfernt. Die Fissurenversiegelung der bleibenden großen Backenzähne kann in Anspruch genommen werden, um die tiefen Furchen und Grübchen vor Karies zu schützen.

Zeitlicher Rahmen der Individualprophylaxe (IP)

- **IP 1:** Erfassen des Mundhygienestatus, zweimal im Jahr
- **IP 2:** Mundgesundheitsaufklärung, Motivation, Kontrolle des Übungserfolges, zweimal im Jahr
- **IP 4:** Fluoridierung, zweimal im Jahr, bei hohem Kariesrisiko viermal im Jahr
- **IP 5:** Fissurenversiegelung, sobald die bleibenden Backenzähne vollständig durchgebrochen sind

Wichtigkeit der Fissurenversiegelung im bleibenden Gebiss

Fissuren sind die tiefen Rillen und Furchen auf der Kaufläche der Seitenzähne. Diese sind individuell unterschiedlich und können speziell ausgeprägt und geformt sein. Während die Glattflächen der Zähne gut zu reinigen sind, lassen sich diese Fissuren oft nur sehr schwer putzen. Die Borsten der Zahnbürste reichen selbst bei gründlicher Reinigung nicht bis in die Tiefe. Nahrungsreste sind schwer zu entfernen und Bakterien und Mikroorganismen können sich ungehindert vermehren. Dadurch steigt das Kariesrisiko enorm an. Diese Kariesbildung kann durch eine sogenannte Fissurenversiegelung vermieden werden. Hierbei wird die kariesfreie Fissur mit einem flüssigen Kunststoff ausgegossen. Die Zahnoberfläche wird abgedichtet und so vor den schädlichen Einflüssen der Bakterien geschützt. Der Vorgang ist nicht schmerzhaft und dauert meist zwischen 15 und 30 Minuten. Sollte die Fissur bereits von Karies befallen worden sein, kann diese mit kleinen Instrumenten entfernt werden und im Anschluss die Versiegelung erfolgen. Dieses wird erweiterte Fissurenversiegelung genannt. Die gesetzlichen Krankenkassen übernehmen die Kosten für die Behandlung bei den bleibenden Backenzähnen (Sechsjahresmolar und Zwölfjahresmolar) bis zum Alter von 17 Jahren. Manchmal kann es auch nötig sein, dass Milchbackenzähne und kleine bleibende Backenzähne ebenfalls versiegelt werden müssen. Die Kosten müssen aber leider privat gezahlt werden.

Voraussetzung für die Fissurenversiegelung ist die Mitarbeit des Kindes und die Möglichkeit, dass der Zahn optimal während der Behandlung trocken gehalten werden kann. Das Verfahren hält in der Regel bis zu zehn Jahre und sollte regelmäßig auf Dichtigkeit und Unversehrtheit kontrolliert werden. Falls ein Teil der Füllung verloren gehen sollte, kann diese problemlos erneuert werden. So läuft eine Versiegelung ab:

1. Reinigung des Zahnes
2. Trockenlegung des zu behandelnden Bereichs
3. Anrauen der Schmelzoberfläche mit einer schwachen Säure
4. Auftragen des Versiegelungsmaterials und gegebenenfalls Härtung mit einem speziellen Licht
5. Überprüfung der Passung
6. Ausgleich von Unebenheiten und Politur
7. Fluoridierung

Die erste Zahnspange

Fehlstellungen der Zähne sind weltweit und in Deutschland weit verbreitet und betreffen mindestens jedes zweite Kind. In der Regel entdecken Eltern Zahnfehlstellungen bei ihren Kindern, wenn die ersten bleibenden Zähne durchbrechen. Größere Fehlstellungen werden häufig bereits zeitiger bei Routineuntersuchungen in der zahnärztlichen Praxis bemerkt. Generell gilt: Es gibt keinen zu frühen Zeitpunkt für einen ersten Termin in der kieferorthopädischen Praxis. Kleinere Unstimmigkeiten lassen sich bereits mit einfachen Hilfsmitteln, Logopädie und ganz ohne Zahnspange beheben. Und je früher die Zahn- und Kieferanomalien erkannt werden, desto einfacher und unkomplizierter erfolgen die Therapiemaßnahmen. Viele Kieferorthopäd*innen empfehlen deshalb einen ersten Kontrolltermin um den sechsten Geburtstag herum. Kinder befinden sich noch im Wachstum, umso gezielter lassen sich Ober- und Unterkiefer behandeln. Außerdem lassen sich Platzreserven im Wechselgebiss natürlich nutzen.

Der ideale Behandlungszeitpunkt wird in wissenschaftlichen Studien kontrovers diskutiert. Man unterscheidet zwischen einer Regel- (spätes Wechselgebiss) und Spätbehandlung (alle bleibenden Zähne sind durchgebrochen). Aber auch eine Frühbehandlung im Milchzahn- und frühen Wechselgebiss kann bei einer ausgeprägten Fehlstellung nötig sein. Dazu zählen der Vorbiss im Unterkiefer, der offene Biss, der Kreuzbiss, Fehlfunktionen der Zunge und Lippen oder Angewohnheiten wie Daumenlutschen.

Insgesamt kann zwischen drei verschiedenen Arten von Zahnspangen unterschieden werden:

- Herausnehmbare, lose Zahnspangen
- Herausnehmbare, lose Aligner-Schienen
- Festsitzende Zahnspangen

Bei Kindern und Jugendlichen wird bis zum Ende des 17. Lebensjahres eine sogenannte KIG-Einstufung in der kieferorthopädischen Praxis durchgeführt (Kieferorthopädische Indikationsgruppe). Hier werden die Fehlstellungen ganz genau ausgemessen und das Ausmaß einem bestimmten Schweregrad zugeordnet. Je nach Einstufung und Alter des Kindes übernehmen die gesetzlichen Krankenkassen die Kosten (nicht immer vollständig, in der Regel aber 80 Prozent) für die bevorstehende Behandlung. Wird dein Kind in eine niedrige KIG-Klassifizierung eingeordnet, müssen die Kosten privat gezahlt werden. Sie belaufen sich je nach Behandlungsumfang und -ausmaß zwischen 3500 Euro und 5000 Euro.

Benötige ich eine Zahnzusatzversicherung?

Zahnärztliche Besuche können teuer werden, da gesetzliche Krankenkassen immer nur einen Teil der Kosten für spezielle Behandlungen übernehmen. Hoch ästhetische Füllungen, zahnfarbene Kronen, Zahnreinigungen, Fissurenversiegelungen an den Milchbackenzähnen, Lachgasbehandlungen, das Auftragen von Silberdiaminfluorid oder kieferorthopädische Therapien bei niedriger KIG-Klassifizierung müssen beispielsweise privat gezahlt werden. Um sich vor diesen Kosten abzusichern, gibt es Zahnzusatzversicherungen. Bitte lass dich unabhängig und neutral beraten, denn diese Versicherungen sind nicht für jede Familie geeignet. Häufig bleiben die Kosten über die Jahre nicht stabil, da die Beiträge regelmäßig und je nach Alter erhöht werden. Zähne, die bereits in Behandlung sind, werden meist nicht oder gegen Aufpreis versichert. Häufig beziehen sich Zahnzusatzversicherungen nur auf hochwertigen Zahnersatz, also Kronen, Brücken und Prothesen. Bei Kindern mit Kreidezähnen kann dieses sinnvoll sein, für alle anderen wahrscheinlich eher nicht. Das Angebot an Versicherungen ist groß und auch preislich unterscheiden sich die Anbieter*innen. Deshalb ist es ratsam, unbedingt Preise und Leistungen zu vergleichen. Je hochwertiger ein Tarif ausfällt, umso höher ist in der Regel auch sein Preis. Einige Verbraucherzentralen bieten individuelle Beratung zu Zahnzusatztarifen an, informiere dich gerne dort.

ANHANG

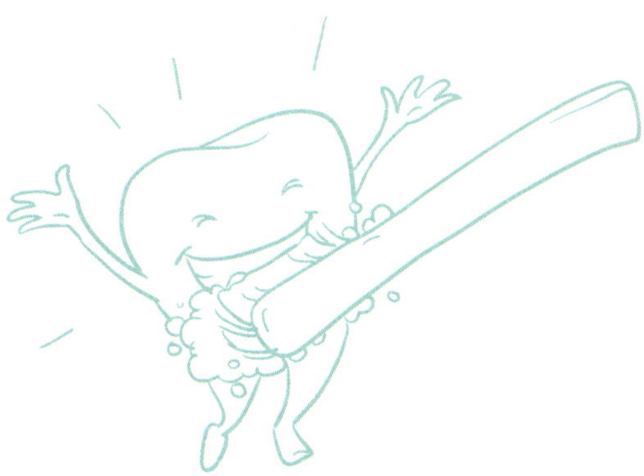

Das erste Gebiss

Notiere die Durchbruchszeiten des Milchzahngebisses deines Kindes.

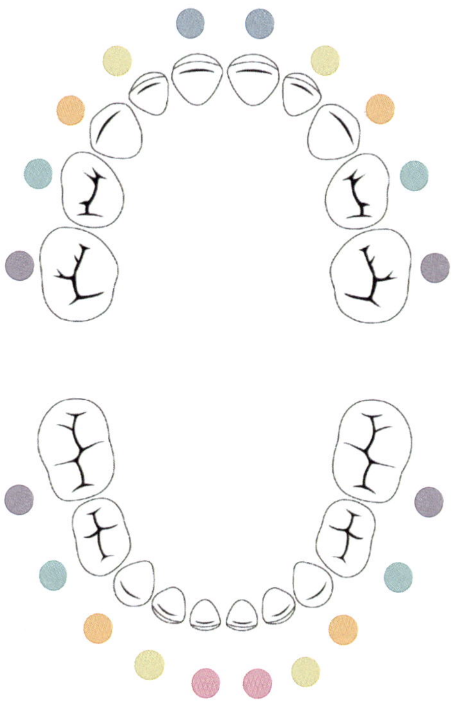

1. unterer Schneidezahn
am ______________________

2. oberer Schneidezahn
am ______________________

3. seitlicher Schneidezahn
am ______________________

4. erster Milchbackenzahn
am ______________________

5. Eckzahn
am ______________________

6. zweiter Milchbackenzahn
am ______________________

Wichtige Termine

Trage hier die Termine für Früherkennungsuntersuchungen ein. Du kannst die Pläne ausschneiden und an die Pinnwand heften.

FU 1a → 6. bis 9. Lebensmonat (erster Zahnarztbesuch)

____

FU 1b → 10. bis 20. Lebensmonat

____

FU 1c → 21. bis 33. Lebensmonat

____

FU 2 → bis 3. Lebensjahr (entspricht der U7a)

____

FU 2 → bis 4. Lebensjahr (entspricht der U8)

____

FU 2 → bis 6. Lebensjahr (entspricht der U9)

____

Platz für deine Fragen beim nächsten Zahnarztbesuch mit deinem Kind

Liste empfehlenswerter Kinderbücher rund um das Thema Zähneputzen

Richert, Katja; Pina Gertenbach: *Eusebius Zauberzahn und der Zahnputz-Trick. München:* Penguin Verlag, 2021

Heger, Ann-Katrin Heger; Eimer, Petra: *Zähneputzen ist ganz leicht.* Würzburg: Arena Verlag, 2019

Schoenwald, Sophie; Jakob, Günthe: *Der große Zahnputztag im Zoo.* Köln: Bastei Lübbe Verlag AG (Baumhaus), 2018

Grimm, Sandra; Hebrock, Andrea: *Blitzeblank sind alle meine Zähne.* Würzburg: Arena Verlag GmbH, 2017

Schubert, Ingrid und Dieter: *Irma hat so große Füße.* Frankfurt am Main: Fischer Verlag, 1990

Akal, Aytül; Gholizadeh, Fariba: *Das kreischende Zahnmonster* (deutsch-türkisch). Berlin: Edition Orient, 2008

Rossbach, Iris: *Auch Drachen müssen Zähne putzen.* Ravensburg: Ravensburger Buchverlag Otto Maier GmbH, 2009

Hämmerle, Susa; Gollnick, Martina: *Jetzt kann ich Zähne putzen.* Garching: Hase und Igel Verlag, 2014

Senner, Katja; Nahrgang, Frauke: *Mein erstes Zahnputzbuch.* Ravensburg: Ravensburger Buchverlag Otto Maier GmbH, 2014

Diese Kinderbücher sind von der Landesarbeitsgemeinschaft für Jugendzahnpflege in Hessen (LAGH) als sehr gut getestet worden

Rübel, Doris: *Komm mit zum Zahnarzt – Wieso? Weshalb? Warum?.* Ravensburg: Junior, Ravensburger Verlag GmbH, 2019

Leykamm, Martina: *Ich putze meine Zähne.* Mini LESEMAUS Band 28; Hamburg: Carlsen Verlag, 2008

Butschkow, Ralf: *Ich hab eine Freundin, die ist Zahnärztin.* LESEMAUS Band 12; Hamburg: Carlsen Verlag, 2006

Keil, Christine; Allmendinger, Annette; Link, Bernhardt: *Wir gehen zum Zahnarzt.* Esslingen: Esslinger Verlag, 2005

Verwendete und empfehlenswerte Literatur

Aasenden, R.; Peebles, T. C. (1974): *Effects of fluoride supplementation from birth on human deciduous and permanent teeth.* Archives of Oral Biology 19; S. 321–326

Agarwal, S. S.; Nehra, K.; Sharma, M.: Jayan, B.; Poonia, A.; Bhattal, H. (2014): *Association between breastfeeding duration, non-nutritive sucking habits and dental arch dimensions in deciduous dentition: a cross-sectional study.* Progress in Orthodontics, 15; S. 1–8

American Academy of Pediatric Dentistry (2008): *Guideline on Fluoride Therapy.* Pediatric Dentistry, 30; S. 121–124

American Academy of Pediatrics Committee on Nutrition (1005): *Fluoride supplementation for children: interim policy recommendations.* Pediatrics, 95(5); S. 777

American Dental Association Council on Scientific Affairs (2006): *Professionally applied topical fluoride: Evidence-based clinical recommendations.* Journal of the American Dental Association, 137; S. 1151–1159

American Dietetic Association (2005): *Position of the American Dietetic Association: The impact of fluoride on health.* Journal of the American Diet Association, 105; S. 1620–1628

Australian National Health and Medical Research Council (2007): *A systematic review of the efficacy and safety of fluoridation*, www.nhmrc.gov.au

AWMF Leitlinie (2022): *Therapie des dentalen Traumas bleibender Zähne*

Azarpazhooh, A.; Main, P. A. (2008): *Fluoride varnish in the prevention of dental caries in children and adolescents: A systematic review.* JCDA, 74; S. 73–79

Badiee, M. et al. (2020): *Comparison of the effects of toothpastes containing nanohydroxyapatite and fluoride on white spot lesions in orthodontic patients: A randomized clinical trial.* Dental Research Journal, 17(5); S. 354

Bastone, E. B.; Freer, T. J.; McNamara, J. R. (2000): *Epidemiology of dental trauma: A review of the literature.* Australian Dental Journal, 45; S. 2–9

Bekes, K.; Krämer, N.; van Waes, H.; Steffen, R. (2016): *Das Würzburger MIH-Konzept: Teil 2. Der Therapieplan.* Oralprophylaxe & Kinderzahnheilkunde, 38(4); S. 171–175

Bekes, K.; Steffen, R. (2016): *Das Würzburger MIH-Konzept: Teil 1. Der MIH-Treatment Need Index (MIH-TNI) Ein neuer Index zur Befunderhebung und Therapieplanung bei Patienten mit Molaren-Inzisiven-Hypomineralisation (MIH).* Oralprophylaxe & Kinderzahnheilkunde, 38(4); S. 165–170

BfR (Bundesinstitut für Risikobewertung) (2021): *Titandioxid – gibt es gesundheitliche Risiken?*: https://www.bfr.bund.de/de/titandioxid___gibt_es_gesundheitliche_risiken_-240812.html

Blomlöf, L. (1981): *Milk and saliva as possible storage media for traumatically exarticulated*

Borutta, A.; Reuscher, G.; Hufnagl, S.; Möbius, S. (2006): *Kariesprophylaxe mit Fluoridlacken bei Vorschulkindern.* Gesundheitswesen, 68; S. 731–734

Branger, B.; Camelot, F.; Droz, D.; Houbiers, B.; Marchalot, A.; Bruel, H.; Clement, C. (2019): *Breastfeeding and early childhood caries. Review of the literature, recommendations, and prevention.* Archives de Pédiatrie, 26(8); S. 497–503

Bravo, M.; Montero, J.; Bravo, J. J.; Baca, P.; Llodra, J. C. (2005): *Sealant and fluoride varnish in caries: a randomized trial.* Journal of Dental Research, 84; S. 1138–1143

Bundesinstitut für Risikobewertung (2012): *Nanomaterialien: Sondergutachten des Sachverständigenrats für Umweltfragen bestätigt BfR-Einschätzung.* Stellungnahme Nr. 013/2012 des BfR vom 1. April 2012

Bundesinstitut für Risikobewertung (2018): *Für gesunde Zähne: Fluorid-Vorbeugung bei Säuglingen und Kleinkindern.* Stellungnahme Nr. 015/2018 des BfR vom 31. Mai 2018: https://doi.org/10.17590/20180531-085715-0

Buzalaf, M. A. R.; Levy, S. M. (2011): *Fluoride intake in children: considerations for dental caries and dental fluorosis.* In: Buzalaf MAR (Hrsg): *Fluoride and the oral environment.* Karger, Basel; S. 1–19

Creeth, J.; Bosma, M. L.; Govier, K. (2013): *How much is a 'pea-sized amount'? A study of dentifrice dosing by parents in three countries.* International Dental Journal, 63(2); S. 25–30

Deutsche Akademie für Kinder- und Jugendmedizin (2007): *Empfehlungen zur Prävention der Milchzahnkaries.* Monatsschrift Kinderheilkunde, 155; S. 544–548

Deutsche Akademie für Kinder- und Jugendmedizin e.V. (DAKJ) (2007): *Empfehlungen der Deutschen Akademie für Kinder- und Jugendmedizin zur Prävention der Milchzahnkaries.*

Deutsche Arbeitsgemeinschaft für Jugendzahnpflege (2020): *Höherer Fluoridgehalt in Kinderzahnpasten: DAJ-Empfehlungen aktualisiert*

Deutsche Arbeitsgemeinschaft für Jugendzahnpflege (2013): *Wie soll mein Kind sich die Zähne putzen?.* https://www.daj.de/FAQ.9.0.html

Deutsche Arbeitsgemeinschaft für Jugendzahnpflege e. V. (2017): *Epidemiologische Begleituntersuchungen zur Gruppenprophylaxe 2016.* Deutsche Arbeitsgemeinschaft für Jugendzahnpflege e.V. Bonn

Deutsche Arbeitsgemeinschaft für Jugendzahnpflege: *Höherer Fluoridgehalt in Kinderzahnpasten: DAJ-Empfehlungen,* aktualisiert; 2020

Deutsche Gesellschaft für Ernährung (DGE), Österreichische Gesellschaft für Ernährung (ÖGE), Schweizerische Gesellschaft für Ernährung (SGE) (2020): *D-A-CH Referenzwerte für die Nährstoffzufuhr. DGE,* Bonn

Deutsche Gesellschaft für Zahn-, Mund- und Kieferheilkunde (DGZMK), Deutsche Gesellschaft für Zahnerhaltung (DGZ), Deutsche Gesellschaft für

Kinderzahnheilkunde (DGK) et al.: S2k-Leitlinie: *Fluoridierungsmaßnahmen zur Kariesprophylaxe.*

Diaz-Garrido, N.; Lozano, C.; Giacaman, R. A. (2016): *Frequency of sucrose exposure on the cariogenicity of a biofilm-caries model.* European Journal of Dentistry, 10(03); S. 345–350

Do, L. G.; Spencer A. J. (2007): *Risk-benefit balance in the use of fluoride among young children.* Journal of Dental Research, 86; S. 723–728

Dobrich, C. (2016): *Frenotomy decision tool for breastfeeding dyads.* https://www.enhancedentistry.com.au/wp-content/uploads/2019/07/Dobrich-ACTUAL-FDTBD-2016.pdf

Ehlers et al. (2021): *Efficacy of a toothpaste based on microcrystalline hydroxyapatite on children with hypersensitivity caused by MIH: A randomised controlled trial.* Oral Health and Prevention Dentistry, 19; S. 647–658

Ekstrand, K. R.; Poulsen, J. E.; Hede, B. et al. (2013): *A randomized clinical trial of the anti-caries efficacy of 5,000 compared to 1,450 ppm fluoridated toothpaste on root caries lesions in elderly disabled nursing home residents.* Caries Research, 47; S. 391–398

Emond, A.; Ingram, J.; Johnson, D.; Blair, P.; Whitelaw, A.; Copeland, M. (2014): *Randomised controlled trial of early frenotomy in breastfed infants with mild-moderate tongue-tie.* Archives of Disease in Childhood Fetal Neonatal 99(3); F189–F195

Europäisches Institut für Stillen und Laktation: *http://www.stillen-institut.com/de/schnuller-pro-und-contra.html*

Fernandes Ferreira, M. A.; Rosario Dias de Oliveira Latorre, M.; Soriano Rodrigues, C.; Costa Lima, K. (2005): *Effect of regular fluoride gel application on incipient carious lesions.* Oral Health and Preventive Dentitry, 3; S. 141–149

Filippi, A. (2011): *Zahntrauma. Klassifikation, Terminologie, Risikofaktoren und Verhalten am Unfallort.* MKG-Chirurg, 4; S. 79–85

Filippi, A.; Krastl, G. (2007): *Traumatologie im Milch- und Wechselgebiss.* Quintessenz, 58 (7); S. 739–752

Flessa, H. J. V.; Gülzow, H. J. (1970): *Über die Verweildauer von Natriumfluorid und Aminfluoriden in den Plaques. Deutsche Zahnärztliche Zeitschrift,* 25; S. 252–259

Franco, Patricia et al (2000): *The influence of a pacifier on infants' arousals from sleep.* The Journal of Pediatrics, 136(6); S. 775–779

Franke, W.; Kunzel, W.; Treide, A.; Bluthner, K. (1977): *Caries prevention by means of aminofluoride after 7 years of collectively conducted oral hygiene.* Stomatologie der DDR, 27(1); S. 13–16

Freund, U.; Thumeyer, A. (2005): *Fluoride im natürlichen Mineralwasser.* Oralprophylaxe Kinderzahnheilkunde, 27(1); S. 24–32

Furtenbach, M. (2014): *Prävention orofazialer Dysfunktionen im Spannungsfeld von Kieferorthopädie und Logopädie–Anregung zur vermehrten Zusammenarbeit.* Informationen aus Orthodontie & Kieferorthopädie, 45(04); S. 209–219

Gintner, Z.; Tóth, Z. S.; Bánóczy, J. (2000): *Wirkung von Fluoridverbindungen in Zahnpasten auf den Zahnschmelz. Bestimmung von Fluoridgehalt und Säurelöslichkeit des Zahnschmelzes in vitro.* Oralprophylaxe, 22; S. 44–46

Gülzow, H. J.; Sudbrake, C. (2003): *Ein moderner Wirkstoff: 40 Jahre Kariesschutz mit Aminfluorid.* Zahnärztliche Mitteilungen, 93; S. 32–35

Gustafsson, B. E.; Quensel, C. E.; Lanke, L. S.; Lundqvist, C.; Grahnén, H.; Bonow, B. E.; Krasse, B. O. (1954): *The Vipeholm dental caries study. The effect of different levels of carbohydrate intake on caries activity in 436 individuals observed for five years. Acta Odontologica Scandinavica,* 11; S. 232–364

Hamberg, L. (1971): *Controlled trial of fluoride in vitamin drops for prevention of caries in children.* The Lancet, 1(7696); S. 441–442

Hardman, M. C.; Davies, G. M.; Duxbury, J. T.; Davies, R. M. (2007): *A cluster randomised controlled trial to evaluate the effectiveness of fluoride varnish as a public health measure to reduce caries in children.* Caries Research, 41; S. 371–376

Hazelbaker, A. (2017): *ATLFF Screeningbogen zur Funktion des Zungenbandes*

Hazelbaker, A. (2010): *Tongue-tie, morphogenesis, impact, assessment and treatment.* Aidan and Eva Press, Columbus

Hernandez, R. K.; Werler, M. M. (2012): *Nonsteroidal antiinflammatory drug use among women and the risk of birth defects.* American Journal of Obstetrics and Gynecology, 206; 228.e1–8

Hesselmar, B. et al. (2013): *Pacifier Cleaning Practices and Risk of Allergy Development.* Pediatrics, 131(6)

Hiiri, A.; Ahovuo-Saloranta, A.; Nordblad, A.; Makela, M. (2008): *Pit and fissure sealants versus fluoride varnishes for preventing dental decay in children and adolescents.* The Cochrane Library, 2

Ingram, J.; Johnson, D.; Copeland, M; Churchill, C.; Taylor, H.; Emond, A. (2015): *The development of a tongue assessment tool to assist with tongue-tie identification.* Archives of Disease in Childhood Fetal and Neonatal, 100; F344–F348

Ingram, J.; Johnson, D.; Emond, A.; Copeland, M. (2019): *The development and evaluation of a picture tongue assessment tool for tongue-tie in breastfed babies (TABBY).* International Breastfeed Journal

Ismail, A.; Hasson, H. (2008): *Fluoride supplements, dental caries and fluorosis.* Journal of American Dental Association, 139; S.1457–1468

Jordan, R.; Micheelis, W. (2016): *Fünfte Deutsche Mundgesundheitsstudie.* Deutscher Ärzteverlag

Kaan, A. M.; Zaura, E. (2022): *Oral Microbiome Transmission and Infant Feeding Habits. mBio American Society for Microbiology,* 13(3)

Karlsson, L.; Lindgren, L. E.; Trollsas, K.; Angmar-Mansson, B.; Tranaeus, S. (2007): *Effect of supplementary amine fluoride gel in caries-active adolescents. A clinical QLF study.* Acta Odontologica Scandinavica, 65; S. 284–291

Koch, C. A.; Auschill, T. M.; Arweiler, N. B. (2007): *Wann sollte eine Zahnbürste ausgewechselt werden.* Oralprophylaxe Kinderzahnheilkunde, 29; S. 150–158

Koletzko, B.; Bergmann, K. E.; Przyrembel, H. (2013): *Prophylaktische Fluoridgabe im Kindesalter. Empfehlungen der DGKJ (Deutsche Gesellschaft für Kinder- und Jugendmedizin e.V.) und der DAKJ (Deutsche Akademie für Kinder- und Jugendmedizin e.V.).* Monatsschrift Kinderheilkunde, 161; S. 508–509

Krastl, G.; Filippi, A.; Weiger, R. (2008): *Therapie von Zahnunfällen beim Kind und Jugendlichen: eine Übersicht.* Springer Medizin Verlag und Freier Verband Deutscher Zahnärzte e. V. 2; S. 31–43

Kühnisch, J.; Thiering, E.; Heinrich-Weltzien, R.; Hellwig, E.; Hickel, R.; Heinrich, J. (2016): *Fluoride/vitamin D tablet supplementation in infants-effects on dental health after 10 years.* Clinical Oral Investigations, 21(7); S. 2283–2290

Lata, S.; Varghese, N. O.; Varughese, J. M. (2010): *Remineralization potential of fluoride and amorphous calcium phosphate-casein phosphopeptide on enamel lesions: An in vitro comparative evaluation.* Journal of Conservative Dentistry, 13; S. 42–46

Levrini, L.; Merlo, P.; Paracchini, L. (2007): *Different geometric patterns of pacifiers compared on the basis of finite element analysis.* European Journal Paediatric Dentistry, 8(4); S. 173–178

Ling, H. T. B.; Sum, F. H. K. M. H.; Zhang, L.; Yeung, C. P. W.; Li, K. Y.; Wong, H. M.; Yang, Y. (2018): *The association between nutritive, non-nutritive sucking habits and primary dental occlusion.* BMC oral health, 18(1); S. 1–10

Loskill, P.; Zeitz, C.; Grandthyll, S. et al. (2013): *Reduced adhesion of oral bacteria on hydroxyapatite by fluoride treatment.* Langmuir, 29; S. 5528–5533

Makuch, A.; Fröhlich, M.; Rupf, S. (2014): *Assoziation von Frequenz der Nahrungsaufnahme und frühkindlicher Karies.* Kinder- und Jugendmedizin, 14(01); S. 38–44

Margolis, F. J.; Reames, H. R.; Freshman, E.; Macauley, J. C.; Mahaffey, H. (1975): *Fluoride. Ten-year prospective study of deciduous and permanent dentition.* American Journal Diseases of Children, 129; S. 794–800

Marinho, V. C.; Chong, L. Y.; Worthington, H. V. et al. (2016): *Fluoride mouthrinses for preventing dental caries in children and adolescents.* Cochrane Library

Marinho, V. C.; Higgins, J .P. T.; Sheiham, A.; Logan, S. (2008): *Combinations of topical fluoride (toothpastes, mouthrinses, gels, varnishes) versus single topical fluoride for preventing dental caries in children and adolescents.* The Cochrane Library, 2

Marinho, V. C.; Higgins, J. P. T.; Sheiham, A. et al. (2003): *Fluoride toothpastes for preventing dental caries in children and adolescents.* Cochrane Database of Systematic Reviews

Marinho, V. C.; Worthington, H. V.; Walsh, T. et al. (2015): *Fluoride gels for preventing dental caries in children and adolescents.* Cochrane Database of Systematic Reviews

Marthaler, T. M.; Petersen, P. E. (2005): *Salt fluoridation – an alternative in automatic prevention of dental caries.* International Dental Journal, 55; S. 351–358

Massignan, C. et al (2016): *Signs and symptoms of primary tooth eruption: a meta-analysis, Pediatrics* 137: e20153501

Mayanagi, G.; Igarashi, K.; Washio, J. et al. (2017): *pH response and tooth surface solubility at the tooth/bacteria interface.* Caries Research, 51; S. 160–166

Monaghan, N. (2019): *Teething products may be harmful to health.* British Dental Journal 227; S. 485–487

Monatsschrift Kinderheilkund, 155; S. 544–548

Mühlemann, H. R.; Rossinsky, K.; Schait, A. (1967): *Physikalisches, chemisches und mikromorphologisches Verhalten von Schmelz nach Behandlung mit anorganischen und Aminfluoriden.* Schweizerische Monatsschrift für Zahnheilkunde, 77; S. 230–248

Netzwerks Gesund ins Leben (Berg B.; Cremer, M.; Flothkötter, M.; Koletzko, B.; Krämer, N.; Krawinkel, M.; Lawrenz, B.; Przyrembel, H.; Schiffner, U.; Splieth, C.; Vetter, K.; Weißenborn, A.) (2021): *Kariesprävention im Säuglings- und frühen Kindesalter: Handlungsempfehlungen des bundesweiten Netzwerks Gesund ins Leben.* Monatszeitschrift Kinderheilkunde

Offenbacher, S.; Katz, V.; Fertik, G.; Collins, J.; Boyd, D.; Maynor, G.; McKaig, R.; Beck, J. (1996): *Periodontal infection as a possible risk factor for preterm low birth weight.* Journal of Periodontology 67(105); S. 1103–1113

Ogaard, B. (1990): *Effects of fluoride on caries development and progression in vivo.* Journal of Dental Research, 69; S. 813–819

Øgaard, B.; Afzelius Alm, A.; Larsson, E.; Adolfsson, U. (2006): *A prospective, randomized clinical study on the effects of an amine fluoride/ stannous fluoride toothpaste/ mouthrinse on plaque, gingivitis and initial caries lesion development in orthodontic patients.* European Journal of Orthodontics, 28; S. 8–12

Opacic J.; Maldonaldo, A.; Ramseier, C.; Laugisch, O. (2019): *Einfluss der Parodontitis auf Schwangerschaft und Geburt.* Swiss Dental Journal, 129; S. 581–589

Page, R. C.; Kornman, K. S. (1997): *The pathogenesis of human periodontitis: an introduction.* Periodontology 2000, 14; S. 9–11

Paglia, L. (2015): *Does breastfeeding increase risk of early childhood caries?.* European Journal of Paediatric Dentistry, 16(3); S. 173

Pastor-Vera, T.; Rodriguez-Alessi, P.; Ferrés-Amat, E.; Ferrés-Padró, E. (2017): *Ankyloglossia and breastfeeding problems, multidisciplinary management: orofacial myofunctional therapy, breastfeeding sessions and frenotomy.* Revista de Logopedia, Foniatria y Audiologia 37(1); S. 4–13

Paszynska, E. et al. (2021): *Impact of a toothpaste with microcrystalline hydroxyapatite on the occurrence of early childhood caries: a 1-year randomized clinical trial.* Scientific reports, 11(1), 2650

Pereira, R. et al. (2022): *The relevance of pacifier shape for tooth and jaw development in children,* submitted

Petersen, P. E.; Lennon, M. A. (2004): *Effective use of fluorides for the prevention of dental caries in the 21st century: the WHO approach.* Community Dentistry and Oral Epidemiology, 32; S. 319–321

Petersson, L. G.; Twetman, S.; Dahlgren, H.; Norlund, A.; Holm, A. K.; Nordenram, G.; Lagerlöf, B.; Källestal, C.; Mejàre, I.; Axelsson, S.; Lingström, P. (2004): *Professional fluoride varnish treatment for caries control: a systematic review of clinical trials.* Acta Odontological Scandinavica, 62; S. 170–176

Petrou, M. A.; Giraki, M.; Bissar, A. R.; Basner, R.; Wempe, C.; Altarabulsi, M. B.; Splieth, C. H. (2014): *Prevalence of Molar-Incisor-Hypomineralisation among schoolchildren in four German cities.* International journal of paediatric dentistry, 24(6); S. 434–440

Petti, S.; Glendor, U.; Andersson, L. (2018): *World traumatic dental injury prevalence and incidence, a meta-analysis- One billion living people have had traumatic dental injuries.* Dental Traumatology, 34(2); S. 71–86

Poyak, J. (2006): *Effects of pacifiers on early oral development.* Int J Orthod Milwaukee, 17(4); S. 13–16

Priller, J.; Bekes, K. (2019): *Bröckelnde Milchzähne: Hypomineralisation im Milchgebiss.* Der Freie Zahnarzt, 63(3); S. 88–90

Rajwani, A. R.; Hawes, S. N. D.; To, A. (2020): *Quaranta A, Rincon Aguilar JC. Effectiveness of manual toothbrushing techniques on plaque and gingivitis: a systematic review.* Oral Health and Preventive Denttistry, 18; S. 843–854

Reynolds, E. C. (1997): *Remineralization of enamel subsurface lesions by casein phosphopeptide-stabilized calcium phosphate solutions. Journal of Dental Research,* 76; S. 1587–1595

Ricomini Filho, A. P.; de Assis, A. C. M.; Costa Oliveira, B. E.; Cury, J. A. (2021): *Cariogenic Potential of Human and Bovine Milk on Enamel Demineralization.* Caries Research, 55(4); S. 260–267

Schäfer, C.; Weber-Schöndorfer, C. (2005): *Medikamentöse Therapie in der Schwangerschaft.* Deutsches Ärzteblatt, 102; S. 2480–2489

Schidlowski, M. (2006): *Spezielle Anforderungen an die Kariesprophylaxe im Wechselgebiss.* ZWR-Das Deutsche Zahnärzteblatt, 115(04); S. 149–152

Schiffner, U. (2021): *Kariesprävention bei Kleinkindern durch Ernährungsmaßnahmen: Hintergründe und mögliche Inhalte der Ernährungsberatung.* Oralprophylaxe & Kinderzahnheilkunde, 43; S. 12–17

Schiffner, U. (2018): *Neue Empfehlung Fluorid-Kinderzahnpasten.* Oralprophylaxe Kinderzahnheilkunde, 40; S. 161

Schiffner, U. (2018): *Zahnärztliche Fluoridierungsmaßnahmen in der Schwangerschaft sind sicher.* Zahnärztliche Mitteilung, 108; S. 46–49

Schmid, H. (1981): *Aminfluorid in der Kariesprophylaxe. Wirkungsmechanismen – Anwendungen – Neue Perspektiven. Swiss Dent,* 2(3); S. 13–17

Schulte, A. (2005): *Salt fluoridation in Germany since 1991.* Schweizer Monatsschrift Zahnmedizin, 115; S. 659–662

Schwendicke, F.; Dorfer, C. E.; Schlattmann, P. et al (2015): *Socioeconomic inequality and caries: a systematic review and meta-analysis.* Journal of Dental Research, 94; S. 10–18

Sexton, S.; Natale, R. (2009): *Risks and benefits of pacifiers.* American family physician, 79(8); S. 681–685

Srinivasan, A.; Dobrich, C.; Mitnick, H.; Feldman, P. (2006): *Ankyloglossia in breastfeeding infants: the effect of frenotomy on maternal nipple pain and latch.* Breastfeed Med 1(4); S. 216–224

Stecksen-Blicks, C.; Holgerson, P.; Twetman S. (2008): *Effect of xylitol and xylitol-fluoride lozenges on approximal caries development in high-caries-risk children.* International Journal of Paediatric Dentistry, 18; S. 170–177

Steiner, M.; Helfenstein, U.; Menghini, G. (2004): *Effect of 1000 ppm relative to 250 ppm fluoride toothpaste. A meta-analysis.* American Journal of Dentistry 17; S. 85–88

Stößer, L. (2006): *Die antibakterielle Wirkung der Fluoride auf die dentale Plaque.* Oralprophylaxe Kinderzahnheilkunde, 28; S. 170–177

teeth prior to replantation. Swedish Dental Journal Supplement, 8; S. 1–26

Ten Cate, J. M. (1990): *In vitro studies on the effects of fluoride on de- and remineralization.* Journal of Dental Research, 69: S. 614–619

The Journal of Pediatrics, 136(6); S. 775–779

Toumba, K. J.; Twetman, S.; Splieth, C. et al (2019): *Guidelines on the use of fluoride for caries prevention in children: an updated EAPD policy document.* European Archives of Paediatric Dentistry

Toumba, K. J.; Twetman, S.; Splieth, C. et al. (2019): *Guidelines on the use of fluoride for caries prevention in children: an updated EAPD policy document.* European Archives of Paediatric Dentistry, 20; S. 507–516

Truin, G. J.; van't Hof, M. A. (2007): *The effect of fluoride gel on incipient carious lesions in a low-caries child population.* Community Dentistry and Oral Epidemiology, 35; S. 250–254

Tubert-Jeannin. S.; Auclair, C.; Amsallem, E.; Tramini, P.; Gerbaud, L.; Ruffieux, C.; Schulte, A. G.; Koch, M. J.; Rège-Walther, M.; Ismail, A. (2011): *Fluoride supplements (tablets, drops, lozenges or chewing gums) for preventing dental caries in children.* Cochrane Database of Systematic Reviews, 7(12)

Twetman, S.; Petersson, L. G.; Axelsson, S.; Dahlgren, H.; Holm, A. K.; Källestal, C.; Lagerlöf, F.; Lingström, P.; Mejàre, I.; Nordenram, G.; Norlund, A.; Söder, B. (2004): *Caries-preventive effect of sodium fluoride mouthrinses: a systematic review of controlled clinical trials.* Acta Odontologica Scandinavica 62; S. 223–230

Van Rijkom, H. M.; Truin, G. J.; van't Hof, M. A. (2004): *Caries-inhibiting effect of professional fluoride gel application in low caries children initially aged 4,5 - 6,5 years.* Caries Research, 38; S. 115–123

Vano, M.; Derchi, G. (2018): *Reducing dentine hypersensitivity with nano-hydroxyapatite toothpaste: a double-blind randomized controlled trial.* Clinical oral investigations, 22; S. 313–320

Vivaldi-Rodriguez, G.; Faleiros Demito, C.; Bowman, S. J.; Ramos, A. L. (2006): *The effectiveness of a fluoride varnish in preventing the development of white spot lesions.* World Journal of Orthodontics, 7; S. 138–144

Walsh, T.; Worthington, H. V.; Glenny, A. M. et al. (2019): *Fluoride toothpastes of different concentrations for preventing dental caries.* Cochrane Database of Systematic Reviews

Weiger, R.; Krastl, G. (2007): *Das dentale Trauma.* In: Baumann M, Beer R. (Hrsg).: *Farbatlanten der Zahnmedizin: Endodontologie.* Stuttgart, Thieme; S. 325–336

Weintraub, J. A.; Ramos-Gomez, F.; Jue, B.; Shain, S.; Hoover, C. I.; Featherstone, J. D. B.; Gansky, S. A. (2006): *Fluoride varnish efficacy in preventing early childhood caries.* Journal of Dental Research, 85; S. 172–176

Wierichs, R. H. (2022): *Efficacy of nano-hydroxyapatite on caries prevention—A systematic review and meta-analysis.* Clinical oral investigations, 26(4); S. 3373–3381

World Health Organization (2021): *Model List of Essential Medicines for Children – 8th List, 2021.* World Health Organization, Geneva

Yaacob, M.; Worthington, H. V.; Deacon, S. A.; Deery, C.; Walmsley, A. D.; Robinson, P. G.; Glenny, A. M. (2014): *Powered versus manual toothbrushing for oral health.* Cochrane Database of Systematic Reviews, 6

Zimmer, S. (1997): *Fluoridverbindungen: Wirkungsweise und Wirksamkeit.* Prophylaxe Dialog, 2, 1

Zimmer, S. (1996): *Die Wirksamkeit verschiedener Fluoridverbindungen in Zahnpasten. Oralprophylaxe-Darmstadt*, 18; S. 8–15

Sachregister

M

N

O

P

R

S

T

U

W

Z

Über Michaela Baake

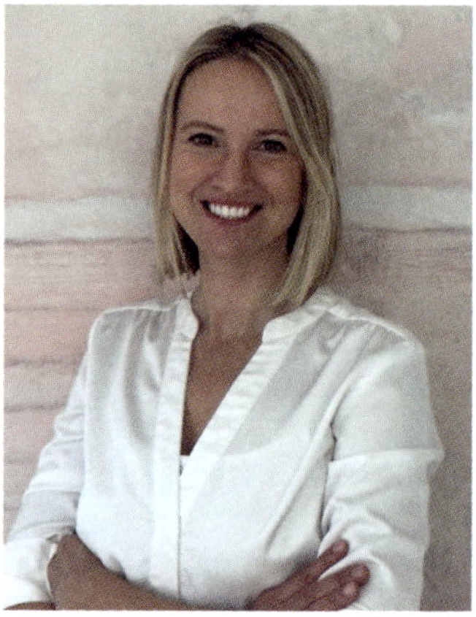

Michaela Baake vereint als Kinderzahnärztin ihre Leidenschaft für Zahnmedizin und die Liebe zu Kindern in ihrem Beruf. Nach Abschluss ihres Zahnmedizinstudiums arbeitete sie zunächst sechs Jahre als wissenschaftliche Mitarbeiterin und Zahnärztin an einer Universität. Heute ist sie Teil einer Gemeinschaftspraxis, wo sie ihren jungen Patient*innen nicht nur zu gesunden Zähnen, sondern auch zu einem strahlenden Lächeln verhilft. Auf Social Media gibt sie Eltern wichtige Tipps zur optimalen Pflege und dazu, wie sie die Zahngesundheit ihrer Kinder bestmöglich fördern. Hier findet man sie unter: @kinder.zaehne

Dank

Dieses Buch war ein Herzensprojekt und ich bin dankbar dafür, diese Möglichkeit zum Schreiben bekommen zu haben. Auch wenn es Tage gab, an denen ich gerne das Projekt auf Eis gelegt hätte.

Großer Dank gilt dem Riva-Verlag, der den Stein für dieses Buch ins Rollen gebracht hat. Danke an die Projektleiterinnen Susanne Beinvogl und Nora Kayser für diese herzliche Zusammenarbeit.

Danke an Vesna H., Marten S., Basel K. und P. Enis – ohne euch wäre ich heute keine Zahnärztin. Ihr aber auch nicht.

Danke Vicky, ohne dich hätte ich kaum Ahnung von Social Media und Instagram und ich hätte nie den Mut gehabt zu wachsen.

Danke an meine Eltern. Mein Weg führte nicht immer geradlinig ans Ziel und trotzdem habt ihr mich bedingungslos und ununterbrochen unterstützt.

Danke Oma Inge. Für warmen Grießbrei mit Kirschen im Bauch, die Liebe zu *Der Preis ist heiß* und für das Zustecken von Taschengeld – auch heute noch.

Ich möchte euch Follower*innen danken, für die Wertschätzung, Unterstützung, Offenheit, Wissbegier und euer Vertrauen in mich. Stellt bitte weiterhin und so unermüdlich Fragen. Auch wenn ich nicht jedem beziehungsweise jeder gerecht werden kann, sehe ich euch und nehme ich euch wahr. Ohne euch würden andere Eltern jetzt nicht dieses Buch in den Händen halten.

Danke an alle Familien da draußen. Ihr leistet Großartiges. Und haltet durch: Meine Hebamme Franzi hat immer gesagt, es würde nicht besser werden, nur anders. Aber ich bin ganz ehrlich. Ein klein wenig besser wird es doch.

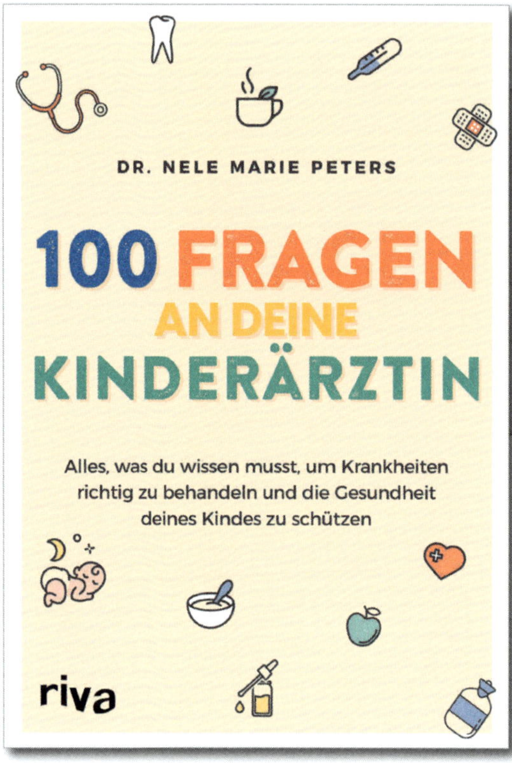

Auch als **E-Book** erhältlich

208 Seiten
16,00 € (D) | 16,50 € (A)
ISBN 978-3-7423-2462-7

Dr. Nele Marie Peters

100 Fragen an deine Kinderärztin

Alles, was du wissen musst, um Krankheiten richtig zu behandeln und die Gesundheit deines Kindes zu schützen

Ob Bauchweh, Pseudokrupp, Zahnschmerzen, Hand-Fuß-Mund oder Läuse – geplagte Eltern können von diesen Kinderkrankheiten ein Lied singen. Ein Besuch in der oftmals überfüllten Kinderarztpraxis kostet zusätzlich Zeit und Nerven. Damit sie mit kleinen Wehwehchen, aber auch mit größeren Beschwerden selbst umzugehen wissen, liefert Kinderärztin Dr. Nele Marie Peters mit ihrem Buch umfassende Hilfestellung. Mit klaren und präzisen Antworten geht sie auf 100 häufige Fragen wie »Ist Fieber gefährlich?« oder »Was hilft bei Ohrenschmerzen?« ein und gibt wertvolle Ratschläge zur Behandlung sowie zur Unterstützung des Immunsystems. Übersichtlich und verständlich bekommen Eltern schnelle und effektive Praxistipps und werden über zahlreiche Mythen aufgeklärt. So können Mütter und Väter ihren Kindern bis zehn Jahren auch ohne Arztbesuch helfen und sicherstellen, dass es ihnen gut geht!

riva

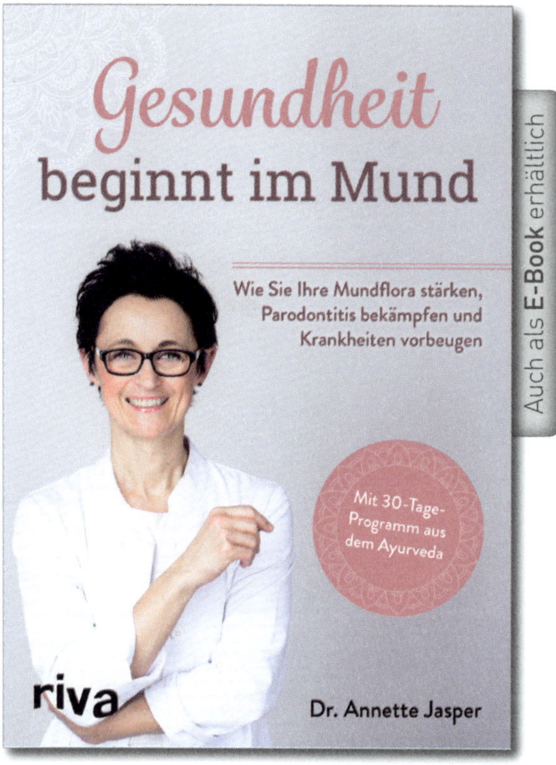

240 Seiten
19,99 € (D) | 20,60 € (A)
ISBN 978-3-7423-1475-8

Dr. Annette Jasper

Gesundheit beginnt im Mund

Wie Sie Ihre Mundflora stärken, Parodontitis bekämpfen und Krankheiten vorbeugen. Mit 30-Tage-Programm aus dem Ayurveda

Jeder zweite Erwachsene in Deutschland leidet an Parodontitis, einer bakteriellen Entzündung des Zahnbetts. Die Behandlung ist schwierig und meist kehrt die Krankheit immer wieder zurück. Der Grund dafür ist ein gestörtes Mikrobiom im Mund. Die ganzheitliche Zahnärztin Dr. Annette Jasper erklärt, warum Stress oder ein ungesunder Lebensstil die Mundflora beeinträchtigen können, was nicht nur die Zahngesundheit gefährdet, sondern den ganzen Körper. Ein auf der ayurvedischen Heilkunst basierendes 30-Tage-Programm sowie Zahnpflegetipps und Entspannungstechniken helfen, die gestörte Mundflora wieder ins Gleichgewicht zu bringen.

riva